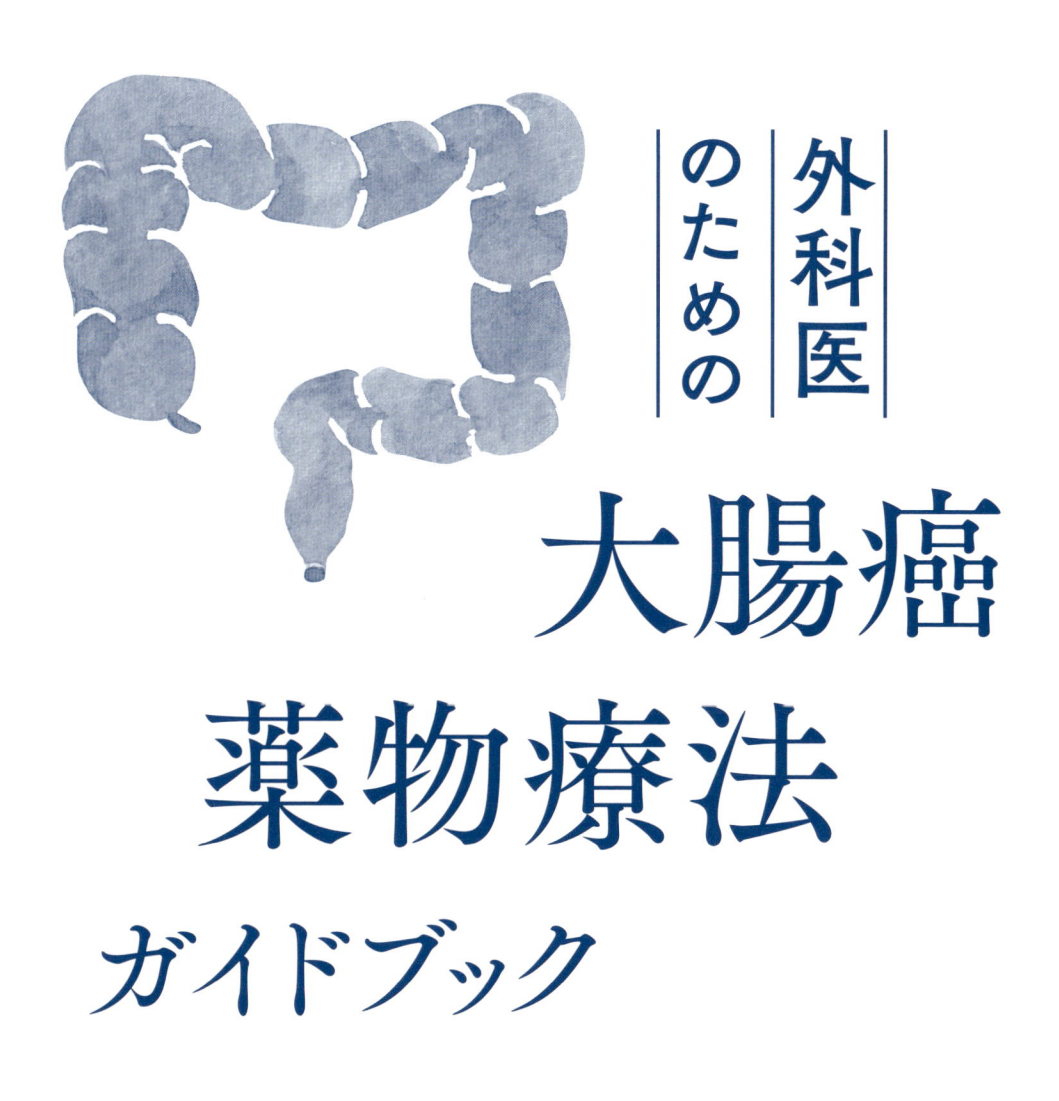

外科医のための

大腸癌
薬物療法
ガイドブック

編集

内藤 剛・佐藤武郎

南江堂

執筆者一覧

■編　集

内藤　　剛	北里大学医学部下部消化管外科
佐藤　武郎	北里大学医学部下部消化管外科／医学教育研究開発センター医療技術教育研究部門

■執　筆（項目順）

内藤　　剛	北里大学医学部下部消化管外科
三島　沙織	国立がん研究センター東病院消化管内科
吉野　孝之	国立がん研究センター東病院消化管内科
安藤　幸滋	九州大学大学院　消化器・総合外科
沖　　英次	九州大学大学院　消化器・総合外科
寺西　宣央	国立病院機構災害医療センター消化器・乳腺外科
植竹　宏之	国立病院機構災害医療センター臨床研究部
賀川　義規	大阪国際がんセンター消化器外科
佐藤　武郎	北里大学医学部下部消化管外科／医学教育研究開発センター医療技術教育研究部門
上原　　圭	日本医科大学消化器外科
山田　岳史	日本医科大学消化器外科
福嶋　浩文	順天堂大学消化器内科
石川　　大	順天堂大学消化器内科
佐藤　太郎	大阪大学医学部附属病院がんゲノム医療センター
梶原　大輝	東北大学下部消化管外科
大沼　　忍	東北大学下部消化管外科
西堀雄一朗	大阪市立総合医療センター腫瘍内科
濵内　　諭	静岡県立静岡がんセンター消化器内科
山﨑健太郎	静岡県立静岡がんセンター消化器内科
永田　祐介	聖マリアンナ医科大学臨床腫瘍学講座
砂川　　優	聖マリアンナ医科大学臨床腫瘍学講座
諏訪　雄亮	横浜市立大学附属市民総合医療センター消化器外科
渡邉　　純	関西医科大学下部消化管外科講座
髙橋　孝夫	岐阜・西濃医療センター　西濃厚生病院外科
加藤　健志	国立病院機構大阪医療センター下部消化管外科
児玉　紘幸	大阪医科薬科大学病院化学療法センター
室　　　圭	愛知県がんセンター薬物療法部
小髙　雅人	佐野病院消化器がんセンター
生本　太郎	佐野病院消化器がんセンター
小松　嘉人	北海道大学腫瘍センター化学療法部・CancerBoard 部
谷口　浩也	愛知県がんセンター薬物療法部

推 薦 文

　私が本格的に癌患者の治療に手を染めた1980年代，大腸癌の化学療法のほとんどは外科医が担っていた．当時，効果が見込める化学療法剤は5-FUやMMCなど限られており，多くの内科医にとって魅力的な領域ではなかったのであろう．大腸癌は手術のみが治療と考えられていた時代，術後再発は外科医にとって痛恨の極みである．そのため外科医は常に術後再発に責任を感じ，限られた薬剤による化学療法から看取りに至るまで行っていた．しかし，所詮手術は局所制御に過ぎず，生存率の向上には化学療法に頼らざるを得ないといった事実に直面するにつれ，外科医自ら補助化学療法，転移再発治療を積極果敢に担うようになった．数少ない手持ちの抗癌剤を有効利用しようと，制癌剤感受性試験も期待されこの分野の研究も外科医が牽引していった．

　1990年代に入りロイコボリンが5-FUの抗腫瘍効果を増強することが明らかとなり，現在もなお標準的な大腸癌化学療法のベースとなったのである．一方で，本邦を中心にUFTやフルツロンなどの，経口抗癌剤の補助化学療法における有用性も明らかとなった．20世紀末にはイリノテカンとオキサリプラチンが導入され，大腸癌化学療法も多剤併用療法の時代に突入した．一方，1980年代から1990年代にかけて遺伝子工学の進歩に伴って，治療標的となる様々な癌遺伝子が同定されたのである．21世紀に入りFOLFOX，FOLFIRIなどに代表される化学療法のエビデンスが続々と報告され，それらの知見に基づいた標準的化学療法がいよいよ確立されていったのである．

　モノクローナル抗体作成法は1979年にKöhlerとMilsteinによって開発され，その成果によって彼らは1984年にノーベル生理学・医学賞を授与された．その後，あらゆる生物学の分野でこの技術は応用され，今では日常的に抗VEGF抗体などが標準治療に組み込まれるに至った．

　さて，この40年の間に癌の基礎研究の進歩と相まって，大腸癌化学療法は長足の進歩を遂げた．その分薬剤の種類も，適応決定，投与方法，副作用管理なども複雑化した．化学療法を担う外科医には手術中心の日常診療のさなか，常に知識のアップデートが求められる．本書はレジメンの特徴，科学的根拠，適応，副作用管理など，必須事項がコンパクトにまとめられており，多忙な外科医にぴったり嵌った実用書である．編集の内藤，佐藤両教授は長年大谷翔平選手さながらの手術と化学療法の二刀流を実践してきた強者である．さらに，当代一流の執筆者が平易に最先端の情報を網羅している．本書こそ化学療法を実践する外科医必携の書であると確信した次第である．

令和6年10月

北里大学名誉教授

渡邊昌彦

序　文

　大腸癌の薬物療法は近年著しい進歩を遂げています．我々が医師になった時代には進行・再発大腸癌の生存期間は 12 ヵ月程度でしたが，現在では分子標的治療薬の登場もあり 30 ヵ月を越える生存期間が示されるようになりました．一方で，我が国では薬物療法を専門に行う診療科である化学療法科あるいは腫瘍内科はまだまだ広く普及しているわけではなく，多くの施設で消化器外科医が薬物療法を担当しています．中でも特に大腸癌の薬物療法は，多くの場合消化器外科医が担当しています．

　我々が医師になった時代には，大腸癌の薬物療法で使う薬剤は補助化学療法であっても進行・再発大腸癌に対する薬物療法でも，フルオロウラシル単独あるいはこれにバイオケミカルモジュレーションの概念による葉酸製剤を付加した投与法で行うことがほとんどで，そのレジメンや支持療法もそれほど複雑ではありませんでした．しかしその後イリノテカンやオキサリプラチン，さらにはカペシタビンなどの経口フッ化ピリミジン系製剤の登場，さらには分子標的治療薬の出現でその投与法は複雑になってきました．さらに腫瘍の局在によっても薬物選択を考慮することが推奨されるようになり，消化器外科医にとってはますます大腸癌の薬物療法の治療戦略を立てることが難しくなってきました．また薬物療法が複雑化するにつれて，有害事象に対する支持療法やその管理に関しても多様化しており，それらにも十分精通している必要があります．

　そのような中で消化器外科医が日々の臨床の現場で時間をかけずに薬物療法の知識を習得できる本はこれまであまりなく，私自身もそのような実践的な本があれば非常に役に立つと思っていました．一冊で薬物療法の適応，そのまま指示書に書くことができる具体的な投与方法，さらには支持療法や有害事象の管理方法などがわかれば非常にありがたいと思っていました．本書はそのような消化器外科医の声に応えるべく企画いたしました．忙しい臨床の場で，これ一冊あれば補助化学療法から進行・再発大腸癌に対する薬物療法の全てに対応でき，またその治療法の根拠になった臨床試験の結果も知ることができるようになっています．本書を診療の現場に携帯して日々の診療に役立てていただければ，編者としてこの上ない喜びです．

令和 6 年 10 月

北里大学医学部下部消化管外科学

内藤　剛

北里大学医学部附属医学教育研究開発センター医療技術教育研究部門

佐藤武郎

CONTENTS

本書の内容

I　総論

　大腸癌の薬物療法の基本的な考え方，治療のアルゴリズム，有害事象への対策，緩和ケアに関する基本的な情報を記載しています．

II　各論

※各論のタイトルはレジメン毎の名称が記載されています．

1　レジメンの特徴

　使用する薬剤を挙げ，それぞれの薬剤の特徴が記載されています．

　薬剤が殺細胞性の薬剤であるのか，あるいはそのエンハンサーとして使用するのか，あるいは分子標的治療薬なのか，またその効果発現機序や分子標的治療薬の場合は標的分子が何なのかを記載してあります．

　また，薬剤の投与方法や投与経路（末梢静脈経由もしくは中心静脈ポートの別），治療対象（補助化学療法なのか，進行・再発大腸癌に対する治療法なのか），特徴的な副作用（投与禁忌症例も含めて）が記載されています．

2　科学的根拠

　臨床試験の結果やガイドラインの情報などから各レジメンの科学的な根拠が示されています．原則として最近 15 年以内のものを中心に記載していますが，重要なエビデンスの場合は 15 年以前のものも記載してあります．

3　適格症例の選択

　各レジメンを選択するのに適格とされる症例を示しています．各症例の腫瘍の状態やステージ，腫瘍局在，遺伝子変異の有無などを示しています．また適格条件によって投与期間等に差がある場合は，各レジメンの投与期間も示しています．

　例えば CAPOX 療法を補助化学療法として行う場合，その適格症例の進行度と再発リスクによって 3 ヵ月投与とするか 6 ヵ月投与を選択するのかなどの考え方の参考としてください．また進行・再発症例の場合は，そのレジメンが使用される症例の遺伝子プロファイルやその他の情報が示されています．それぞれの症例の状態と照らし合わせて，最適なレジメンを選択することができます．またレジメン選択に必要なコンパニオン診断の方法に関しても述べられています．

4　実際の投与指示例

　実際の投与指示の例を，支持療法も含めて示してあります．時系列で投与時間も含めて記載してありますので，臨床の場でそのまま適用することができます．また休薬期間も含めた全体のスケジュールを図で示してあるため全体の投与スケジュールがわかりやすくなっています．

5 予想される副作用とそのマネジメント

　特徴的な副作用，頻度が高い副作用，特に注意を要する副作用が記載されています．またそれらの副作用に対するマネジメント，特に休薬のタイミングや減量，再開のタイミングや要件を記載しています．副作用とその重症度の記載に関しては CTCAE ver5.0 に従って記載してあります．
（例）
a．末梢神経障害
b．血液毒性
c．嘔気・嘔吐

6 併用療法（「I」，「L」，「Q」，「R」はなし）

　よく併用される分子標的治療薬などの併用療法が記載されています．目次中に別項目がすでにある場合は「xx 療法の項目を参照」として詳細は別項で記載してあります．
（例）進行・再発大腸癌においては，FOLFOX 療法に血管新生阻害薬，抗 VEGF 抗体であるベバシズマブを併用する FOLFOX ＋ベバシズマブ療法や抗 EGFR 抗体であるセツキシマブあるいはパニツムマブを併用する療法が確立されている．・・・（詳細はそれぞれの項目を参照）

7 症例提示（「D」，「E」，「F」，「G」，「L」，「N」，「Q」のみ）

　著者の施設での症例などで，読者の参考になるような症例を提示しています．特徴や臨床経過を簡潔なケースカンファレンス的な形式で提示していますので，参考にしていただけると幸いです．

I

総　論

I 総論

A 大腸癌治療のアルゴリズム

　2019年の統計では大腸癌の罹患数は男女総数で1位であった．性別では男女ともに2位であった．死亡数は女性では1位，男性では肺癌についで2位と高く[1]，大腸癌の診断・治療は非常に重要な課題となっている．

1 大腸癌の診断・治療方針決定のために必要な検査

　大腸癌が疑われた際には，まず下部消化管内視鏡検査による原発部位の確認，生検による組織診断，色素内視鏡観察，NBI/BLIなどの画像強調観察，拡大内視鏡観察，内視鏡超音波検査所見による深達度診断を行う．注腸検査による病変の位置・大きさの診断も合わせて行う．さらにCT，MRI，PET-CT検査，超音波検査を用いて周囲の臓器との位置関係，転移の有無評価を行う．これらに基づいたclinical Stage（cStage）に原発部位（左右）・バイオマーカーを考慮し治療方針を決定する（図1）．

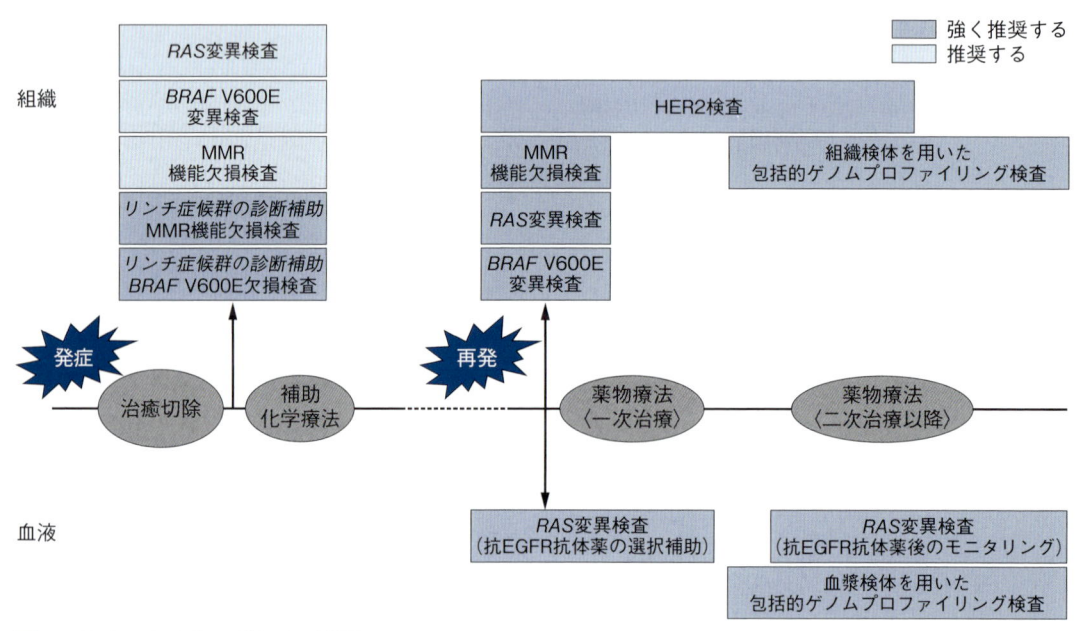

図1　検査のタイミングおよび推奨

（日本臨床腫瘍学会：大腸がん診療における遺伝子関連検査等のガイダンス 第5版，p.xv，金原出版，2023より許諾を得て改変し転載）

2 治療方針

a．cStage 0－Ⅰ大腸癌の治療

リンパ節転移の可能性が低く，腫瘍が一括切除できる大きさ・部位・深達度であれば内視鏡的切除を検討する．cT1 高度浸潤や一括切除不可能な場合，内視鏡切除標本において病理学的に垂直断端陽性，SM 浸潤度 $1,000\,\mu$m 以上，脈管侵襲陽性，低分化腺癌・印環細胞癌・粘液癌，浸潤先進部の簇出（budding）Grade 2/3 には外科的切除を行う．外科切除後の病理診断結果に合わせ術後補助化学療法を行う．術後補助化学療法については p.18「大腸癌に対する術後補助化学療法」を参照されたい．

b．cStageⅡ－Ⅲ大腸癌の治療

直腸癌に対しては『大腸癌治療 ガイドライン 医師用 2024 年版』において「局所再発リスクが高い直腸癌の場合は術前化学放射線療法を行うことを弱く推奨する（推奨度 2・エビデンスレベルB）」とされている．欧米では術前化学放射線療法により局所再発率の低下が示されており，標準治療となっている．近年では化学放射線療法前後に化学療法を行う total neoadjuvant therapy（TNT）の有効性を検証する試験が多数行われている（詳細は「total neoadjuvant therapy（p.22）」の項を参照）．さらに，これらの治療が著効し臨床的に complete response（CR）が疑われる症例（clinical CR；cCR）では慎重に経過観察とし，経過中に癌の再増大を認めた場合に根治術を行う watch & wait という strategy も多くの試験で現在検証されている．

外科的切除を行い，術後の病理診断結果から再発の可能性が高い場合には術後補助化学療法を行う．補助化学療法の適応や術後補助化学療法レジメン選択には，pathological Stage（pStage）のみでなく，バイオマーカーの結果も含め行う．

1）*RAS/BRAF* 変異検査

RAS/BRAF 遺伝子検査結果に合わせた抗 EGFR 抗体薬の術後補助化学療法の有効性は示されていない．しかし，これらの遺伝子検査の結果は予後予測に関与することが報告されており，とくにRASKET[TM]-B キットによる *BRAF* V600E 変異検査が「大腸癌における化学療法の選択の補助」を目的として，切除可能大腸癌に対しても保険適用が拡大されている．

StageⅡ/Ⅲ大腸癌を対象とした補助療法に関する第Ⅲ相試験の追加解析を集めたメタアナリシスでは，試験ごとに結果のばらつきを認めるものの，全体として *KRAS* 変異陽性症例では無再発生存期間（disease-free survival；DFS），全生存期間（overall survival；OS）が有意に短い結果であった[2]．また，*KRAS* 変異が StageⅡ/Ⅲ結腸癌切除後の肺転移再発と関連していることが報告されている[3]．その他，肝転移などの転移巣切除症例において *RAS* 変異陽性症例は *RAS* 野生型症例より DFS/OS が短いことも報告されている[4]．このように，*RAS* 変異は切除可能進行・再発大腸癌において予後不良因子とする報告が多い．

StageⅡ/Ⅲ結腸癌を対象とした術後補助化学療法に関する第Ⅲ相試験のメタアナリシスでは，*BRAF* V600E 変異症例は野生型と比較して，OS のハザード比（HR）1.49，DFS HR 1.33 と *BRAF* V600E 変異が有意な再発リスク因子となることが報告されている[2]．また，術後補助化学療法として 5-FU/LV（5-FU＋ロイコボリン）療法と FOLFOX 療法を比較した第Ⅲ相試験である MOSAIC 試験の全生存期間に対するサブグループ解析では，*BRAF* 野生型の HR 0.93 である一方，*BRAF* V600E 変異症例では 0.66 と，有意差はないものの，*BRAF* V600E 変異症例ではオキサリプラチンの上乗せ効果が高い可能性が示唆されている[5]．さらに，転移巣切除もしくは局所治療が行われたStageⅣ症例の前向き観察研究でも *BRAF* V600E 変異症例では，*RAS/BRAF* 野生型と比較して OSの HR 3.11 と有意に予後不良であることが報告されている[6]．肝転移切除症例においては，*BRAF*

V600E 変異症例で術後 1 年以内の再発症例が極めて多いと報告されており，メタアナリシスでも有意に治療成績が不良であることが示されている[7,8]．本邦の大腸癌治療ガイドラインでは，治癒切除後の補助化学療法において再発リスクを考慮してフルオロピリミジン単独療法もしくはオキサリプラチン併用療法を選択することが推奨されており，周術期の治療戦略を考慮するうえで重要なバイオマーカーと言える．

２）ミスマッチ修復機能評価

Stage Ⅱ/Ⅲ 結腸癌におけるミスマッチ修復機能欠損（mismatch repair-deficient；dMMR）の本邦における頻度は約 5％と報告されている[9,10]．Stage Ⅱ/Ⅲ 大腸癌において，dMMR を示す症例はミスマッチ修復機能が保たれている症例（MMR proficient；pMMR）と比較し有意に再発リスクが低く（HR：0.53），Stage Ⅱ 結腸癌ではその傾向が強い（HR：0.44）ことが報告されている[11]．さらに Stage Ⅱ/Ⅲ 結腸癌を対象に術後 5-FU 併用療法と手術単独を比較したところ，pMMR 症例では術後補助化学療法群の OS における有意な上乗せ効果を認めたものの，MSI-H 症例は上乗せ効果を認めず，手術単独群の方が有意に OS が優れていた．さらに，ミスマッチ修復機能欠損症例の 10〜20％程度に常染色体顕性遺伝性疾患であるリンチ症候群が含まれている．本邦の報告では全大腸癌の 0.7〜1％前後と稀な疾患ではあるが[12,13]，患者および家系内に大腸癌，子宮内膜癌をはじめ，様々な悪性腫瘍が発生することが知られている．以上より，切除可能進行・再発大腸癌患者に対し，再発リスクに応じた治療選択，および潜在的なリンチ症候群を拾い上げ適切に癌のスクリーニングを推奨することを目的に MMR 機能欠損を判定する検査を実施することが重要である．さらに，近年周術期化学療法に免疫チェックポイント阻害薬を用いる際の適応判定に MMR 機能評価を行う意義が相次いで報告されている．切除可能結腸癌を対象に術前化学療法としてニボルマブ＋イピリムマブの有用性を評価した NICHE 試験において，dMMR 結腸癌は奏効割合（objective response rate；ORR）100％，69％の完全奏効を認めた[14]．切除可能局所進行直腸癌に対して術前化学放射線療法後にニボルマブを投与し，その後根治的切除を行う TNT 療法の有効性・安全性を評価する VOLT-AGE 試験では 60％の完全奏効を認めたと報告されている[15]．dMMR Stage Ⅱ/Ⅲ 局所進行直腸癌に対して術前化学療法として抗 PD-1 抗体であるドスタリマブ（dostarlimab）の有効性を評価する第Ⅱ相試験では治療後 6 ヵ月の時点で評価可能であった全例で clinical complete response が得られたと高い効果が示されている[16]．現在 dMMR 切除可能局所進行結腸直腸癌に対して免疫チェックポイント阻害薬を投与し，手術回避することが可能か検証する試験が多数行われており，術前より検査することが推奨される．

c．cStage Ⅳ大腸癌の治療

遠隔転移部位を確認し，切除可能であれば外科的切除を行う．切除困難な場合には化学療法を行う．化学療法が著効すれば，初診時に切除不能であっても切除可能となることがある．「切除不能進行・再発大腸癌に対する薬物療法において治療選択に繋がる *RAS/BRAF* 遺伝子，マイクロサテライト不安定性（MSI）検査，HER2 発現を測定し，一次治療開始後から後方治療移行時までの適切な時期に包括的がんゲノムプロファイリング検査を実施することが望ましい」と『大腸癌治療ガイドライ 医師用 2024 年版』で明記されており，原発部位（左右）・バイオマーカーを考慮し治療方針を決定する．一次治療の方針を決定する際のプロセス（図 2），切除不能進行・再発大腸癌に対する薬物療法のアルゴリズム（図 3）を示す．それぞれの治療については各論を参照されたい．

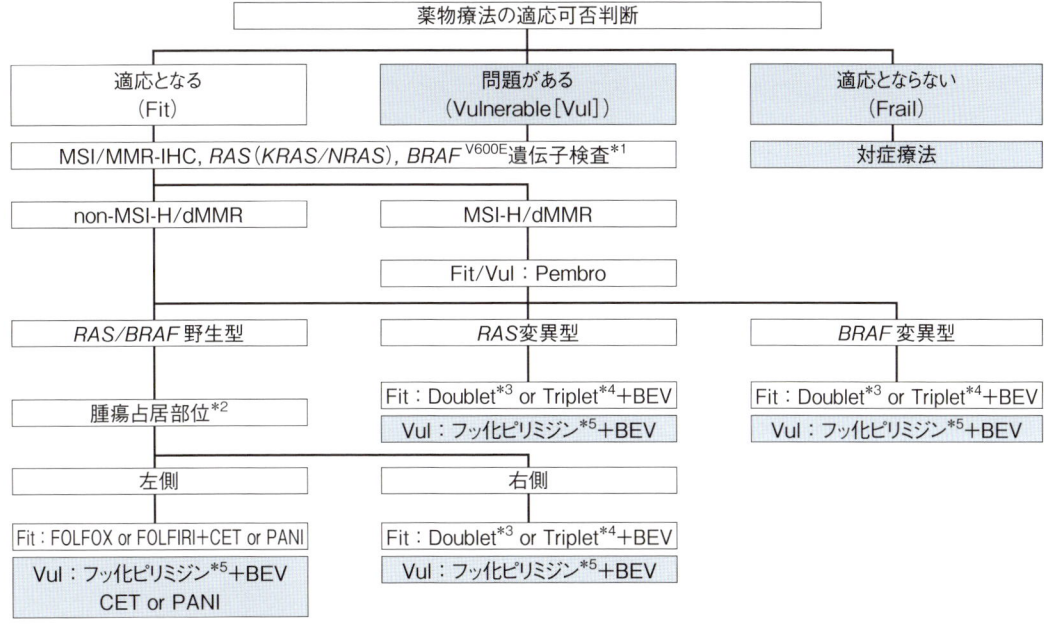

Pembro：pembrolizumab, BEV：bevacizumab, CET：cetuximab, PANI：panitumumab

---

*1：HER2検査を合わせて実施することも考慮される
*2：腫瘍占居部位の左側とは下行結腸，S状結腸，直腸，右側とは盲腸，上行結腸，横行結腸を指す
*3：Doublet：FOLFOX, CAPOX, SOX, FOLFIRI, S-1＋IRI
*4：Triplet：FOLFOXIRI
*5：フッ化ピリミジン：5-FU＋*l*-LV, UFT＋LV, S-1, Cape

図2　一次治療の方針を決定する際のプロセス
（大腸癌研究会：大腸癌治療ガイドライン 医師用 2024 年版，p.41，金原出版，2024 より許諾を得て転載）

1）*RAS/BRAF* 変異検査

　根治切除不能の進行再発大腸癌における遺伝子異常として *RAS* 遺伝子変異は約50％に認められ，抗 EGFR 抗体薬の効果が期待できないことが報告されている．さらに大腸癌は原発巣部位により腫瘍分子生物学的に違いがあることが示され，抗 EGFR 抗体薬の有効性を検討した6つの大規模臨床試験（CRYSTAL 試験，FIRE-3 試験，CALGB/SWOG80405 試験，PRIME 試験，PEAK 試験，20050181 試験）の統合解析により，*RAS* 野生型の左側原発大腸癌では，OS がベバシズマブ併用療法よりも抗 EGFR 抗体薬併用療法が良好であることが示された[17]．さらに，本邦で前向きに行われた *RAS* 野生型の切除不能進行再発大腸癌の一次治療においてパニツムマブ＋mFOLFOX6 療法とベバシズマブ＋mFOLFOX6 療法を比較した無作為化第Ⅲ相試験である PARADIGM 試験において，*RAS* 野生型の左側原発大腸癌および右側原発を含めた全体のいずれにおいても OS がパニツムマブ併用療法群で有意に延長したことが報告された[18]．

　BRAF V600E 変異を有する大腸癌は極めて予後が不良であり，本邦における頻度は 4.5〜6.7％と報告されている．*BRAF* V600E 陽性大腸癌に対して BRAF 阻害薬単剤療法や BRAF 阻害薬と MEK 阻害薬との併用療法では十分な奏効がみられないことが知られている[19,20]．そこでエンコラフェニブ（BRAF 阻害薬）＋ビニメチニブ（MEK 阻害薬）＋セツキシマブ（抗 EGFR 抗体薬）の3剤併用療法群，エンコラフェニブ＋セツキシマブの2剤併用療法群，FOLFIRI またはイリノテカン＋セツキシマブ併用療法のコントロール群の3群を比較した第Ⅲ相試験（BEACON CRC 試験）が行われ

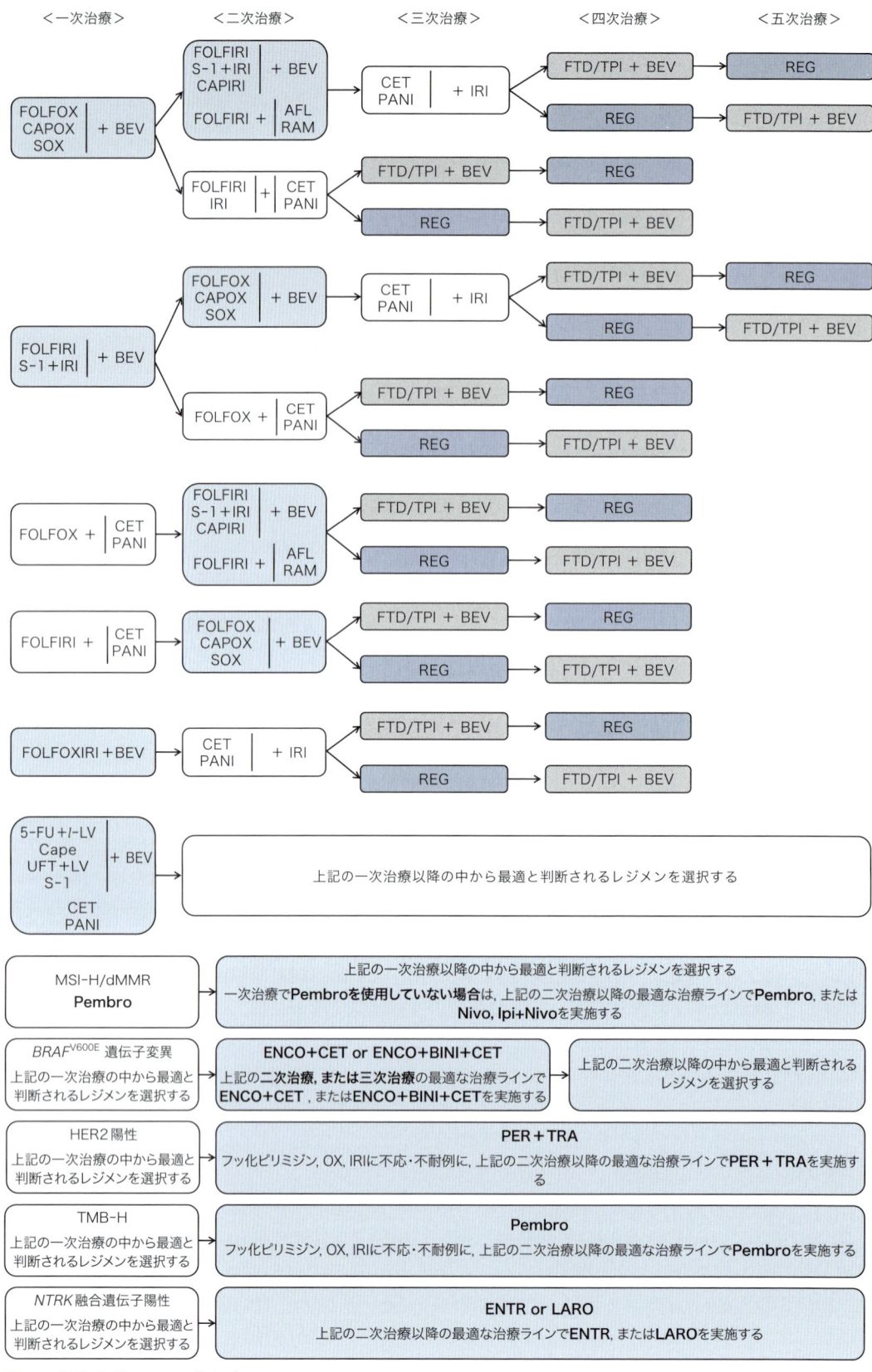

図 3　薬物療法のアルゴリズム

（大腸癌研究会：大腸癌治療ガイドライン 医師用 2024 年版，p.42–43，金原出版，2024 より許諾を得て転載）

た．コントロール群と比較し，BRAF 阻害薬併用療法が有意に OS と奏効割合を改善し，BRAF 阻害薬併用療法の有効性が示され[21]，本邦でも承認された．一次治療においてエンコラフェニブ＋セツキシマブ±化学療法の有効性および安全性を検証する第Ⅲ相試験の結果が待たれる．

RAS/BRAF 遺伝子検査は切除不能進行大腸癌において，治療開始前より治療選択になくてはならないゲノム情報である．

2）ミスマッチ修復機能評価

dMMR を有する固形癌を対象としたペムブロリズマブの有効性を検証した第Ⅱ相試験である KEYNOTE-016 試験と既治療の切除不能進行再発 dMMR 大腸癌を対象としたペムブロリズマブの有効性を検証した第Ⅱ相試験である KEYNOTE-164 試験において，dMMR 大腸癌に対するペムブロリズマブの有効性が示された[22,23]．同様にニボルマブ単剤療法およびニボルマブとイピリムマブ併用療法についても dMMR 大腸癌を対象とした第Ⅱ相試験 CheckMate-142 試験において有効性が示された[24]．その後，dMMR 転移性大腸癌の一次治療における標準化学療法に対するペムブロリズマブ単剤療法の有効性と安全性を検証した国際共同第Ⅲ相試験である KEYNOTE-177 試験の結果，有意な無増悪生存期間（progression-free survival；PFS）の延長を示し[25]，現在 dMMR 大腸癌の一次治療として推奨されている．このため，一次治療前にミスマッチ修復機能評価を行う必要がある．

3）HER2 タンパク発現・*ERBB2* 増幅

大腸癌の約 2〜3% に認められ予後不良とされており，HER2 陽性大腸癌に対する抗 HER2 療法の有効な治療成績が報告されている．本邦で行われた TRIUMPH 試験は，5-FU，イリノテカン，オキサリプラチン，抗 EGFR 抗体薬を含む治療に不応となった *RAS* 野生型 HER2 陽性大腸癌に対するペルツズマブ＋トラスツズマブ療法の有効性を検討する単群第Ⅱ相試験であり，本試験では組織検体における IHC/FISH を用いた HER2 検査において HER2 陽性（IHC 3＋もしくは FISH 陽性）と診断された症例に加え，リキッドバイオプシー（Guardant360® CDx）において *ERBB2* 増幅を認めた症例が組み入れ可能であった．プライマリーエンドポイントである組織検体における HER2 陽性症例における ORR 30%，PFS 4.0 ヵ月と良好な結果であり[26]，この結果を基に，2022 年 3 月に本邦において HER2 陽性大腸癌に対するトラスツズマブ＋ペルツズマブ療法が薬事承認された．海外で行われた多施設共同第Ⅱ相バスケット試験である MyPathway 試験の HER2 陽性切除不能進行・再発大腸癌コホートにおいてもペルツズマブ＋トラスツズマブ療法が行われ，評価可能な 57 人における ORR 32%，PFS 2.9 ヵ月，OS 11.5 ヵ月と良好な結果であった[27]．HER2 陽性大腸癌では抗 EGFR 抗体薬の効果が乏しいことが報告されていること[28]，また MyPathway 試験において抗 EGFR 抗体薬の治療歴の有無でペルツズマブ＋トラスツズマブ療法の ORR に明確な差異はなかったことから，抗 EGFR 抗体薬の治療歴がない患者に対してもペルツズマブ＋トラスツズマブ療法は推奨される．

4）その他の遺伝子検査

NGS を用いて包括的ゲノムプロファイリング検査が普及してきており，上記の遺伝子変化以外も同時に検出することが可能である．本邦では現在腫瘍組織を用いた FoundationOne® CDx がんゲノムプロファイル，OncoGuide™ NCC オンコパネルシステム，TodaiOncoPanel が承認されている．また血液検体を用いた遺伝子パネル検査として FoundationOne® Liquid CDx がんゲノムプロファイルと Guardant360™ CDx がん遺伝子パネルが承認されている．

ⅰ）*NTRK1/2/3* 融合遺伝子を有する場合

NTRK 融合遺伝子を有する大腸癌はほとんどが右側で dMMR を有することが多いと報告されている[29,30]．本邦では *NTRK* 融合遺伝子を有する固形癌に対してエヌトレクチニブ，ラロトレクチニ

ブが承認されている．エヌトレクチニブは ROS1/TRK（および ALK）を阻害する経口チロシンキナーゼ阻害薬である．第 I 相試験である ALKA-372-001，STARTRK-1 と第 II 相試験である STARTRK-2 の統合解析結果が報告されており[31]，奏効割合 57％であった[32]．4 例の大腸癌患者が含まれており，そのうち 1 例で奏効が得られた[31]．ラロトレクチニブは TRK を選択的に阻害する経口チロシンキナーゼ阻害薬である．*NTRK* 遺伝子融合を認める患者を対象とした第 I 相試験 20288 試験，小児の第 1/2（I／II）相試験 SCOUT 試験，第 II 相試験 NAVIGATE 試験をまとめた結果が報告され，奏効割合 79％であった[33]．この統合解析には 8 例の大腸癌患者が含まれ，奏効割合 50％，奏効期間中央値 3.7 ヵ月であった[33]．

ⅱ）TMB-H

腫瘍内の遺伝子変異の総量である Tumor Mutational Burden（TMB）を測定することが可能となった．KEYNOTE-158 試験の解析結果によると，TMB スコアが高値（10 mut/Mb 以上）の TMB-H を有する進行・再発固形癌に対して，ペムブロリズマブ単剤療法の有効性が示された[34]．大腸癌では約 11.5％に TMB-H が認められ，治療選択の有用なバイオマーカーと考えられる．

以上のように病期，占居部位，バイオマーカーに基づき，個々の症例に合わせた治療戦略を立てる必要がある．

文　献

1) 厚生労働省：全国がん登録 罹患数・率 報告，https://www.mhlw.go.jp/content/10900000/000942181.pdf（2024 年 10 月 29 日確認）

2) Formica V et al：KRAS and BRAF mutations in stage II and III colon cancer：a systematic review and meta-analysis. J Natl Cancer Inst 114：517-527, 2022

3) Tie J et al：KRAS mutation is associated with lung metastasis in patients with curatively resected colorectal cancer. Clin Cancer Res 17：1122-1130, 2011

4) Schirripa M et al：BRAF and RAS mutations as prognostic factors in metastatic colorectal cancer patients undergoing liver resection. Br J Cancer 112：1921-1928, 2015

5) André T et al：Adjuvant fluorouracil, leucovorin, and oxaliplatin in stage II to III colon cancer：updated 10-year survival and outcomes according to BRAF mutation and mismatch repair status of the MOSAIC study. J Clin Oncol 33：4176-4187, 2015

6) Uutela A et al：Resectability, conversion, metastasectomy and outcome according to RAS and BRAF status for metastatic colorectal cancer in the prospective RAXO study. Br J Cancer 127：686-694, 2022

7) Margonis GA et al：Association of BRAF mutations with survival and recurrence in surgically treated patients with metastatic colorectal liver cancer. JAMA Surg 153：e180996, 2018

8) Gau L et al：Impact of BRAF mutations on clinical outcomes following liver surgery for colorectal liver metastases：An updated meta-analysis. Eur J Surg Oncol 47：2722-2733, 2021

9) Yamanaka T et al：12-Gene recurrence score assay stratifies the recurrence risk in stage II／III colon cancer with surgery alone：the SUNRISE study. J Clin Oncol 34：2906-2913, 2016

10) Asaka S et al：Microsatellite instability-low colorectal cancer acquires a KRAS mutation during the progression from Dukes' A to Dukes' B. Carcinogenesis 30：494-499, 2009

11) Hutchins G et al：Value of mismatch repair, KRAS, and BRAF mutations in predicting recurrence and benefits from chemotherapy in colorectal cancer. J Clin Oncol 29：1261-1270, 2011

12) Chika N et al：Prevalence of Lynch syndrome and Lynch-like syndrome among patients with colorectal cancer in a Japanese hospital-based population. Jpn J Clin Oncol 47：108-117, 2017

13) Fujita M et al：Population-based screening for hereditary colorectal cancer variants in Japan. Clin Gastroenterol Hepatol 20：2132-2141, 2022

14) Verschoor YL et al : Neoadjuvant nivolumab, ipilimumab, and celecoxib in MMR-proficient and MMR-deficient colon cancers : Final clinical analysis of the NICHE study. J Clin Oncol 40 : abstr3511, 2022

15) Bando H et al : Preoperative chemoradiotherapy plus nivolumab before surgery in patients with microsatellite stable and microsatellite instability-high locally advanced rectal cancer. Clin Cancer Res 28 : 1136-1146, 2022

16) Cercek A et al : PD-1 blockade in mismatch repair-deficient, locally advanced rectal cancer. N Engl J Med 386 : 2363-2376, 2022

17) Arnold D et al : Prognostic and predictive value of primary tumour side in patients with RAS wild-type metastatic colorectal cancer treated with chemotherapy and EGFR directed antibodies in six randomized trials. Ann Oncol 28 : 1713-1729, 2017

18) J Watanabe et al : Panitumumab vs bevacizumab added to standard first-line chemotherapy and overall survival among patients with RAS wild-type, left-sided metastatic colorectal cancer : a randomized Clinical Trial. JAMA 329 : 1271-1282, 2023

19) Kopetz S et al : PhaseⅡ pilot study of vemurafenib in patients with metastatic BRAF-mutated colorectal cancer. J Clin Oncol 33 : 4032-4038, 2015

20) Corcoran RB et al : Combined BRAF and MEK inhibition with dabrafenib and trametinib in BRAF V600-mutant colorectal cancer. J Clin Oncol 33 : 4023-4031, 2015

21) Kopetz S et al : Encorafenib, binimetinib, and cetuximab in BRAF V600E-mutated colorectal cancer. N Engl J Med 382 : 877-878, 2020

22) Le DT et al : PD-1 blockade in tumors with mismatch-repair deficiency. N Engl J Med 372 : 2509-2520, 2015

23) Le DT et al : PhaseⅡ open-label study of pembrolizumab in treatment-refractory, microsatellite instability-high/mismatch repair-deficient metastatic colorectal cancer : KEYNOTE-164. J Clin Oncol 38 : 11-19, 2020

24) Overman MJ et al : Nivolumab in patients with metastatic DNA mismatch repair-deficient or microsatellite instability-high colorectal cancer (CheckMate 142) : an open-label, multicentre, phase 2 study. Lancet Oncol 18 : 1182-1191, 2017

25) Andre T et al : Pembrolizumab in microsatellite-instability-high advanced colorectal cancer. N Engl J Med 383 : 2207-2218, 2020

26) Nakamura Y et al : Circulating tumor DNA-guided treatment with pertuzumab plus trastuzumab for HER2-amplified metastatic colorectal cancer : a phase 2 trial. Nat Med 27 : 1899-1903, 2021

27) Meric-Bernstam F et al : Pertuzumab plus trastuzumab for HER2-amplified metastatic colorectal cancer (MyPathway) : an updated report from a multicentre, open-label, phase 2a, multiple basket study. Lancet Oncol 20 : 518-530, 2019

28) Sartore-Bianchi A et al : Dual-targeted therapy with trastuzumab and lapatinib in treatment-refractory, KRAS codon 12/13 wild-type, HER2-positive metastatic colorectal cancer (HERACLES) : a proof-of-concept, multicentre, open-label, phase 2 trial. Lancet Oncol 17 : 738-746, 2016

29) Pietrantonio F et al : ALK, ROS1, and NTRK rearrangements in metastatic colorectal cancer. J. Natl Cancer Inst 109, 2017

30) Cocco E et al : Colorectal carcinomas containing hypermethylated MLH1 promoter and wild-type BRAF/KRAS are enriched for targetable kinase fusions. Cancer Res 79 : 1047-1053, 2019

31) Doebele RC et al : Entrectinib in patients with advanced or metastatic NTRK fusion—positive solid tumours : integrated analysis of three phase 1-2 trials. Lancet Oncol 21 : 271-282, 2020

32) Demetri GD et al : Efficacy and safety of entrectinib in patients with NTRK fusion-positive (NTRK-fp) tumors : pooled analysis of STARTRK-2, STARTRK-1 and ALKA-372-001. Ann Oncol 29 : abstr LBA1, 2018

33) Hong DS et al : Larotrectinib in patients with TRK fusion-positive solid tumours : a pooled analysis

　　of three phase 1/2 clinical trials. Lancet Oncol 21 : 531-540, 2020

34) Marabelle A et al : Association of tumour mutational burden with outcomes in patients with advanced solid tumours treated with pembrolizumab : prospective biomarker analysis of the multicohort, open-label, phase 2 KEYNOTE-158 study. Lancet Oncol 21 : 1353-1365, 2020

β 大腸癌治療における遺伝子検査とそのタイミング

大腸癌の治療には手術だけでなく術後補助化学療法や切除不能大腸癌に対する薬物療法など，癌薬物療法が重要となる．

現在では様々な分子標的薬や支持療法によって，切除不能大腸癌であっても QOL（quality of life）を保ちながら約 30 ヵ月以上の生存期間中央値を得るまでになっている．しかしながら Genetic status によって薬剤の効果が大きく異なるため，コンパニオン検査による適切な治療法の選択が必要である．コンパニオン検査とは，特定の薬剤の効果を予測するバイオマーカー検査であり，抗 EGFR 抗体薬のための *RAS* 遺伝子検査，BRAF 阻害薬のための *BRAF* 遺伝子検査，免疫チェックポイント阻害薬のための MSI（マイクロサテライト不安定性）検査および MMR 検査，さらには抗 HER2 療法のための HER2 検査などがある（図 1）．大腸癌では，コンパニオン検査のほかに，がんゲノムプロファイリング検査もあり，それぞれの検査を適切な時期に行う必要がある．

1 大腸癌治療における各種遺伝子検査と検査タイミング

a．*RAS* 遺伝子検査

RAS 遺伝子は癌遺伝子の 1 つで，*KRAS* 遺伝子，*NRAS* 遺伝子，*HRAS* 遺伝子の三種類があり，それぞれが細胞膜に存在する KRAS，NRAS，HRAS タンパク質をコードする．RAS タンパク質は細胞増殖を促進する因子を細胞内で伝達する作用をもつ．このため，*RAS* 遺伝子変異があると細胞増殖が恒常的に行われ癌が発生しやすくなると考えられている．

切除不能大腸癌患者の約 50％に *RAS*（*KRAS/NRAS*）遺伝子変異が認められており，これらの変異を有する患者には抗 EGFR 抗体薬（セツキシマブ，パニツムマブ）の効果が期待できない．また抗 EGFR 抗体薬の効果は原発巣占居部位において異なっていることも報告され，大腸癌の占居部位が左側（下行結腸〜直腸）の場合は一次治療における抗 EGFR 抗体薬の効果が高く，占居部位が右側（盲腸〜横行結腸）の場合は効果が乏しい[1]．このため，*RAS*（*KRAS/NRAS*）遺伝子検査は一次治療開始前に行うことが推奨されている[2,3]．

また最近では *KRAS* G12C 変異をもつ大腸癌患者に対して新たな薬剤（ソトラシブやアダグラシブ）が開発されている（図 1）．CodeBreak300 試験[4]では化学療法抵抗性の *KRAS* G12C 変異をもつ切除不能大腸癌患者において，ソトラシブ＋パニツムマブ併用療法の有用性が報告された．また，KRYSTAL-1 試験[5]においても同様に後方治療でのアダグラシブ単剤もしくはセツキシマブ併用療法の有用性も報告された．これらの薬剤は本邦では未承認ではあるが，現在開発が進んでいる．

現在本邦では *RAS* 変異を確認するために，組織を材料とする MEBGEN RASKET™-B キットと血液を材料とする OncoBEAM™ RAS CRC キットが使用できる．前者は BRAF と同時検査が可能である．組織検体が得られる場合はまず一次治療前に MEBGEN RASKET™-B キットで *RAS* および *BRAF* の検査を同時することが推奨される．組織が得られない場合，組織が古く検査に適さない場合は OncoBEAM™ RAS CRC キットを使用する．RAS wild 症例で一次治療や術前治療に抗 EGFR 抗体を用い，後期治療に再度抗 EGFR 抗体を用いる場合は，再導入もしくはリチャレンジ症例として再度 OncoBEAM™ RAS CRC キットで *RAS* の status を検討することが勧められる．*RAS*

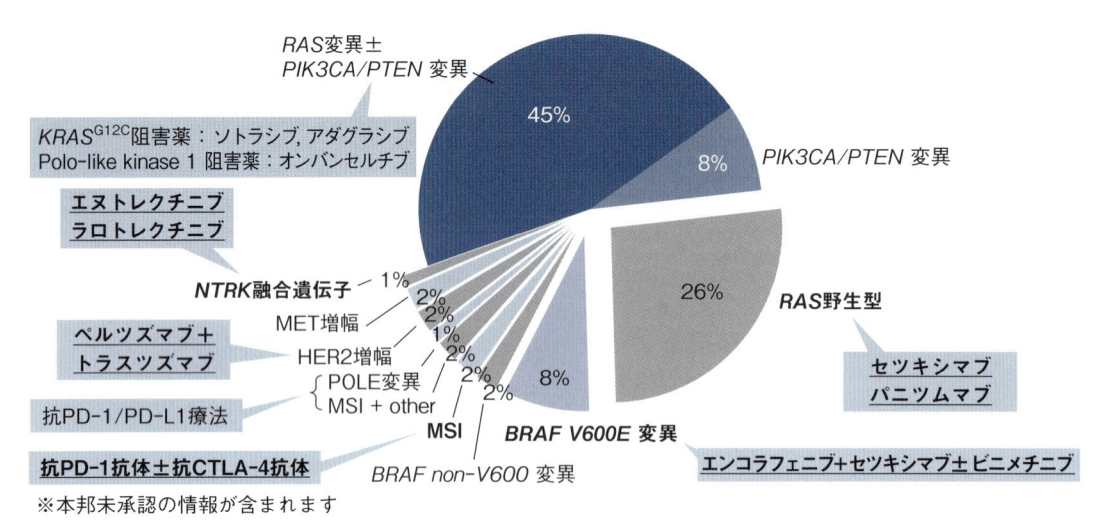

図1　遺伝子異常に応じた個別化治療

（Planchard D et al：ASCO 2018 Edu session, ASCO Edu, 2018 をもとに作成）

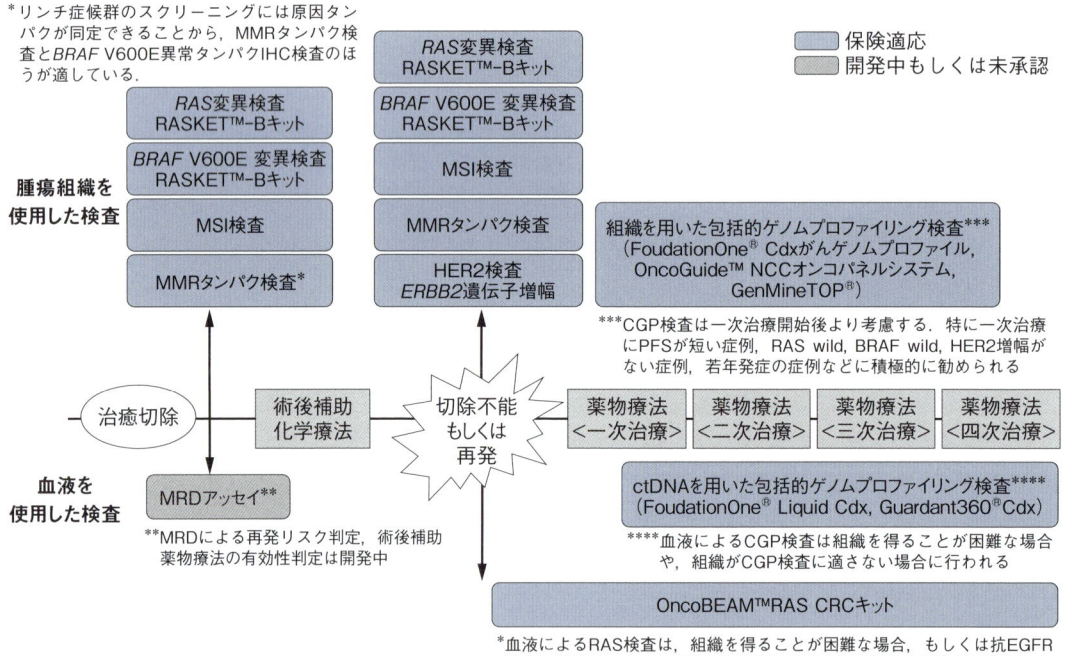

図2　遺伝子検査のタイミング

（日本臨床腫瘍学会：大腸がん診療における遺伝子関連検査等のガイダンス　第5版, p.xv, 金原出版, 2023 より許諾を得て改変し転載）

遺伝子の変異クローンは同じ症例に，同時に多種類が存在しており，変異 status は治療の過程で変化する可能性がある．OncoBEAM™ RAS CRC キットによる複数回の RAS 検査は保険診療上も許容されており（図2），KARS G12C 変異など，変異毎の治療が後方ラインで行われるようになった場合にも本検査が重要となる．

b．*BRAF* V600E 遺伝子検査

BRAF 遺伝子は細胞増殖にかかわる RAF タンパク質をコードする遺伝子の 1 つである．RAF タンパク質をコードする遺伝子には *BRAF* 遺伝子のほかにも *ARAF*，*CRAF* 遺伝子が知られているが，これらの遺伝子のうち変異が知られているのは *BRAF* 遺伝子のみである．

大腸癌では *BRAF* V600E 変異の頻度が高く，本邦では切除不能大腸癌患者の約 5％に認められる．この遺伝子変異を有する患者は癌薬物療法の効果が乏しく予後が極めて不良である[6,7]．

BRAF V600E 遺伝子変異陽性の切除不能大腸癌二次治療例および三次治療例におけるエンコラフェニブ＋セツキシマブ，エンコラフェニブ＋ビニメチニブ＋セツキシマブの有効性と安全性が BEACON 試験にて評価された[8]．この結果，本邦では *BRAF* V600E 変異をもつ大腸癌患者にエンコラフェニブ＋ビニメチニブ＋セツキシマブの三剤併用療法が保険適応となっている．

また，*BRAF* V600E 遺伝子変異検査はリンチ症候群の補助診断としても有用であり，MSI-H もしくは MLH1 発現消失の場合で，リンチ症候群が疑われる大腸癌患者に対して本検査を行うことが推奨される．リンチ症候群では *BRAF* V600E 変異は認められることがほとんどないため，ミスマッチ修復機構欠損があっても，*BRAF* V600E 変異がある場合にはリンチ症候群は否定できる．

本邦において *BRAF* 遺伝子検査として前述した MEBGEN RASKET™-B キットが保険償還されている．*BRAF* 変異症例は予後が極めて不良である．このため，切除可能大腸癌症例についても *BRAF* 遺伝子変異の情報を知っておくことは重要である．本遺伝子検査は切除不能大腸癌例については一次治療開始前に行うことはもちろんのこと，切除可能大腸癌症例についても再発リスクを評価するために補助化学療法前に行うことも考慮するべきである（図 2）．血液検体を用いた Plasma-SafeSeQ 法による *BRAF* 遺伝子検査も検討されており，近い将来，血液を材料とする *BRAF* 遺伝子検査も可能になる予定である．*BRAF* V600E 遺伝子変異を同定する別の方法として免疫組織化学染色により *BRAF* V600E 変異タンパクを検出する方法もある．本検査は自施設の自動免疫染色装置により最短で当日に結果が出る．遺伝子検査では結果が出るまで約 1 週間を要することから，迅速な検査により治療選択・患者管理を早期に適正化することが可能となる．

c．マイクロサテライト不安定性検査（MSI）および MMR 検査

マイクロサテライトはゲノム DNA 中に含まれる 1〜数塩基程度の短い繰り返し配列を指す．DNA ミスマッチ修復機構（MMR）はゲノム DNA 中の一塩基配列の複製エラーだけでなく，繰り返し配列（マイクロサテライト）のポリメラーゼの複製エラーも基質とする．このため，腫瘍部のマイクロサテライト配列数が正常部と異なっている場合に MMR 機能異常である（もしくは欠損している）と判断できる．MSI-H とはマイクロサテライトの数異常が多いことを表し，MMR 機能異常を表す．MMR 検査は，ミスマッチ修復タンパク質（MLH1，MSH2，MS6 および PMS2）の発現を検討する免疫染色検査である．

MSI 検査および MMR 検査は免疫チェックポイント阻害薬の適応判断，リンチ症候群の診断の補助，補助化学療法の選択の補助の 3 つの目的で検査することが可能である．

リンチ症候群の診断のために MSI 検査や MMR 検査をユニバーサルスクリーニングとして結腸・直腸癌全例に行う施設も増加してきた．本邦では切除可能癌の約 8％，切除不能大腸癌の約 4％に高頻度マイクロサテライト不安定性（MSI-H）が認められる[9]．

MMR 機能欠損を有する切除不能大腸癌患者には，一次治療から免疫チェックポイント阻害薬による治療が可能である[10]．また，根治切除後の症例では，MSI-H 症例は予後が良好で，5-フルオロウラシルの単独療法の有効性が乏しいことが報告されている．このためミスマッチ修復機能が欠損した Stage II 症例では術後補助療法は推奨されていない[11]．Stage III 症例に対するオキサリプラチンを含む補助療法に対しては議論がある．このため，MSI および MMR 検査は少なくとも根治切除後

には行うことが推奨される．特に MMR 検査は院内での検査が可能であり，外来での術前検査も可能である（図2）．

d．HER2 検査（*ERBB2* 遺伝子増幅）

HER2 陽性大腸癌は，切除不能進行・再発大腸癌の約 2〜3% と比較的希少な疾患で，抗 EGFR 抗体薬療法の効果が乏しいことが報告されている．

TRIUMPH 試験は国内で実施された多施設共同第Ⅱ相試験であり，治療抵抗性の HER2 陽性切除不能進行・再発大腸癌に対するペルツズマブ＋トラスツズマブ併用療法の有効性が示された[12]．ペルツズマブ＋トラスツズマブ併用療法は，化学療法歴のある HER2 陽性切除不能進行・再発大腸癌の治療選択肢となっている．本治療が後方ラインの治療であること，また抗 HER2 療法は *RAS* 変異症例には効果が少ないことから，HER2 検査は抗 HER2 療法の施行前のタイミングに行うことが一般的には推奨されている．しかし，組織検体を使用する検査であることや，迅速な治療選択を行うためにも，MSI 検査や RAS/BRAF 検査と同時に行うことが妥当と考えられる（図2）．検査は免疫組織化学染色（IHC）と FISH のどちらの陽性であっても薬剤の使用は認められているが，胃癌や乳癌と同様に，まずは IHC を行い，IHC2＋の場合に FISH 検査を行うことが勧められる．

e．がんゲノムプロファイリング検査

がんゲノムプロファイリング（comprehensive genome profiling；CGP）検査の目的は，一度に大量の遺伝子を網羅的に解析するゲノムプロファイルから治療方針策定の補助となる遺伝子異常の情報を得て，最適な癌薬物療法を提供することである．大腸癌では CGP 検査を行うことで *NTRK*，*ALK*，*ROS1* などの融合遺伝子異常や TMB-H，*ERBB2* 増幅など標的治療の対象となる遺伝子異常が同定されることがある．

本邦では，2017 年 10 月に「がんゲノム医療中核拠点病院」と「がんゲノム医療連携病院」が整備され，2018 年 12 月に腫瘍組織を用いた "FoundationOne® CDx がんゲノムプロファイル" および "OncoGuide™ NCC オンコパネルシステム" が薬事承認され，2019 年 6 月より保険適応となった．2021 年 3 月には血液検体を用いた CGP 検査として新たに "FoundationOne® Liquid CDx" が薬事承認され，2021 年 8 月より保険適用となった．また，2022 年 3 月には血液検体を用いた Guardant360 CDx がん遺伝子パネルが薬事承認された．さらに新しい検査として GenMineTOP がんゲノムプロファイリングシステムが 2022 年 7 月に薬事承認，2023 年 8 月から保険適応になった．

CGP 検査は，当初は標準治療が終了した症例を対象としていたため，本来の検査意義が発揮できていなかった．『大腸癌治療ガイドライン 医師用 2024 年版』では，治療ラインのみでがんゲノムプロファイリング検査を行う時期を限定しないことが記載され，治療開始後から後方ライン治療移行までの間に検査を行うことが推奨されている．たとえば特定のコンパニオン診断では検査不可能な融合遺伝子の変化が CGP 検査でみつかった場合，保険診療として NTRK 阻害薬が使用可能である．さらには特定の遺伝子異常を標的とした新しい治療の治験に参加できることもある．一次治療の効果が悪い症例や，若年発症者などを中心に積極的に CGP 検査の必要性を考慮することが重要である（図2）．

ただし，CGP 検査は各検査における解析対象遺伝子数だけでなく，コンパニオン検査が認められている遺伝子にも違いがある（表1）．各検査の違いをよく理解して解析を行う必要がある．たとえば *NTRK* 融合遺伝子は，Guardant360 ではコンパニオン診断とはならない．逆に，Guardant360 では，*RAS* 遺伝子，*BRAF* V600E 遺伝子，MSI-H，*ERBB2* 遺伝子増幅などの一次治療開始に必要な検査がコンパニオン診断薬として認められている．したがってこれら検査を簡便な血液によるコンパニオン検査として一次治療前に行い，病状が進行してからエキスパートパネルを行い，CGP 検査としての保険点数を加算するということも診療上は可能である．

表1　大腸癌における CGP 薬事承認状況（2024 年 1 月 18 日現在）

	OncoGuide™ NCC オンコパネル システム	FoundationOne® CDx がんゲノム プロファイル	FoundationOne® Liquid CDx がんゲノム プロファイル	Guardant360® CDx がん遺伝子 パネル	GenMineTOP®
薬事承認日	2018/12/25	2018/12/28	2021/3/22	2022/3/14	2022/7/13
検体	組織	組織	血液	血液	組織
解析対象 遺伝子数	124	324	324	74	737
塩基置換 検出	既承認	既承認	既承認	既承認	既承認
挿入・欠失 検出	既承認	既承認	既承認	既承認	既承認
遺伝子増幅 検出	既承認	既承認	既承認	既承認	既承認
融合遺伝子 検出	既承認	既承認	既承認	既承認	既承認
コンパニオン 診断	—	遺伝子 KRAS/NRAS MSI-H NTRK 融合遺伝子 分子標的薬 CET, PANI Pembro, Nivo ENTR, LARO	遺伝子 NTRK 融合遺伝子 分子標的薬 ENTR	遺伝子 KRAS/NRAS BRAF V600E MSI-H ERBB2 分子標的薬 CET, PANI ENCO, BINI Pembro, Nivo 抗 HER2 療法	—

CET：cetuximab, PANI：panitumumab, Pembro：pembrolizumab, Nivo：nivolumab,
ENTR：entrectinib, LARO：larotrectinib, ENCO：encorafenib, BINI：binimetinib

f．*NTRK* 融合遺伝子検査

　NTRK 融合遺伝子は切除不能大腸癌患者の 0.2％に認められ[13]，これらの変異を有する患者は予後不良な可能性が高い[14]．

　NTRK 融合遺伝子陽性の大腸癌を含む固形癌に対するエヌトレクチニブ，ラロトレクチニブの有効性と安全性は各々進行中の 3 つの国際共同第Ⅰ/Ⅱ相試験のデータセットを用いて評価されている[15,16]．本邦では *NTRK* 融合遺伝子検査として前述の FoundationOne® CDx，がコンパニオン診断として承認されている．結腸・直腸癌では MSI-H の症例に高頻度に本融合遺伝子がみつかる可能性が高いため，MSI-H で免疫チェックポイント阻害薬に抵抗性の症例には積極的に CGP 検査を行うことが勧められる．

2 今後の遺伝子検査の展望

a．MRD アッセイ

　前述の通り，切除不能大腸癌患者に対して遺伝子検査は適切な治療法選択および生存期間延長のために重要である．最近，遺伝子検査を利用したさまざまな方法で，術後補助療法の層別化を行う試みが行われている．中でも有力な方法が ctDNA（血中微量遊離癌由来 DNA）を用いた MRD（minimal residual disease）アッセイである．ctDNA とは，末梢循環血液中に存在する癌由来の

DNA である．MRD アッセイの手法には，組織検体の解析で ctDNA として検出する遺伝子を患者ごとに決定する方法（tumor informed ctDNA assay）と，大腸癌に頻度の高い遺伝子変異をあらかじめ決めておいてその遺伝子の ctDNA を検討する方法（plasma-only ctDNA assay）がある

　CIRCULATE-Japan は，ctDNA を用いたリキッドバイオプシーによる MRD アッセイで癌個別化医療の実現を目指すプロジェクトである．本プロジェクトにより，リキッドバイオプシーによる再発リスク評価精度とその臨床的有用性が示されれば，術後補助化学療法の効果がより期待される患者さんのみを選別することが可能となり，不要な治療を避けることで副作用や後遺症を軽減できることが期待されている．また，直腸癌のコホートでは術前治療のタイミングから複数回リキッドバイオプシーを行っており，将来この検査が術前化学放射線治療等の治療効果判定の補助的役割を果たすことが期待される．さらに，大腸癌の内視鏡的切除後に，非根治となった症例を 200 例以上登録し，追加外科的手術後のリンパ節転移の有無と，その術前術後の ctDNA の結果を検討する観察研究も行われている．MRD アッセイが，病理学的診断に加え，将来は追加切除のための補助的診断になる可能性もある．

b．全ゲノム解析実行計画

　現在，治療法のない癌や難病に対して新しい個別化医療を提供することを目的として，日本人のゲノムを解読する計画：全ゲノム解析実行計画が国家プロジェクトとして行われている．CONDUCTOR 試験（UMIN000049066）では大腸癌患者を対象に治療開始前の生検組織を用いて全ゲノム解析を行うプロジェクトが進行している．本検査がどのように臨床に利用されるのか定まっていないが，上述の tumor informed ctDNA assay のより正確な判断に，この全ゲノム解析結果が利用される可能性がある．

　大腸癌治療においては適切な薬物療法の治療選択を行うために遺伝子検査が必須となってきている．遺伝子検査は，適切な対象に，正しいタイミングで，必要なアッセイを行うことが大切である．今後，大腸癌治療を行う外科医には，癌薬物療法の知識だけでなく，ゲノム解析，オミックス解析などに対する深い知識が要求されるようになるだろう．

文　献

1) Arnold D et al：Prognostic and predictive value of primary tumour side in patients with RAS wild-type metastatic colorectal cancer treated with chemotherapy and EGFR directed antibodies in six randomized trials. Ann Oncol 28：1713-1729, 2017
2) Yamazaki K et al：Japanese society of medical oncology clinical guidelines：molecular testing for colorectal cancer treatment, third edition. Cancer Sci 109：2074-2079, 2018
3) Yoshino T et al：Pan-Asian adapted ESMO consensus guidelines for the management of patients with metastatic colorectal cancer：a JSMO-ESMO initiative endorsed by CSCO, KACO, MOS, SSO and TOS. Ann Oncol 29：44-70, 2018
4) Fakih MG et al：Sotorasib plus panitumumab in refractory colorectal cancer with mutated KRAS G12C. N Engl J Med 389：2125-2139, 2023
5) Yaeger R et al：Adagrasib with or without cetuximab in colorectal cancer with mutated KRAS G12C. N Engl J Med 388：44-54, 2023
6) Kawazoe A et al：A retrospective observational study of clinicopathological features of KRAS, NRAS, BRAF and PIK3CA mutations in Japanese patients with metastatic colorectal cancer. BMC Cancer 15：258, 2015
7) Yokota T et al：BRAF mutation is a powerful prognostic factor in advanced and recurrent colorectal cancer. Br J Cancer 104：856-862, 2011

8) Kopetz S et al：Encorafenib, Binimetinib, and Cetuximab in BRAF V600E-Mutated Colorectal Cancer. N Engl J Med 381：1632-1643, 381

9) Akagi K et al：The real-world data on microsatellite instability status in various unresectable or metastatic solid tumors. Cancer Sci 112：1105-1113, 2021

10) Andre T et al：Pembrolizumab in Microsatellite-Instability-High Advanced Colorectal Cancer. N Engl J Med 383：2207-2218, 2020

11) Formica V et al：KRAS and BRAF mutations in stageⅡ and Ⅲ colon cancer：a systematic review and meta-analysis. J Natl Cancer Inst 114：517-527, 2022

12) Nakamura Y et al：Circulating tumor DNA-guided treatment with pertuzumab plus trastuzumab for HER2-amplified metastatic colorectal cancer：a phase 2 trial. Nat Med 27：1899-1903, 2021

13) Yoshino T ct al：JSCO-ESMO-ASCO-JSMO-TOS：international expert consensus recommendations for tumour-agnostic treatments in patients with solid tumours with microsatellite instability or NTRK fusions. Ann Oncol 31：861-872, 2020

14) Pietrantonio F et al：ALK, ROS1, and NTRK Rearrangements in Metastatic Colorectal Cancer. J Natl Cancer Inst 109, 2017

15) Doebele RC et al：Entrectinib in patients with advanced or metastatic NTRK fusion-positive solid tumours：integrated analysis of three phase 1-2 trials. Lancet Oncol 21：271-282, 2020

16) Hong DS et al：Larotrectinib in patients with TRK fusion-positive solid tumours：a pooled analysis of three phase 1/2 clinical trials. Lancet Oncol 21：531-540, 2020

β

大腸癌治療における遺伝子検査とそのタイミング

C　大腸癌薬物療法の概要

1　大腸癌に対する術後補助化学療法

　本邦の大腸癌治療ガイドライン[1]では，術後補助化学療法は，再発を抑制し予後を改善する目的で，術後に実施される全身薬物療法としている．適応の原則は，(1) R 0 切除が行われた StageⅢ大腸癌（結腸癌・直腸癌），(2) 術後合併症から回復している．(3) Performance Status（PS）が0〜1である．(4) 主要臓器機能が保たれている．(5) 重篤な術後合併症（感染症，縫合不全など）がない，である．また，保険適応されているレジメンは，5-FU + leucovorin（LV），UFT + LV，カペシタビン，FOLFOX，CAPOX である．海外ではオキサリプラチン（oxaliplatin；L-OHP）の有用性が以前より報告されているが，わが国では大腸癌患者の予後が良好であることなどにより，わが国における L-OHP 併用療法の適応について長く議論があった．しかし近年，わが国で行われた大規模な臨床試験である ACHIEVE 試験[2]の結果が明らかになり，わが国の標準治療も CAPOX あるいは FOLFOX 3ヵ月に定まってきている．本項では，外科医が知っておくべきわが国の大腸癌術後化学療法の変遷と最新の知見について概説する．

a．L-OHP 併用療法

　永くフッ化ピリミジン（FU）製剤が術後補助化学療法の標準治療となっていたが，術後補助化学療法でも L-OHP 併用が切除不能・進行再発大腸癌と同様に上乗せ効果があるかの検討が 2000 年以降，行われてきた．StageⅡ/Ⅲ結腸癌を対象とした MOSAIC 試験[3]にて，L-OHP の上乗せ効果が検討され，5 年 DFS において FOLFOX 群が有意に良好であった（5 年 DFS：FOLFOX 群　73.3%，LV5FU2 群　67.4%，HR = 0.80）．Stage 別では StageⅢにおいて，FOLFOX 群が有意に良好であった（5 年 DFS：FOLFOX 群　66.4%，LV5FU2 群　58.9%，HR = 0.78）．StageⅡ全体では有意差が認められなかったが，ハイリスク StageⅡに限定すると FOLFOX 群において良好な傾向が示された（5 年 DFS：FOLFOX 群　82.3%，LV5FU2 群　74.6%，HR = 0.72）．6 年 OS については，StageⅡでは両群間に差を認めなかったが，StageⅢにおいては FOLFOX 群が有意に良好であり（FOLFOX群　72.9%，LV5FU2 群　68.7%，HR = 0.80），全体でも有意差が認められた（p = 0.046）．以上から，StageⅢでは L-OHP の上乗せ効果が認められ，また StageⅡでもハイリスク症例に限っては有効かもしれないとの結果となった．しかしながら，L-OHP の有害事象である神経毒性は化学療法終了 4 年後も 15%超の症例に Grade 1〜3 の末梢神経障害が残存していることが報告された．同様に NSABP C-07 試験[4]では，FLOX 療法（RPMI レジメンに L-OHP を隔週で追加する投与法）と RPMI レジメンを比較し，全体の 5 年 DFS において FLOX 群で 69.4%，5-FU/LV 群では 64.2%と 5.2%の上乗せ効果が認められた．また，CAPOX 療法についても，NO16968（XELOXA）試験[5]において，CAPOX 群が bolus 5-FU 群（Mayo または RPMI レジメン）に比して 5 年 DFS の 6.3%の上乗せが認められ（追跡期間中央値 57 ヵ月，HR = 0.80），7 年 DFS でも 7%の上乗せ（56% vs. 63%，p = 0.004）が認められた．MOSAIC 試験，NO16968 試験における長期の生存期間観察（それぞれ 10 年，6 年）において，FOLFOX 群および CAPOX 群の DFS および OS は FU 単独群に比し経時的に差が大きくなっている[6]．このことは，Stage Ⅲ症例に対する術後補助化学療法において L-OHP が確実な効果を示していると考えられる．また，本邦においてハイリスク StageⅢ群に対する SOX 療法 6ヵ月と UFT + LV 療法の比較試験が行われたが，SOX 療法の優越性は示されなかった．その

原因はSOX療法におけるL-OHPの量が$100\ mg/m^2$と少なかったことや，FU製剤の違い（カペシタビンとS-1）の違いなどが考えられる[7]．

b．L-OHP の至適投与期間

　JOIN試験によって日本人におけるL-OHPの忍容性が証明されたものの，末梢神経障害に関する海外のデータでは，化学療法終了4年後も15%超の症例にGrade 1～3の末梢神経障害が遷延して残存することが明らかになっている．また，末梢神経障害に対する緩和効果が期待された牛車腎気丸は，GENIUS試験においてその有効性が証明されなかった．IDEA collaboratio[8]では，12ヵ国でStageⅢ結腸癌を対象とし，CAPOXまたはFOLFOXの3ヵ月投与と6ヵ月投与を比較した6つの第Ⅲ相試験（SCOT試験，TOSCA試験，HORG試験，CALGB/SWOG 80702試験，IDEA France試験，ACHIEVE試験）を統合解析して行われた．3年DFSでは，非劣性は示されず（HR＝1.07），3年DFSは3ヵ月群（74.6%），6ヵ月群（75.5%）であったが，T1-3かつN1の低リスク群では，3ヵ月の非劣性が示された［HR＝1.01，3年DFS（3ヵ月群：83.1%，6ヵ月群：83.3%）］．サブグループ解析において，FOLFOXにおいては，6ヵ月投与が3ヵ月投与よりも優れていたが（HR＝1.16），CAPOXにおいては，3ヵ月群の6ヵ月群に対する非劣性が示された（HR＝0.95）．最終解析では，5年OS（HR＝1.02，3ヵ月群：82.4%，6ヵ月群：82.8%）において非劣性は示されなかったが，絶対差は0.4%であった．また，5年DFS（HR＝1.08）は以前の結果と同様であった．この結果から臨床的には，3ヵ月間のCAPOX療法が支持されるとしている．本邦で行われたACHIEVE試験（治療レジメンがCAPOX 75%，mFOLFOX6が25%）では，5年DFS（HR＝0.95，3ヵ月群：75.2%，6ヵ月群：74.2%），5年OS（HR＝0.91，3ヵ月群：87.0%，6ヵ月群：86.4%）ともに有意差が認められなかった．有害事象であるが，治療期間が短い方が有意に低い結果であり，Grade 2以上の神経毒性の発症頻度は3ヵ月群でFOLFOX，CAPOXが有意に低かった（3ヵ月 vs 6ヵ月：FOLFOX 12.6% vs 36%，CAPOX 14% vs 36.2%）[2]．また，下痢，好中球減少症，血小板減少症，悪心，粘膜炎，手足症候群などの発生率も3ヵ月群において有意に少なかった．本邦では大腸癌の手術成績が良好であることなどにより，L-OHP併用療法の適応について長く議論があった．しかし，ACTS-CC試験[9]（UFT＋LV or S-1）におけるT3N1群（＝Low risk群の約75%）の5年DFSが77.1%，5年OSが90.9%であったのに対し，ACHIEVE試験のLow risk群に対するCAPOX 3ヵ月群では5年DFSが88.8%，5年OSが94.1%と良好であった（表1）ことから，「本邦における大腸癌術後補助化学療法の標準治療はCAPOX療法（あるいはFOLFOX療法）3ヵ月である．再発リスクが高い症例には最長6ヵ月投与を目指す．再発リスクが低い症例や合併症をもっている症例，高齢者などには内服薬のみ投与というオプションも許容される」というコンセンサスが得られている．

c．FU 単剤

　1977年に開始されたNational Surgical Adjuvant Breast & Bowel Project（NSABP）によるNSABP C-01試験が，結腸癌の術後補助化学療法として有意な予後延長効果を示した初の大規模臨床試験である．その後，North Central Cancer Treatment Group（NCCTG）による試験，Intergroup（INT）0035試験でも同様の結果が報告され，5-FU/LEV療法がstageⅢ結腸癌に対する術後補助化学療法の標準治療として推奨された．一方で，切除不能・進行再発大腸癌の治療に用いられていた5-FU/LVも注目され検討が行われた．NSABP C-03試験，IMPACT試験，NCCTGによる試験などでも，5-FU/LVの有意の効果が認められ，5-FU/LVも5-FU/LEVと並び，結腸癌術後補助化学療法の標準治療の1つとなった．続いて，5-FU/LEVと5-FU/LVを比較するNSABP C-04試験，Intergroup（INT）0089試験，adjCCA-01試験において，5-FU/LVの優位性が示されたことから，5-FU/LVが5-FU/LEVに代わり，術後補助化学療法の標準治療となった．その後，経口FU

表1　ACHIEVE 試験における治療法別 5 年 DFS および 5 年 OS

主要評価項目	5 年 DFS			副次評価項目	5 年 OS		
	3ヵ月	6ヵ月	HR		3ヵ月	6ヵ月	HR
全体	75.2　v.s.	74.2	0.95	全体	87.0　v.s.	86.4	0.91
mFOLFOX6	68.6　v.s.	69.7	1.04	mFOLFOX6	83.2　v.s.	84.6	0.99
CAPOX	77.4　v.s.	75.8	0.91	CAPOX	88.3　v.s.	87.0	0.87
Low-risk	86.5　v.s.	84.8	0.85	Low-risk	92.7　v.s.	91.8	0.86
mFOLFOX6	79.2　v.s.	84.3	1.41	mFOLFOX6	88.3　v.s.	89.5	1.26
CAPOX	88.8　v.s.	85.0	0.70	CAPOX	94.1　v.s.	92.5	0.71
High-risk	60.7　v.s.	61.5	1.04	High-risk	79.8　v.s.	79.8	0.96
mFOLFOX6	56.3　v.s.	55.9	1.01	mFOLFOX6	77.5　v.s.	79.9	0.91
CAPOX	62.4　v.s.	63.7	1.07	CAPOX	80.8　v.s.	79.8	0.99

L-OHP 併用療法：3ヵ月投与群 v.s. 6ヵ月投与群
Low-risk：T1-3 および N1，High-risk：T4 または N2　　　　　　　　　　　（文献 2 より引用）

ACTS-CC（UFT＋LV or S-1）：T3N1 群（＝Low risk 群の約 75％）の 5 年 DFS；77.1％，5 年 OS；
90.9％
　　　　　　　　　　　　　　　　　　　　　　　　　　　　　　　　　　　　（文献 9 より引用）

製剤の有用性が報告されたことにより，術後補助化学療法での使用が進められた．NSABP C-06 試験，本邦で行われた JCOG0205 試験にて UFT/LV の 5FU/LV との同等性が示され，X-ACT 試験ではカペシタビンと 5FU/LV の同等性が示された．内服薬同士では ACTS-CC 試験では，S-1 の UFT/LV に対する非劣性が示されたが，JCOG0910 試験[10]では，S-1 のカペシタビンに対する非劣性は示されなかった．以上の結果から，UFT/LV 療法，カペシタビン療法，S-1 療法の 3 つのレジメンが使用可能となっている．内服補助化学療法の標準治療はカペシタビンとなるが，UFT/LV は肝機能障害，カペシタビンは手足症候群，S-1 は下痢，口内炎，食欲不振と有害事象が異なる．

d．イリノテカン併用療法ならびに分子標的薬併用療法

　イリノテカン（IRI）併用療法は，CALGB89803 試験，PETACC-3 試験[11]，ACCORD02 試験において，イリノテカンの上乗せ効果は認められず，補助化学療法でのイリノテカンの有用性は否定された．また，分子標的薬についても同様の検討が行われているが，SNSABP C-08 試験，AVANT 試験[12]では，ベバシズマブの上乗せ効果が認められず，N0147 試験，PETACC-8 試験[13]では，セツキシマブの上乗せ効果を確認できなかった．

e．ハイリスク StageⅡ大腸癌に対する術後補助化学療法

　StageⅡ大腸癌における，5 年生存率は 88.2％と比較的良好であるが，15％の患者に再発がみられるため，QUASAR 試験，SACURA 試験，MOSAIC 試験[3]，NASABP C-07 試験[4]などで術後補助化学療法の有用性が検討されたが，有用性が示されず一律に行うとは推奨されていない．しかしながら，StageⅡ結腸癌の中にも再発リスクの高い患者があり，ASCO，ESMO，NCCN ガイドラインでは，郭清リンパ節個数 12 個未満，T4，低分化腺癌，印環細胞癌，粘液癌症例，穿孔例，脈管リンパ管侵襲，傍神経浸潤，断端陽性，CEA 高値，Tumor budding などがリスク因子として上げられている．ハイリスク StageⅡ大腸癌を対象として本邦で行われた JFMC46-1201 試験[14]では，T4，穿孔・穿通，低分化腺癌，粘液癌，郭清リンパ節個数が 12 個未満をリスク因子として，UFT/LV 療法と手術単独群を比較・検討した．DFS を有意に延長することが示されたが，OS では差を認めなかった．多変量解析では，術後補助化学療法が独立した要因として OS および，DFS を延長させる結果となった．ハイリスクの定義はいまだ議論は残るが，StageⅡ大腸癌においては症例を選ん

で補助化学療法を行うことが推奨される.

　KRAS 変異および BRAF 変異（MSS）は再発高リスク因子，MSI-H は再発低リスク因子あること，MSI-H 症例では FU 製剤単独療法の有用性が乏しいことが報告されており，ハイリスク Stage Ⅱ，Stage Ⅲ であれば，L-OHP 併用療法が推奨される．また近年，血液循環（circulating tumor DNA；ctDNA）の予後予測因子としての有用性の試験も進んでいる．最新の情報を基に術後補助化学療法を選択していくことが，再発の抑制，有害事象の軽減に重要と考えられる.

文　献

1) 日本大腸肛門病学会, https://www.coloproctology.gr.jp（2024 年 1 月 1 日確認）
2) Yoshino T et al：Final analysis of 3 versus 6 months of adjuvant oxaliplatin and fluoropyrimidine-based therapy in patients with stage Ⅲ colon cancer：the randomized phase Ⅲ ACHIEVE trial. J Clin Oncol 40：3419-3429, 2022
3) André T et al：Improved overall survival with oxaliplatin, fluorouracil, and leucovorin as adjuvant treatment in stage Ⅱ or Ⅲ colon cancer in the MOSAIC trial. J Clin Oncol 27：3109-3116, 2009
4) Yothers G et al：Oxaliplatin as adjuvant therapy for colon cancer：updated results of NSABP C-07 trial, including survival and subset analyses. J Clin Oncol 29：3768-3774, 2011
5) Haller DG et al：Capecitabine plus oxaliplatin compared with fluorouracil and folinic acid as adjuvant therapy for stage Ⅲ colon cancer. J Clin Oncol 29：1465-1471, 2011
6) André T et al：Adjuvant fluorouracil, leucovorin, and oxaliplatin in stage Ⅱ to Ⅲ colon cancer：updated 10-year survival and repair status of the MOSAIC study. J Clin Oncol 33：4716-4187, 2015
7) Watanabe J et al：S-1 and oxaliplatin versus tegafur-uracil and leucovorin as post-operative adjuvant chemotherapy in patients with high-risk stage Ⅲ colon cancer：updated 5-year survival of the phase Ⅲ ACTS-CC 02 trial. ESMO open 6：100077, 2021
8) Grothey A et al：Duration of adjuvant chemotherapy for stage Ⅲ colon cancer. N Engl J Med 378：1177-1188, 2018
9) Kusumoto T et al：Updated 5-year survival and exploratory T x N subset analyses of ACTS-CC trial：a randomized controlled trial of S-1 versus tegafur-uracil/leucovorin as adjuvant chemotherapy for stage Ⅲ colon cancer. ESMO Open 3：e000428, 2018
10) Hamaguchi T et al：Capecitabine versus S-1 as adjuvant chemotherapy for patients with stage Ⅲ colorectal cancer（JCOG0910）：an open-label, non-inferiority, randomized, phase 3, multicenter trial. Lancet Gastroenterol Hepatol 3：47-56, 2018
11) Klingbiel D et al：Prognosis of stage Ⅱ and Ⅲ colon cancer treated with adjuvant 5-fluorouracil or FOLFIRI in relation to microsatellite status：results of the PETACC-3 trial. Ann Oncol 26：126-132, 2015
12) De Gramont A et al：Bevacizumab plus oxaliplatin-based chemotherapy as adjuvant treatment for colon cancer（AVANT）：a phase 3 randomised controlled trial. Lancet Oncol 13：1225-1233, 2012
13) Taieb J et al：Oxaliplatin, fluorouracil, and leucovorin with or without cetuximab in patients with resected stage Ⅲ colon cancer（PETACC-8）：an open-label, randomized phase 3 trial. Lancet Oncol 15：862-873, 2014
14) Sugimoto K et al：Prognostic factors in patients with high-risk stage Ⅱ colon cancer after curative resection：3 post hoc analysis of the JFMC46-1201 trial. Int J Colorectal Dis 38：260, 2023

2 total neoadjuvant chemotherapy（chemoradiotherapy）

a．大腸癌に対する術前治療

　日本の大腸癌治療ガイドラインでは，切除可能な大腸癌に対する術前治療は標準治療になっていない[1]．海外では，局所進行大腸癌（cStage Ⅱ or Ⅲ，大腸癌取扱い規約第9版）にして，腫瘍を縮小させ根治切除率を向上させ，術後合併症を減少，微小転移病変を術前に治療し無再発生存期間（relapse free survival；RFS）や全生存期間（OS）の改善を目指した治療戦略が注目されている．

b．局所進行直腸癌に対する（total neoadjuvant therapy；TNT）

　術前 CRT や側方リンパ節郭清を付加することで，局所進行直腸癌の局所制御を改善してきたが，遠隔転移率（29〜39％）の改善や OS の改善を達成することができなかった[2,3]．このため，手術前に微小転移を制御する治療の開発が実施され，術前に化学療法と放射線治療の両方を行う total neoadjuvant therapy（TNT）が，この10年間で開発されてきた．

c．局所進行直腸癌に対する TNT の第Ⅲ相試験

　直腸癌患者に対しては，治癒という目標と機能温存や Quality of Life（QOL）への影響を最小限に抑えるという目標を同時に達成することを目標とした治療戦略が求められている．大規模ランダム化第Ⅲ相試験の RAPIDO，PRODIGE-23，STELLAR では，遠隔転移の有意な減少，disease free-survival（DFS）の改善，そして部分的な OS の改善，pathological complete response（pCR）が報告された[4~8]．術前 CRT に加えて術前化学療法を組み入れたより強力なレジメンによって達成された（表1）．

　NCCN（National Comprehensive Cancer Network）のガイドラインでは，pMMR/MSS の局所進行直腸癌に対して TNT が標準治療として記載されている（図1）．

表1　局所進行直腸癌に対する total neoadjuvant therapy（TNT）の第Ⅲ相試験まとめ

	RAPIDO		STELLAR		PRODIGE-23	
対象	cT4a/T4b, cN2, MRF＋, EMVI＋, LLN＋		T3-4 and/or N1-2		cT3/cT4	
戦略	TNT（SCRT）	CRT	TNT（SCRT）	CRT	TNT（CRT）	CRT
症例数	462	450	298	293	231	230
pCR	28％＊＊	14％＊＊	21.8％＊＊	12.3％＊＊	27.8％＊＊	12.1％＊＊
局所再発割合	10.2％＊＊（5年）	6.1％＊＊（5年）	8.4％（3年）	11.0％（3年）	5.3％（7年）	8.1％（7年）
無遠隔転移割合	77.0％＊＊（5年）	69.6％＊＊（5年）	77.1％（3年）	75.3％（3年）	73.6％（7年）	65.4％（7年）
無病生存割合	27.8％＊＊（5年）＊	34.0％＊＊（5年）＊	64.5％（3年）	62.3％（3年）	67.6％＊＊（7年）	62.5％＊＊（7年）
全生存割合	81.7％（3年）	80.2％（3年）	86.5％＊＊（3年）	75.1％＊＊（3年）	81.9％＊＊（7年）	76.1％＊＊（7年）

＊disease-related treatment failure, ＊＊statically significant

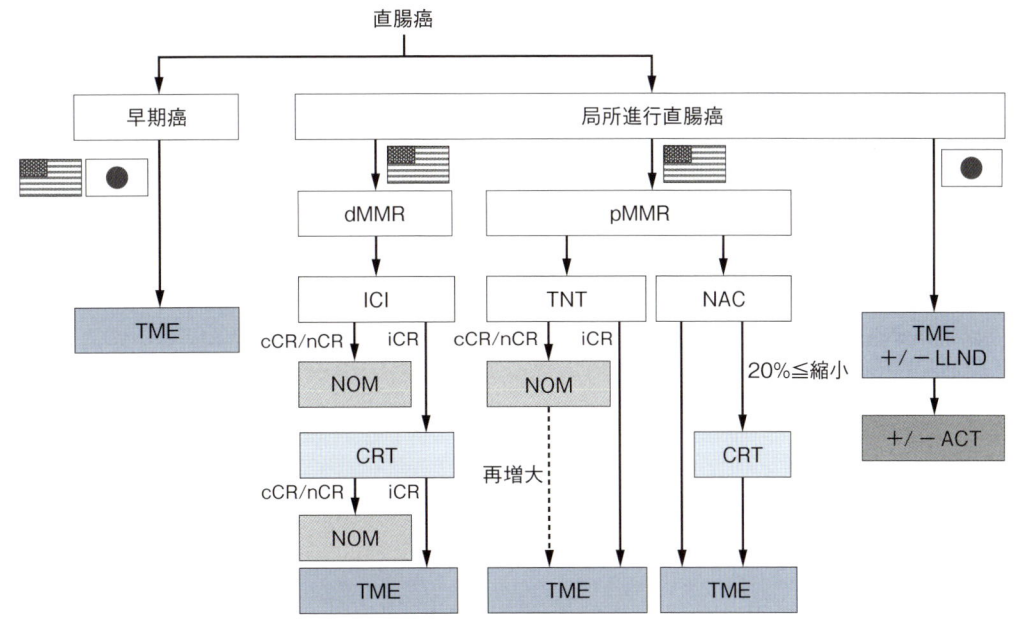

図1　日本とアメリカの直腸癌に対するガイドライン治療の違い

TME：total mesorectum excision, cCR：clinical complete response, nCR：near CR, iCR：incomplete CR, NOM：non-operative management, TME：total mesorectal excision, dMMR：deficient mismatch repairer, pMMR：proficient mismatch repair, CRT：chemoradiation therapy, NAC：neoadjuvant chemotherapy, ICI：immuno-check inhibitor, TNT：total neoadjuvant therapy, ACT：adjuvant chemotherapy, LLND：lateral lymph node dissection

d．TNT 後の再評価と non-operative management（NOM）

　TNT によって高い pCR 率が得られたことから，TNT 後に再評価を行い臨床的に完全奏効（clinical complete response；cCR）が得られた場合は，手術をしないでフォローアップする非手術管理（non-operative management；NOM）を行う治療戦略が現れた．TNT 後の患者を cCR, nCR（near complete response），iCR（incomplete response）の 3 群に分類し，cCR と nCR の多くの患者は非手術管理（NOM）が推奨され，iCR の患者は TME が推奨され．TME free survival（3 年）は，cCR, nCR, iCR でそれぞれ 79%，52%，7% であった[9]．NOM は，永久人工肛門を回避し直腸機能を維持し QOL を維持することが期待されている．

e．日本における TNT と NOM の開発

　日本では，これまで術前治療の開発が進んでこなかった．多施設共同前向き第Ⅱ相臨床試験として SCRT 後に CAPOX6 コースを実施する ENSEMBLE-1 試験が実施され pCR 割合は 30% であり，pCR＋cCR は 43% であった[10]．日本での TNT を検証する JCOG2207 や TNT と NOM の標準化を目指した ENSEMBEL 試験（NCT05646511）[11]が進行中である．日本でも TNT と NOM が標準治療になることを期待したい．

f．直腸癌に対する術前化学療法

　直腸癌において，術前 chemoradiotherapy（CRT）は放射線治療による短期および長期の毒性が問題点である．PROSPECT は，比較的再発リスクが低い直腸癌の患者を対象に，術前治療として，CRT 群と，FOLFOX 群が比較され主要評価項目である DFS の非劣性が証明された[12]．直腸癌においては術前化学療法のみで NOM を狙うのは難しいが，放射線治療が省略できる集団がいることが示された．

g．dMMR/MSI-H 直腸癌に対する免疫チェックポイント阻害薬

dMMR/MSI-H は直腸癌の 3％程度と言われている．限られた対象であるが，dMMR/MSI-H の局所進行直腸癌患者を対象に，免疫チェックポイント阻害薬であるドスタルリマブを 6 ヵ月間投与して，12 人の患者全員が cCR を達成し，NOM されていることが報告され[13]，既に NCCN のガイドラインに記載されている（図 1）．日本においても dMMR/MSI-H 直腸癌には免疫チェックポイント阻害薬を選択する治療開発が進んでおり，実装できる日が待ち遠しい．

h．結腸癌に対する術前治療

結腸癌に対しては術前化学療法の開発がされている．FOxTROT 試験では，根治切除可能な T3 または T4（N0-2）の 1052 人の結腸癌患者が登録され，術前化学療法を行った後に手術を実施し，さらに FOLFOX を行う群（術前治療群）と，手術を行い術後 FOLFOX を 24 週間行う群（対象群）に 2：1 に割り付けられた[14]．主要評価項目である 2 年再発率は，術前治療群では対象群よりも有意に低下させた（17 vs 23％，risk ratio，0.72；p＝0.037）．このことから，再発リスクの高い結腸癌に対して術前化学療法の可能性が見出された．日本では，現在結腸癌に対する術前化学療法を検証する JCOG2006 試験が進行中である．

i．dMMR/MSI-H 結腸癌に対する免疫チェックポイント阻害薬

転移がなく切除可能な dMMR/MSI-H 結腸癌に対しても免疫チェックポイント阻害薬の開発が進んでいる．dMMR/MSI-H 結腸癌術前に対してイピリムマブとニボルマブを投与し，その後手術が行われた．107 人中 106 人（99％）で病理学的な奏効が得られ，107 人中 72 人（67％）で pCR が得られた．結腸癌に対しても，dMMR/MSI-H に対して免疫チェックポイント阻害薬で手術を回避する治療戦略が出てくる可能性がある．

　大腸癌の予後は，全身療法や局所療法の進歩に加え，手術手技や周術期医療が洗練されたことにより，時代とともに著しく改善してきた．日本とアメリカで，標準治療のギャップはあるものの局所再発のリスクを最小化するため，遠隔転移を制御し全生存期間を改善するために術前治療の開発が進んでいる．さらには，手術を行わないで根治と機能ならびに臓器温存の両方を目指す NOM にまで発展してきている．

文 献

1）大腸癌研究会：大腸癌治療ガイドライン 医師用 2024 年版，金原出版，2024
2）Fujita S et al：Mesorectal excision with or without lateral lymph node dissection for clinical stage Ⅱ/Ⅲ lower rectal cancer（JCOG0212）：a multicenter, randomized controlled, noninferiority trial. Ann Surg 266：201-207, 2017
3）Tsukamoto S et al：Long-term follow-up of the randomized trial of mesorectal excision with or without lateral lymph node dissection in rectal cancer（JCOG0212）. Br J Surg 107：586-594, 2020
4）Bahadoer RR et al：Short-course radiotherapy followed by chemotherapy before total mesorectal excision（TME）versus preoperative chemoradiotherapy, TME, and optional adjuvant chemotherapy in locally advanced rectal cancer（RAPIDO）：a randomised, open-label, phase 3 trial. Lancet Oncol 22：29-42, 2021
5）Conroy T et al：Neoadjuvant chemotherapy with FOLFIRINOX and preoperative chemoradiotherapy for patients with locally advanced rectal cancer（UNICANCER-PRODIGE 23）：a multicentre, randomised, open-label, phase 3 trial. Lancet Oncol 22：702-715, 2021
6）Jin J et al：Multicenter, randomized, phase Ⅲ trial of short-term radiotherapy plus chemotherapy versus long-term chemoradiotherapy in locally advanced rectal cancer（STELLAR）. J Clin Oncol 40：1681-1692, 2022

7) Dijkstra EA et al：Locoregional failure during and after short-course radiotherapy followed by che-motherapy and surgery compared to long-course chemoradiotherapy and surgery—a five-year fol-low-up of the RAPIDO trial. Ann Surg, 2023

8) Etienne P-L et al：Total neoadjuvant therapy with mFOLFIRINOX versus preoperative chemora-diation in patients with locally advanced rectal cancer：7-year results of PRODIGE 23 phase Ⅲ trial, a UNICANCER GI trial. J Clin Oncol 41（17_suppl）：LBA3504-LBA, 2023

9) Garcia-Aguilar J et al：Organ preservation in patients with rectal adenocarcinoma treated with total neoadjuvant therapy. J Clin Oncol 40：2546-2556, 2022

10) Kagawa Y et al：Short-term outcomes of a prospective multicenter phase Ⅱ trial of total neoadjuvant therapy for locally advanced rectal cancer in Japan（ENSEMBLE-1）. Ann Gastro Surg, 2023

11) Watanabe J et al：Phase Ⅲ trial of short-course radiotherapy followed by CAPOXIRI versus CAPOX in locally advanced rectal cancer：the ENSEMBLE trial. ESMO Gastro Oncol 1：9-14, 2023

12) Schrag D et al：Preoperative treatment of locally advanced rectal cancer. N Eng J Med, 2023

13) Cercek A et al：PD-1 blockade in mismatch repair-deficient, locally advanced rectal cancer. N Engl J Med 386：2363-2376, 2022

14) Morton D et al：Preoperative chemotherapy for operable colon cancer：mature results of an interna-tional randomized controlled trial. J Clin Oncol 41：1541-1552, 2023

3 切除不能・進行再発大腸癌の治療選択

　Stage Ⅳ大腸癌に対する治療は，切除可能であれば治療の第一選択は手術療法である．一方，切除不能と判断された場合は，化学療法が選択肢となる．以前は，化学療法前に原発巣切除を行うかどうかのエビデンスがなく，切除が先行されることがまれではなかった．しかし，原発巣切除に続いて化学療法を実施しても，化学療法単独群に対する生存ベネフィットが示されなかったことから，原発巣切除は無症候性原発腫瘍および切除不能な同型転移を有する転移を有する大腸癌患者に対する標準治療とみなされるべきではないとされるようになった[1]．

　化学療法開始にあたり，全身状態や患者の全体の状況を鑑みて，治療の可否を決定する（図1）[2]．切除不能進行・再発大腸癌の予後は8ヵ月（best supporting care；BSC）とされている[3]が，Per-formance Status（PS）0-2の症例を対象とした第Ⅲ相試験では，抗癌薬を用いない対症療法と比較して，化学療法施行群の生存期間の有意な延長が検証されている[3,4]．各臓器機能が保たれたPS 0-2の症例では，近年の化学療法の進歩により，適切な治療を行うことにより，生存期間が30ヵ月を超える生存期間を得られる可能性がある[5,6]

　治療開始が決定したら，癌および，患者個体の必要な遺伝子検索（表1）を行ってから，化学療法の選択を行い（表2），レジメンを決定する．化学療法のアルゴリズムに関しては，『大腸癌治療ガイドライン 医師用 2024年版』に記載されている通りである（図2）[2]．

　各レジメンの説明やエビデンスに関しては他項で詳しく述べられているので，本項目では簡略化して，レジメンの選択根拠やそのLineで行うべきことを中心に述べる．

a．1st Line

　切除不能進行・再発大腸癌の治療は，殺細胞性の薬剤と分子標的薬を用いることが標準治療となってきた．このため1st Line開始前に，表1の如く遺伝子検索を行うことが重要である．治療計略や有害事象，予後にも差が出るため，遺伝子検査を行う必要がある．

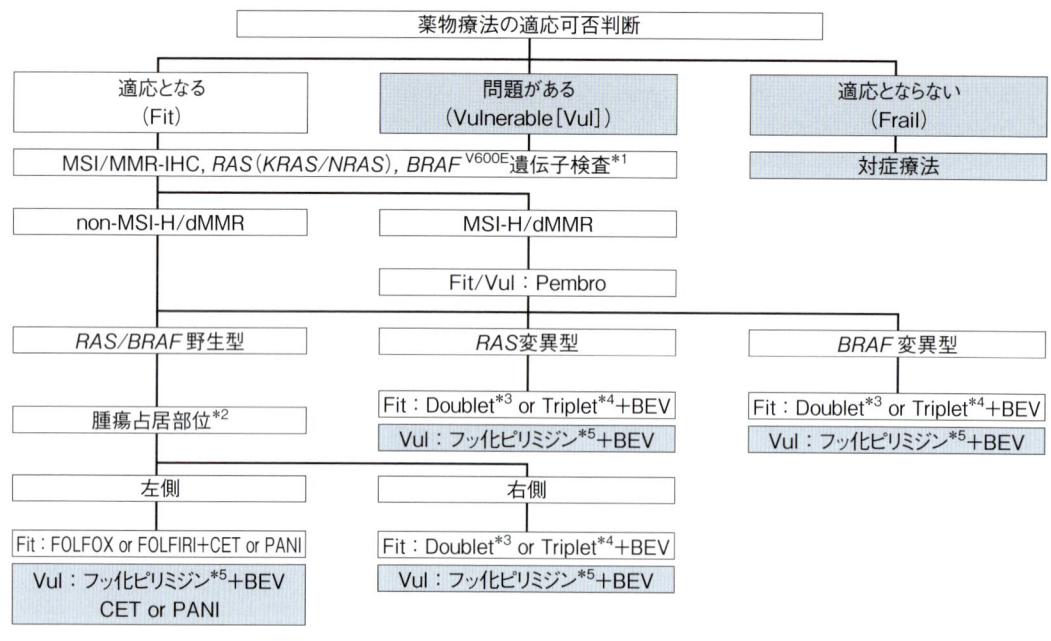

Pembro：pembrolizumab, BEV：bevacizumab, CET：cetuximab, PANI：panitumumab

*1：HER2検査を合わせて実施することも考慮される
*2：腫瘍占居部位の左側とは下行結腸，S状結腸，直腸，右側とは盲腸，上行結腸，横行結腸を指す
*3：Doublet：FOLFOX, CAPOX, SOX, FOLFIRI, S-1＋IRI
*4：Triplet：FOLFOXIRI
*5：フッ化ピリミジン：5-FU＋*l*-LV, UFT＋LV, S-1, Cape

図1　一次治療の方針を決定する際のプロセス

（大腸癌研究会：大腸癌治療ガイドライン 医師用 2024 年版，p.41，金原出版，2024 より許諾を得て転載）

表1　必要となる遺伝子検索

UGT1A1			血液
ALL-Ras	RASKET-B™		組織
	OncoBEAM™		血液
HER-2	ISH and/or FISH		組織
MSI／MMR	MSI 検査／MMR IHC 検査		組織（血液）
遺伝子パネル検査	FoundationOne®	CDx	組織
		Liquid CDx	血液
	OncoGuide™ NCC オンコパネルシステム		組織

表2　本邦で保険適応のある化学療法薬

殺細胞性	分子標的薬	免疫チェックポイント阻害薬
フッ化ピリミジン系 　5FU/l-LV 　カペシタビン 　S-1 　UFT/ロイコボリン イリノテカン オキサリプラチン FTD/TPI	血管新生阻害薬 　ベバシズマブ 　ラムシルマブ 　アフリベルセプト 抗 EGFR 抗体薬 　セツキシマブ 　パニツムマブ マルチキナーゼ阻害薬 　レゴラフェニブ BRAF 阻害薬 　エンコラフェニブ MEK 阻害薬 　ビニメチニブ NTRK 阻害薬 　ラロトレクチニブ硫酸塩 抗 HER2 抗体薬 　ペルツズマブ, トラスツズマブ	MSI-H（MMR） 　ペムブロリズマブ 　ニボルマブ 　イピリムマブ（ニボルマブと併用）

1）MMR deficient（dMMR）/高頻度マイクロサテライト不安定性（high frequency microsatellite instability；MSI-H）

　PS 0-1 の dMMR/MSI-H の症例では，1st Line に免疫チェックポイント阻害薬（ペムブロリズマブ）を用いた治療が推奨されているが，免疫関連の有害事象の頻度が高くなることから，使用にあたっては，適切なモニタリングと発現時の対応が重要である.

2）MMR proficient（pMMR）/low frequency MSI（MSI-L）/microsatellite stable（MSS）

　pMMR/MSI-L/MSS の症例は，腫瘍の RAS/RAF の状態と原発巣の占居部位がレジメン決定において重要となる. また，殺細胞性の薬剤でオキサリプラチン，イリノテカンどちらを用いて 2 剤併用レジメンにするか，両者を用いて 3 剤併用レジメンにするかを決定する. 3 剤併用レジメンである FOLFOXIRI は分子標的薬であるベバシズマブとの併用で全生存期間，無増悪生存期間の延長，奏効割合等で，2 剤併用より優位であった[7]. 一方で，血液毒性と消化器毒性，FOLFOXIRI 群で明らかに多く認めるため，適応には十分考慮する必要がある. イリノテカン，オキサリプラチンの使い分けの明確なエビデンスはないが，効果においては同等と考えられる. このため，有害事象や患者背景を鑑みて選択することが多い. 外見的な変化が大きい脱毛が気になる場合はイリノテカンを避けたり，手足の末梢神経障害が問題となる場合はオキサリプラチンを避けたりすることが多い. 治療法の選択により，心理的な負担や生活・社会環境への影響も考慮されたことから，効果のみでなく，有害事象も考慮して治療薬の選択を行う. 我々の施設では，腹膜播種がある症例で治療開始時に腸閉塞をきたしていない症例では，イリノテカンを 1st Line に用いている. これは，1st Line PD となり，播種による腸閉塞症状が出た場合にイリノテカンを投与できなくなるからであるが，明確な根拠はない. また，イリノテカンを使用する際には，必ず UGT1A1 を測定することが重要である.

　　i）*RAS/BRA* 遺伝子野生型

　RAS/RAF 野生型の左側大腸癌は，本邦で行われた PARADIGM Trial において，FOLFOX 療法とパニツムマブを併用した群が，ベバシズマブと併用した群に比べて予後が良好であることが証明された. この試験では，大腸癌全体でもパニツムマブ群が予後良好な結果となった[8]が，右側大腸

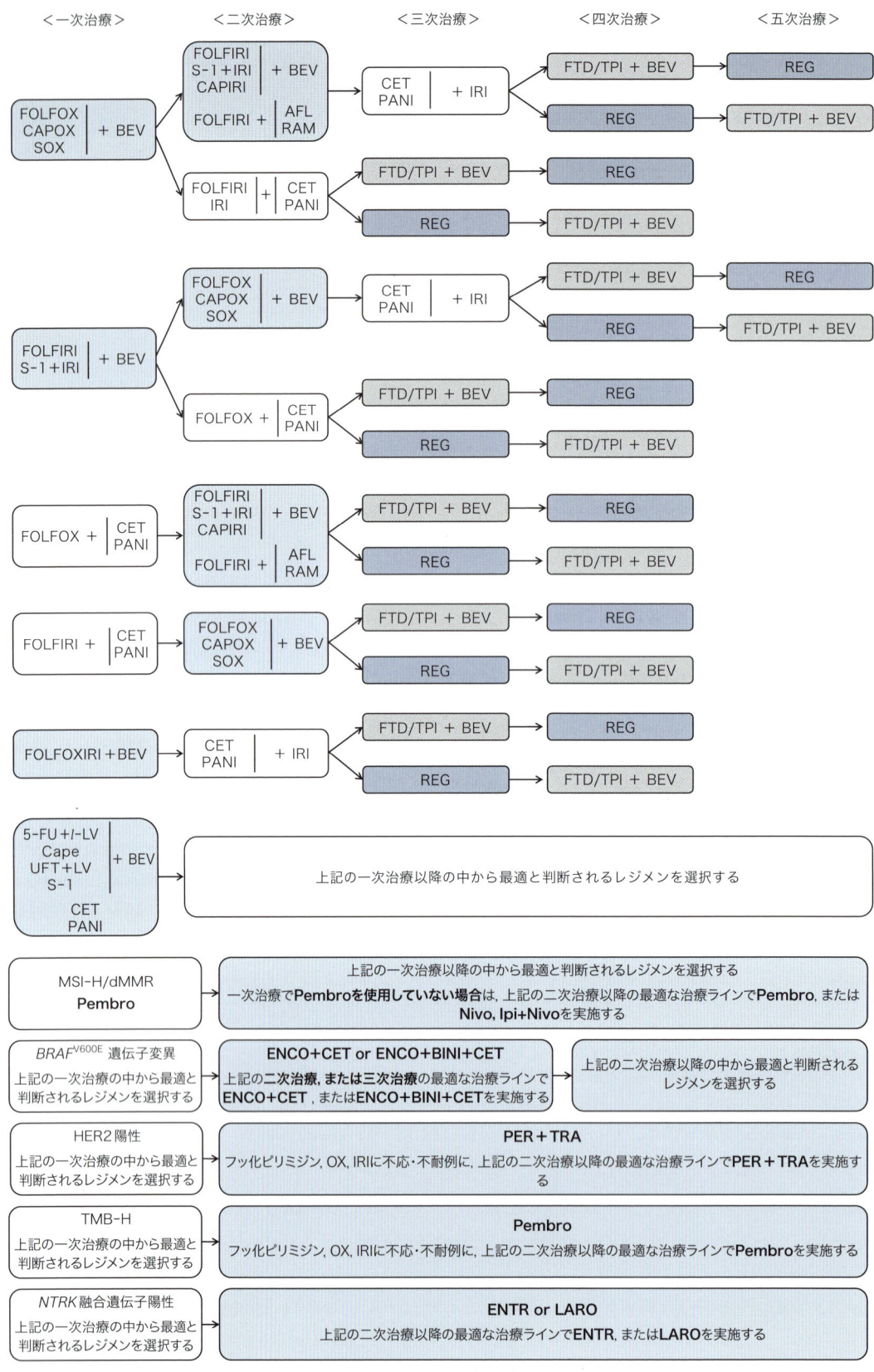

図2　切除不能進行再発大腸癌に対する薬物療法のアルゴリズム

（大腸癌研究会：大腸癌治療ガイドライン 医師用 2024年版, p.42-43, 金原出版, 2024 より許諾を得て転載）

癌でのパニツムマブ群の優位性は言及できていないため，現状では，右側大腸癌 1st Line にパニツムマブを用いたレジメンを明確に推奨することはできない．試験結果からは，右側でも効果のある症例，左側でも効果の乏しい症例もある．今後のバイオマーカーによる治療効果の報告が待たれる．

治療を開始するにあたり，Key Drug の１つであるフッ化ピリミジン系抗癌薬を，持続点滴投与にするか，経口投与にするかを決定する必要がある．抗 EGFR 抗体薬と経口フッ化ピリミジン系抗癌薬との併用のエビデンスは乏しいため，5-FU の持続点滴投与となる．外来での化学療法を施行するにあたり，治療開始前に中心静脈カテーテルおよび，ポートを挿入する必要がある．

ⅱ）*RAS* 遺伝子変異陽性

RAS 変異型の場合は，ベバシズマブとの併用が推奨される．殺細胞薬は，２剤併用と３剤併用レジメンがある．２剤併用レジメンの場合は，経口フッ化ピリミジン系抗癌薬も 5-FU 持続点滴投与も豊富なエビデンスがあり，各々の患者に適した治療方法を選択する．経口フッ化ピリミジン系抗癌薬を投与する場合においても，患者の静脈の状態や背景等を考慮して，治療開始前に中心静脈カテーテルおよび，ポートを挿入しても良い．３剤併用レジメンは実臨床では 5-FU の持続点滴投与となる．経口投与の場合は Tri-Weekly レジメンで，持続点滴投与の場合は Bi-Weekly となる．

ⅲ）*BRAF* 遺伝子変異陽性

本邦において，*BRAF* V600E 変異は切除不能大腸癌患者の約 4〜6％ に認められ，この変異がある患者に対しては既存の薬物療法の効果が乏しく，予後がきわめて不良であることが報告されている[9,10]．

TRIBE 試験のサブグループ解析で，*BRAF* V600E 変異を有する患者に対する 1st Line としての FOLFOXIRI ＋ベバシズマブの有効性が報告された[11]．しかし，その後の５つの試験の統合解析では，FOLFOX/FOLFIRI ＋ベバシズマブと FOLFOXIRI ＋ベバシズマブで全生存率に差を認めなかった．これらから，本邦のガイドラインでは３剤および，２剤併用＋ベバシズマブが併記されており，年齢や全身状態等を加味して，どちらの投与かを決定する．

b．2nd Line

2nd Line 以降の化学療法は，1st Line 化学療法のレジメン選択より，比較的容易に決定できる．現在では，2nd Line 治療に移行時には，FoundationOne® CDx がんゲノムプロファイルに，エヌトレクチニブのコンパニオン診断としての使用目的が追加されたことも鑑みて，遺伝子パネル検査を行うことが推奨される．

１）dMMR/MSI-H

1st Line でペムブロリズマブが投与された場合は，通常の 1st Line が 2nd Line となる．1st Line でペムブロリズマブを使用していない症例は，2nd Line 以降で，ペムブロリズマブもしくは，イピリムマブ＋ニボルマブを用いる．

２）pMMR/MSI-L/MSS

1st Line で殺細胞薬としてオキサリプラチンを投与した症例では，2nd Line にはイリノテカンを投与する．1st Line がイリノテカンの場合は，2nd Line はオキサリプラチンとなる．分子標的薬は，1st Line に抗 EGFR 抗体薬を用いた後の 2nd Line には抗 VRGF 抗体薬を用いることが多いが，抗 EGFR 治療後にラムシルマブを用いた第Ⅱ相試験の JACCRO-CC16 しかなく，エビデンスが乏しい．1st Line に抗 VEGF 抗体薬を用いた後は，抗 VEGF 抗体薬を投与されることが多い．ベバシズマブの再投与，ラムシルマブやアフリベルセプトへのスイッチ等エビデンスは豊富である．一方，2nd Line での抗 EGFF 抗体薬のエビデンスは少ない．

ⅰ）*BRAF* 遺伝子変異陽性

急速に増悪をきたす患者も多く，2nd Line 以降の治療レジメンで奏効を期待できる治療がない．

表3 FTD/TPI とレゴラフェニブの有害事象の特徴

	FTD/TPI	レゴラフェニブ
骨髄抑制	単剤投与 好中球減少（52.9%）， 貧血（31.8%） 血小板減少（18.1%）	血小板減少（9.0%）
蛋白尿	単剤では 5%未満 ベバシズマブとの併用で増加	10%未満
肝機能障害	5%未満	全体で 7.7% 肝不全 0.3% （最初の 2 コース注意）
出血	単剤だと 5%未満 ベバシズマブとの併用で増加	8.8%
皮膚障害（手足症候群：HFS）	5%未満	50.3%
易疲労感	10%以上	10%以上
消化器毒性	10%以上	10%以上
PS の低下	比較的コントロール可能	HFS, 疲労によるものに注意

BEACON CRC 試験は，国際共同第Ⅲ相試験であり，エンコラフェニブ＋ビニメチニブ＋セツキシマブ療法（3 剤併用療法）および，エンコラフェニブ＋セツキシマブ療法（2 剤併用療法）の対照治療（イリノテカン＋セツキシマブもしくは FOLFIRI ＋セツキシマブ）に対する優越性が証明された[12]．エンコラフェニブ＋ビニメチニブ＋セツキシマブ療法（3 剤併用療法）およびエンコラフェニブ＋セツキシマブ療法（2 剤併用療法）は，化学療法歴のある *BRAF* V600E 変異陽性大腸癌の新たな標準治療として推奨される．予後不良の *BRAF* V600E 変異陽性大腸癌の特性から，本治療を 2nd Line として投与することが適切であろう．

ⅱ）*NTRK* 融合遺伝子陽性

大腸癌における *NTRK* 融合遺伝子陽性の頻度は 1%未満であり，予後不良が報告されている．

エヌトレクチニブは，*NTRK* 融合遺伝子陽性の固形癌患者において，持続的で臨床的意義のある奏効が認められた．また，有害事象は管理可能であり，十分に忍容可能であり，エヌトレクチニブは，*NTRK* 融合遺伝子陽性の固形癌患者に対する有効な治療法である[13]．

c. 後方治療

FTD/TPI に対する FTD/TPI ＋ベバシズマブ併用療法の全生存率における優越性が示された（SUNLIGHT 試験）[14]．さらに，サブグループ解析では抗 VEGF 療法の治療歴の有無にかかわらず，併用群で OS が良好な傾向が認められており，後方治療の有力なレジメンとなる．

また，レゴラフェニブとプラセボとを比較した第Ⅲ相試験である CORRECT 試験[15]では，主要評価項目の全生存率の中央値において，プラセボ群 5.0 ヵ月に対してレゴラフェニブ群 6.4 ヵ月と，レゴラフェニブ群で有意な延長が示されており（HR＝0.77，p＝0.0052），後方治療の重要な薬剤である．レゴラフェニブと FTD/TPI ＋ベバシズマブ併用療法のどちらを先に使用するかは，明確なエビデンスはない．この時点での患者状態を的確に把握して，両治療法の有害事象を考慮して，レジメン選択すると良いと考える（表3）．

また，患者の状態が保たれている場合は，オキサリプラチンや抗 EGFR 抗体薬の Re-challenge や Re-introduction も考慮するが，best supportive care と積極的治療のメリット，デメリットを患者さんへ十分な情報提供を行い，患者の意向に沿った Shared Decision Making を行うことが重要で

ある.

文 献

1) Kanemitsu Y et al：Primary tumor resection plus chemotherapy versus chemotherapy alone for colorectal cancer patients with asymptomatic, synchronous unresectable metastases（JCOG1007；iPACS）：a randomized clinical trial：J Clin Oncol 39：1098-1107, 2021

2) 大腸癌研究会：大腸癌治療ガイドライン 医師用 2024 年版, 金原出版, 2024

3) Simmonds PC：Palliative chemotherapy for advanced colorectal cancer：systematic review and meta-analysis（Colorectal Cancer Collaborative Group）. BMJ 321：531-535, 2000

4) Goldberg RM：A randomized controlled trial of fluorouracil plus leucovorin, irinotecan, and oxaliplatin combinations in patients with previously untreated metastatic colorectal cancer. J Clin Oncol 22：23-30, 2004

5) Yamada Y et al：Leucovorin, fluorouracil, and oxaliplatin plus bevacizumab versus S-1 and oxaliplatin plus bevacizumab in patients with metastatic colorectal cancer（SOFT）：an open-label, non-inferiority, randomised phase 3 trial. Lancet Oncol 14：1278-1286, 2013

6) Yamazaki K et al：Randomized phase Ⅲ study of bevacizumab plus FOLFIRI and bevacizumab plus mFOLFOX6 as first-line treatment for patients with metastatic colorectal cancer（WJOG4407G）, Ann Oncol 27：1539-1546, 2016

7) Cremolini C et al：2 Individual patient data meta-analysis of FOLFOXIRI plus bevacizumab versus doublets plus bevacizumab as initial therapy of unresectable metastatic colorectal cancer. J Clin Oncol JCO2001225, 2020（Online）

8) Watanabe J et al：Panitumumab vs bevacizumab added to standard first-line chemotherapy and overall survival among patients with RAS wild-type, left-sided metastatic colorectal cancer：a randomized clinical trial. JAMA 329：1271-1282, 2023

9) Yokota T et al：BRAF mutation is a powerful prognostic factor in advanced and recurrent colorectal cancer. Br J Cancer 104：856-862, 2011

10) Kawazoe A et al：A retrospective observational study of clinicopathological features of KRAS, NRAS, BRAF and PIK3CA mutations in Japanese patients with metastatic colorectal cancer. BMC Cancer 15：258, 2015

11) Cremolini C et al：FOLFOXIRI plus bevacizumab versus FOLFIRI plus bevacizumab as first-line treatment of patients with metastatic colorectal cancer：updated overall survival and molecular subgroup analyses of the open-label, phase 3 TRIBE study. Lancet Oncol 16：1306-1315, 2015

12) Kopetz S et al：Encorafenib, binimetinib, and cetuximab in BRAF V600E-mutated colorectal cancer. N Engl J Med 381：1632-1643, 2019

13) Doebele R et al：Entrectinib in patients with advanced/metastatic NTRK fusion-positive solid tumours：integrated analysis of three phase 1/2 trials, Lancet Oncol 21：271-282, 2020

14) Prager GW et al：SUNLIGHT investigators：trifluridine-tipiracil and bevacizumab in refractory metastatic colorectal cancer. N Engl J Med 388：1657-1667, 2023

15) Grothey A et al：Regorafenib monotherapy for previously treated metastatic colorectal cancer（CORRECT）：an international, multicentre, randomised, placebo-controlled, phase 3 trial. Lancet 381：303-312, 2013

I 総論

D conversion therapy

切除不能進行・再発大腸癌では薬物療法の大きな進歩により，全生存期間（OS）が延長するのみならず，薬物療法に著効して切除不能病変が切除可能病変へと conversion し，外科的切除により治癒への期待がもてる時代へと大きく変貌した．一方で，conversion への道は広く一般に開かれているわけではなく，治療医と患者が心を1つにしてようやく切符を掴み獲れる狭き道であり，治療選択やタイミングを誤れば，可能であったはずのものも不可能となってしまう．

本項では conversion がテーマであるが，日常臨床で最も遭遇する肝転移に対する conversion chemotherapy を念頭に，達成するために外科医が知っておくべき conversion の考え方・薬物療法のレジメン選択について解説する．

1 conversion therapy の概念と整理すべき点

conversion therapy とは，一般に診断時に切除不能であった進行・再発癌が全身薬物療法や放射線治療など手術以外の治療で腫瘍が縮小・消失することにより，切除可能へ移行することと定義できる．この曖昧な定義ゆえ，概念の整理が必要となる．

そもそも切除可能/不能は極めて客観性に欠ける分類である．切除不能には一般的に技術的に切除不能と腫瘍学的な切除不能の2つのパラメーターが存在する．前者は現存する腫瘍を安全かつ完全に切除できるか否かの判断であり，術者・施設・チームの技量や経験により大きく異なるのは周知の事実である．また，後者は腫瘍学的悪性度からみた判断であり，施設ごとの判断基準となる．切除可能/不能の判断はこの2つのバランスから総合的に判断される．切除可能症例は個数や大きさで規定するなど比較的定義し易いが，切除不能症例の定義は極めて難しい．

conversion とは切除不能が切除可能となることなので，当初から技術的に切除可能/不能の境界病変や技術的にはギリギリ切除可能と判断しても腫瘍学的考慮も踏まえて総合的に切除不能と判断した病変が治療後に切除可能に conversion し易いということは容易に想像できる．つまり，conversion 率は母集団の切除不能症例の内容により大きく異なるため，施設同士，あるいは臨床試験同士で比較すべき指標ではない．

一方，技術的に切除不能なものが切除可能となるためには何かが変化しなければならない．すなわち，腫瘍が縮小して重要な脈管が温存可能になる，肝切除量が減少する，もしくは多発病変の一部が消失した結果として他の病変がすべて切除可能になる，などという変化が要求される（図1）．

2 DpR と ETS

前述の通り，conversion を達成するには薬物療法による腫瘍の大幅な縮小が求められる．しかし漫然と薬物療法を行えば，たとえ腫瘍が縮小したとしても，術後合併症が増えたり薬剤性肝障害により切除不能となってしまうこともあり，縮小程度のみならず縮小のスピードも求められる．そこで重要になるのが deepness response（DpR）と early tumor shrinkage（ETS）である．DpR は最大縮小効果を示す縮小程度の指標であり，ETS とは8週間以内に20%以上の縮小を認めるスピードの指標である（図2）．conversion therapy を狙う場合には，この2つのパラメーターを参考に，腫瘍の局在と遺伝子ステータスに基づいて，さらには患者の全身状態を考慮し，至適レジメンを選択する必要がある．

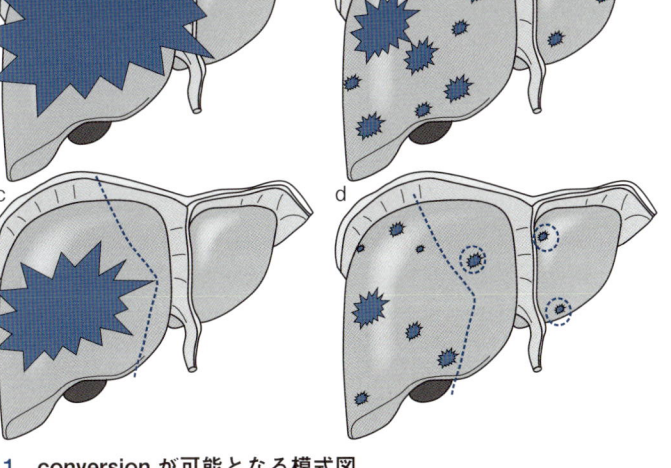

図1 conversion が可能となる模式図

腫瘍が縮小して肝切除量が減少する（a→c），多発病変の一部が消失した結果として他の病変がすべて切除可能になる（b→d）．

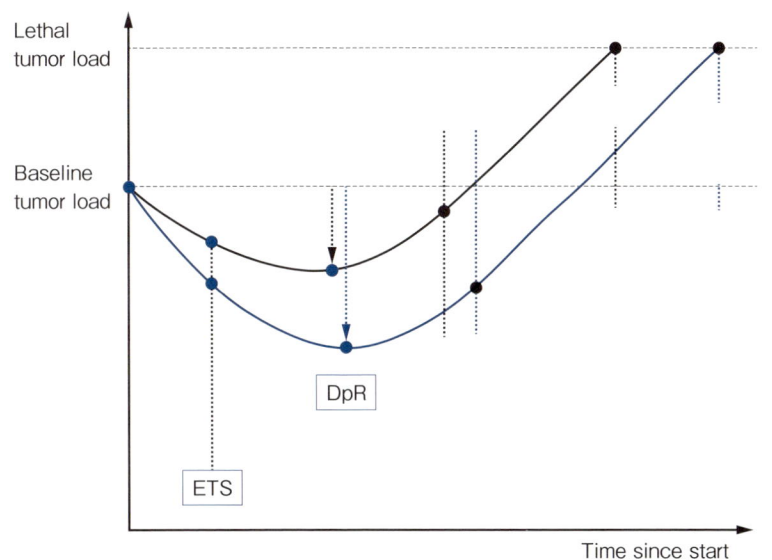

図2 ETS［early tumor shrinkage（at 8 week）］と DpR（deepness of response）の模式図

［Stintzing S et al：Abstract #LBA11. ESMO 2014, Madrid, 2014 より引用］

3 部位別・遺伝子ステータス別の至適レジメン

　基本的には大腸癌治療ガイドライン[1]の一次治療の“一次治療の方針を決定する際のプロセス”（図3）を参考にすれば問題ないが，状況により他の選択肢を考慮してもよい．

a. RAS/BRAF 野生型の左側大腸癌

　Doublet＋抗 epidermal growth factor receptor（EGFR）抗体と Doublet＋ベバシズマブ（bevacizumab；BEV）の使い分けが問題となる．本邦から，RAS 野生型大腸癌を対象とし，FOLFOX＋パニツムマブ（panitumumab；PANI）と FOLFOX＋BEV の有効性を比較した PARADIGM 試験の結果が報告された[2]．主要評価項目である左側大腸癌における OS は中央値でそれぞれ 37.9 ヵ月，34.3 ヵ月（p＝0.031）と FOLFOX＋PANI 群で有意に良好であった．また，左側大腸癌で 30%以上の DpR が得られたものが PANI 群で 85.8%，BEV 群で 74.3%と PANI 群でより大きな縮小が得られることが示され，根治切除率は PANI 群で 18.3%，BEV 群で 11.6%と PANI 群で良好であった．

　オランダで行われた無作為化第Ⅲ相試験（CAIRO5）では，切除不能肝単独転移症例に対する至適レジメンが検証された[3]．RAS/BRAF 野生型左側大腸癌では Doublet＋BEV と Doublet＋PANI の 2 群に割り付けられ，奏効率は PANI 群で 80%，BEV 群で 53%（p＜0.0001）と PANI 群で有意に良好で，DpR も PRADIGM 試験と同様 PANI 群で良好であった．

　上記 2 試験に加え CALGB/SWOG 80405 試験，PEAK 試験，FIRE-3 試験の計 5 つの無作為化試

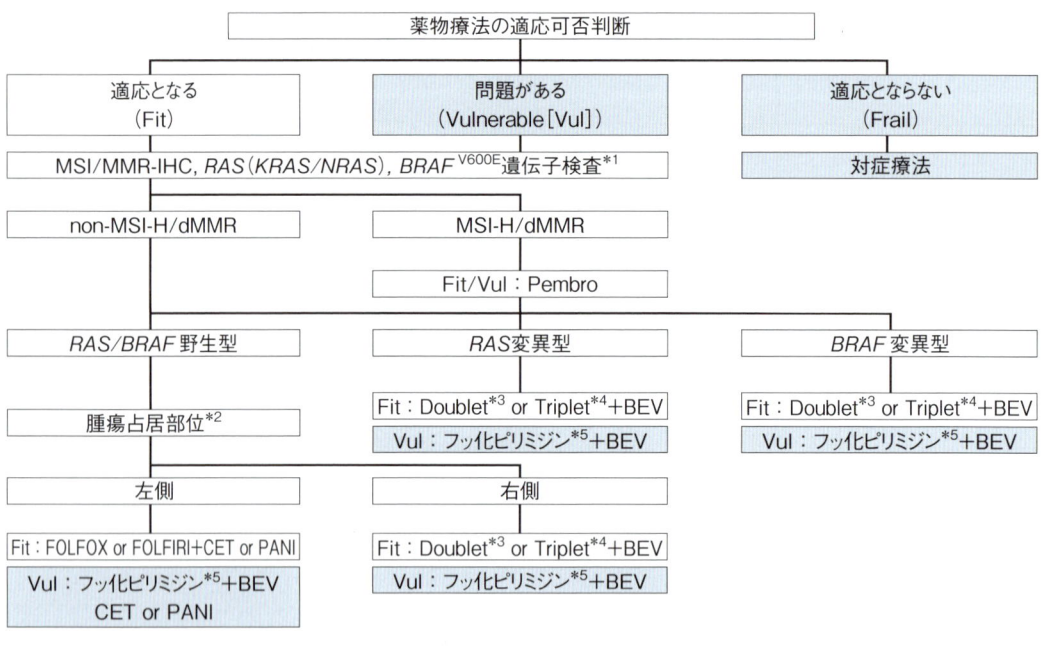

Pembro：pembrolizumab, BEV：bevacizumab, CET：cetuximab, PANI：panitumumab

---

*1：HER2検査を合わせて実施することも考慮される
*2：腫瘍占居部位の左側とは下行結腸，S状結腸，直腸，右側とは盲腸，上行結腸，横行結腸を指す
*3：Doublet：FOLFOX, CAPOX, SOX, FOLFIRI, S-1＋IRI
*4：Triplet：FOLFOXIRI
*5：フッ化ピリミジン：5-FU＋*l*-LV, UFT＋LV, S-1, Cape

図3　一次治療の方針を決定する際のプロセス
（大腸癌研究会：大腸癌治療ガイドライン 医師用 2024 年版, p41, 金原出版, 2024 より許諾を得て転載）

験の統合解析においても，RAS 野生型左側大腸癌での奏効率は抗 EGFR 群で BEV 群と比較し有意に良好であった（74% vs. 62%，OR = 1.77［1.39-2026］，p＜0.0001）[4]．

以上より *RAS/BRAF* 野生型左側大腸癌に対して conversion を狙う場合には，FOLFOX + 抗 EGFR 抗体が奨められるが，注意すべきは PARADIGM 試験，CAIRO5 試験ともに，PANI 群では著効例が多いものの，急速に増悪を示す症例が BEV 群よりも目立つ点である．RAS/BRAF 以外にも抗 EGFR 抗体に治療抵抗性をもつ遺伝子発現の存在が影響していると考えられ[5]，治療開始前 *RAS/BRAF* V600E に加えて，少なくとも保険収載されている microsatellite instability（MSI）/HER2 は必ず検査すべきである．

また，conversion を狙う患者にとって，一次治療レジメンの効果が予想外に小さいことは致命的となる．少なくとも導入 6～8 週間以内に画像検査を行い，progressive disease（PD）であれば当然であるが，stable disease（SD）の範疇であっても期待した縮小が得られない場合は，分子標的薬を BEV に変更して conversion に持ち込める十分な縮小を目指すなどの作戦も念頭に置くべきである．

b．*RAS/BRAF* 野生型の右側大腸癌，*RAS* 変異型大腸癌

PARADIGM 試験において右側大腸癌は全登録症例の約 2 割であるが，PANI 群と BE 群で OS の中央値はそれぞれ 20.2 ヵ月 vs. 23.2 ヵ月（HR：1.09［0.79-1.51］），30% 以上の DpR が得られたものがそれぞれ 65.8%，69.1%，根治切除率はそれぞれ 10.7%，9.7% と RAS 野生型の右側大腸癌に対する有効性は両群で同等であった[2]．ESMO ガイドラインでは conversion を狙う場合など，強い縮小が必要な症例に対しては，抗 EGFR 抗体の使用が選択肢の 1 つとして推奨されているが[6]，急速な増悪を防ぐためにも画像診断による早期の奏効チェックが必要不可欠である．

CAIRO5 試験において，*RAS/BRAF* 変異型または右側大腸癌は，FOLFOXIRI + BEV と Doublet + BEV の 2 群へ無作為に割り付けられた[3]，奏効率はそれぞれ 54%，33% と FOLFOXIRI + BEV 群で有意に高く（p = 0.0004），根治切除率も高かった（p = 0.013）．

Doublet + BEV と FOLFOXIRI + BEV の有効性の比較について，別に 5 つの無作為化試験の統合解析の結果が報告されている[7]．全体では OS の中央値は FOLFOXIRI + BEV で 28.9 ヵ月，Doublet + BEV で 24.5 ヵ月と FOLFOXIRI + BEV で有意に良好で（p＜0.001），R 0 切除率も FOLFOXIRI + BEV 群で有意に良好あった（OR：1.48［1.12-1.95］）．また，R 0 切除が達成できなかった症例においても OS は FOLFOXIRI + BEV 群で有意に良好であった（中央値で 25.7 ヵ月 vs. 22.3 ヵ月，HR：0.841［0.744-0.950］）．このため，conversion を狙う場合，*RAS* 変異型または右側の大腸癌では FOLFOXIRI + BEV が第一選択になると考えられる．一方で，Triplet レジメンの毒性は決して低くない．患者の全身状態や腫瘍量などを考慮し，メリットとデメリットのバランスを考えて導入すべきである．特に conversion を狙う場合に薬物療法で PS が不良となれば，手術を施行すること自体が難しくなる可能性も考慮しなければならない．

c．*BRAF* V600E 変異型大腸癌

BRAF V600E 変異型大腸癌に対する FOLFOXRI + BEV の有効性について上述統合解析の結果から[7]，期待された予後改善効果は示されなかったものの，奏効率については Doublet + BEV と比較し若干良好な結果であり，conversion を狙う際には考慮してもよいレジメンと考えられるが，期待される効果が得られない場合には，早期の BECON レジメンへの変更を考慮すべきである[8]．

d．Triplet + 抗 EGFR 抗体

RAS/BRAF 野生型大腸癌に対し，特に conversion を狙う場合など大きな縮小が欲しい場合の選択肢として期待されているが，有効性を示す明確なエビデンスは未だ確立されていない．

イタリアで行われた無作為化第Ⅲ相試験（TRIPLETE 試験）では，*RAS/BRAF* 野生型大腸癌に

対する FOLFOXIRI ＋ PANI と FOLFOX ＋ PANI の有効性が比較された[9]．奏効率はそれぞれ73％，76％（OR：0.87 ［0.56-1.34］，p＝0.526），根治切除率はそれぞれ25％，29％（OR：0.81 ［0.53-1.23］，p＝0.317），無増悪生期間の中央値はそれぞれ12.7ヵ月，12.3ヵ月と FOLFOXIRI ＋ PANI の FOLFOX ＋ PANI に対する上乗で効果は示されなかった．

本邦では RAS 野生型大腸癌に対する FOLFOXIRI ＋ セツキシマブ（cetuximab；CET）と FOLFOXIRI ＋ BEV の有効性を比較する無作為化第Ⅱ相試験（DEEPER 試験）が行われた[10]．主要評価項目である DpR は CET 群で57.4％と BEV 群の46.0％と比較し有意に良好で（p＝0.001）であったものの，奏効率はそれぞれ69.1％，71.7％（p＝0.60），根治切除率はそれぞれ20.6％，17.9％（p＝0.53）と差を認めなかった．

現状では本邦ガイドラインへの記載もされておらず[1]，使用には十分な注意が必要である．

e．免疫治療

薬物療法開始前に MSI/mismatch-repair（MMR）ステータスの確認は必須である．MSI-H/dMMR の場合には一次治療から免疫治療の適応となる．症例数も少ないことから conversion に対するデータが十分とは言えないものの，KRYNOTE177 試験において[11]，ペムブロリズマブ（pembrolizumab；Pembro）群と標準化学療法群で奏効率はそれぞれ43.8％，33.1％，完全奏効率は11％，4％と Pembro 群で良好であり，完全奏効や conversion のチャンスは免疫治療で大きいと考えられる．

切除不能進行・再発大腸癌の根治や長期生存に対し，conversion 手術の果たす役割は大きいが，何気なく成し得るものではない．conversion という目的を明確に意識し，病変の部位，遺伝子ステータス，患者の状態を考慮して，至適なレジメンを選択することが重要である．

文　献

1) 大腸癌研究会：大腸癌治療ガイドライン 医師用 2024年版，金原出版，2024
2) Watanabe J et al：Panitumumab vs bevacizumab added to standard first-line chemotherapy and overall survival among patients with RAS wild-type, left-sided metastatic colorectal cancer：a randomized clinical trial. JAMA 329：1271-1282, 2023
3) Bond MJG et al：First-line systemic treatment strategies in patients with initially unresectable colorectal cancer liver metastases（CAIRO5）：an open-label, multicentre, randomised, controlled, phase 3 study from the Dutch Colorectal Cancer Group. Lancet Oncol 24：757-771, 2023
4) Rossini D et al：Primary tumour side as a driver for treatment choice in RAS wild-type metastatic colorectal cancer patients：a systematic review and pooled analysis of randomised trials. Eur J Cancer 184：106-116, 2023
5) Shitara K et al：Baseline ctDNA gene alterations as a biomarker of survival after panitumumab and chemotherapy in metastatic colorectal cancer. Nat Med 2023（online ahead of print）
6) Yoshino T et al：Pan-asian adapted ESMO clinical practice guidelines for the diagnosis, treatment and follow-up of patients with metastatic colorectal cancer. ESMO Open 8：101558, 2023
7) Cremolini C et al：Individual patient data meta-analysis of FOLFOXIRI plus bevacizumab versus doublets plus bevacizumab as initial therapy of unresectable metastatic colorectal cancer. J Clin Oncol, 2020（online ahead of print）
8) Kopetz S et al：Encorafenib, binimetinib, and cetuximab in BRAF V600E-mutated colorectal cancer. N Engl J Med 381：1632-1643, 2019
9) Rossini D et al：Upfront modified fluorouracil, leucovorin, oxaliplatin, and irinotecan plus panitumumab versus fluorouracil, leucovorin, and oxaliplatin plus panitumumab for patients with RAS/BRAF wild-type metastatic colorectal cancer：the phase Ⅲ TRIPLETE study by GONO. J Clin Oncol

40：2878-2888，2022

10) Tsuji A et al：The randomized phase Ⅱ study of FOLFOXIRI plus cetuximab versus FOLFOXIRI plus bevacizumab as the first-line treatment in metastatic colorectal cancer with RAS wild-type tumors：The DEEPER trial（JACCRO CC-13）. ASCO2021，#3501

11) Andre T et al：Pembrolizumab in microsatellite-instability-high advanced colorectal cancer. N Engl J Med 383：2207-2218，2020

Ⅰ　総論

E　有害事象への対策

　大腸癌薬物療法は，多くが複数の薬剤を組み合わせて行うレジメンであり，それぞれの薬剤の特徴をよく理解し，副反応，有害事象に気を配りながら治療を進めることが重要である．

　本項では大腸癌薬物療法における薬剤の種別ごとの有害事象について概説し，実臨床における注意点を記した．それぞれの治療や適応症，効果については各論を熟読いただきたい．

1　大腸癌における薬物ごとの有害事象対策

　2023年12月の時点で切除不能，進行再発大腸癌および大腸癌術後補助化学療法において保険収載されている薬剤の種類はフッ化ピリミジン系，プラチナ系，イリノテカン系薬物，血管新生阻害薬，キナーゼ阻害薬，抗EGFR抗体薬，抗HER2抗体薬，そして免疫チェックポイント阻害薬である．それぞれの特徴と注意点，有害事象とその対策について概説する．

a．経口フッ化ピリミジン系薬物，FTD/TPI

　フッ化ピリミジン系薬剤を含む代謝拮抗薬は，古くから癌治療の一軸を担っており，1984年にテガフール・ウラシル（UFT）が発売され，S-1，カペシタビン（capecitabine；Cape），トリフルリジン・チピラシル塩酸塩（FTD/TPI）など多くの代謝拮抗薬が使用されている．

　CTCAE Grade 3以上の有害事象は食欲不振，下痢，好中球減少が10%前後である[1]．また，S-1，Capeにおいて代表的な併用注意薬剤はワルファリンカリウムで抗凝固作用を増強させる可能性があり，定期的な血液凝固検査を行うことが必要である．

　特に注意するのは手足症候群（hand-foot syndrome；HFS）で，Capeに特徴的で手掌や足底など四肢末端部に発現する皮膚関連有害事象の総称である．確立された治療法はなく，患者のQOLを低下させるため，予防マネジメントが必要である[2,3]．早期はしびれや感覚異常が認められる．皮膚変化は，初期はびまん性発赤（紅斑），進行すると皮膚表面の光沢が生じ，指紋が消失する傾向や色素沈着がみられ，次第に疼痛の訴えや，過角化・落屑・亀裂や水疱，びらん，潰瘍が生じる．表皮の乾燥や，圧迫・熱・摩擦などの物理的刺激が増悪因子で，足底は歩行などで常に負荷がかかる部位であり，手掌に比べ症状が発現しやすい傾向にある．物理的刺激を避ける指導を行い，治療前から手掌や足底に角質軟化作用をもつ尿素やサリチル酸を含む軟膏により，角質処理をすることが推奨される．2～3回/日に塗布すること，乾燥や肥厚がみられる部位は重点的な塗布が推奨される．痛みが出現する際は，ヘパリン類似物質やワセリンなどの併用が有用である．ビタミン B_6 補助療法を末梢神経障害の予防に処方することが多いが，CapeによるHFSへの有効性は現時点で明らかではない．後述するチロシンキナーゼ阻害薬においても同様である．

b．プラチナ系薬物

　本邦においてはオキサリプラチン（oxaliplatin；L-OHP）のみ保険収載されている．注意すべき有害事象は末梢神経障害である．日常生活に支障をきたし，不可逆性な症状で確立した治療法はない．用量に依存する有害事象であるため，減量，中止などの対応を速やかに行うことが重要である．一般的に累積投与量が800 mg/m²を超えると発現しやすい．3～6ヵ月程度の投与で十分な抗腫瘍効果が得られた場合は一度L-OHPを休薬して維持療法を行い，増大時などに再導入する"stop-and-go" strategyが推奨される[4]．なお，L-OHPの過敏反応は投与回数の増加や一定期間の休薬後の再導入などでリスクが高まることもいわれており，補助化学療法終了後の再導入時は十分な説明が必

要である.

Capeとの併用療法（XELOX）でHFSによる症状とL-OHPによる末梢神経障害とを混同しやすい．投与前からの患者の皮膚症状をモニタリングすることが大切であり，末梢神経障害の症状悪化を測るため日常生活面での変化を時系列的に評価することが必要である．

c．イリノテカン系薬物

イリノテカン（irinotecan；IRI）はトポイソメラーゼ阻害薬の1つであり，IRIのみ保険収載されており，副作用で重要なものは下痢である．フッ化ピリミジン系でも発症するがIRIで頻度が高い.

早発性と遅発性に分類され原因が異なる．投与中，直後に出現する早発性の下痢はコリン作動性による副交感神経症状に伴う腸管蠕動の亢進や水分吸収阻害などが原因で，硫酸アトロピンやブチルスコポラミンの投与で症状が改善することが多く，予防的な副交感神経遮断薬の投与の検討が望ましい.

一方，遅発性下痢は，IRIはプロドラックであり活性体であるSN-38へ変換されて抗癌薬としての作用を発揮する．SN-38はuridine diphosphate glycosyl transferase 1A1（UGT1A1）によるグルクロン酸抱合を受け，胆汁酸へ排泄される．複数の遺伝子多型（SNP）が存在し，*UGT1A1*6*ホモ接合体，**28*ホモ接合体および**6*28*複合ヘテロ接合体を有する症例（9〜14％）では下痢症状が重篤化する傾向にある[5,6]．*UGT1A1*遺伝子測定は保険収載され，投与前に検査を行うことが望ましく，後述の抗EGFR（epidermal growth factor receptor）抗体薬，BRAF阻害薬（＋MEK阻害薬），免疫チェックポイント阻害薬などの適応確認に測定する遺伝子にあわせ確認し，発現リスクにあわせた治療選択を行う.

対策は，腸管安静，保温，食事内容の調整で，乳製品，カフェイン含有飲料，アルコール，高脂肪食を避け，積極的な水分摂取を実施する．Grade 2以上の下痢の場合は，症状が改善するまで薬剤を中止，減量を考慮する．また，薬物療法として収斂薬（タンニン酸アルブミン，次硝酸ビスマス），吸着薬（天然ケイ酸アルミニウム），腸管運動抑制薬（ロペラミド，コデインリン酸塩，ブチルスコポラミン臭化物）がある．また，腸管内のアルカリ化[7]や半夏瀉心湯の投与[8]に関する報告がある．Grade 3以上の下痢の場合には抗菌薬の併用を考慮する.

d．血管新生阻害薬（抗VEGF抗体薬，チロシンキナーゼ阻害薬）

血管内皮細胞増殖因子（vascular endothelial growth factor：VEGF）やVEGF受容体（VEGFR）に対するモノクローナル抗体阻害薬のベバシズマブ，ラムシルマブ，アフリベルセプトとVEGFRに対するチロシンキナーゼ阻害薬のレゴラフェニブやソラフェニブ2種類がある.

1）血圧上昇

VEGFは血管拡張物質を増加させ，血管収縮物質の産生を阻害するため抗VEGF抗体薬は血管トーヌスが亢進し血圧を上昇させる．用量依存であり，家庭血圧の記録を指導するなど定期的な血圧モニターの指導が大切である．Grade 2以上の血圧上昇を認めた際は各薬剤の添付文書または適正使用ガイドを参照し，早期からの降圧療法を検討する[9].

2）蛋白尿

自覚症状が少なく，浮腫や倦怠感などを伴うネフローゼ症候群を呈する可能性があり，適切なマネジメントが必要である．定期的な尿蛋白測定を行い高度の尿蛋白異常が認められた場合は，治療継続のリスク・ベネフィットを加味したうえで減量・休薬を考慮する．定性検査だけでなく，UPC比も測定すると，尿蛋白評価の精度が高まり有用である．定期的な血圧測定と降圧薬による血圧コントロールも重要で，休薬や減量で尿蛋白が改善乏しく，悪化するような場合には腎臓専門医へのコンサルトを考慮する．患者が尿蛋白発現に気付くことは難しいが，浮腫や体重増加，尿の泡立ちを認める場合は早めに相談するように指導する.

3）血栓塞栓症

VEGF や VEGFR の阻害によって血管内皮の不安定性が誘発され，血小板凝集や血栓形成が生じる．投与前に凝固因子や CT 検査で血栓の確認を行うことが望ましい．導入後は D ダイマーを測定し，急激に上昇した際は下肢静脈エコーや造影 CT 検査を行い静脈血栓症（venous thromboembolism；VTE）を確認する．VTE は症候性，無症候性ともに治療対象となり，急性期は休薬し，肺血栓塞栓症および深部静脈血栓症の診断，治療，予防に関するガイドラインに準じて治療する[9]．VTE 発症時には未分化ヘパリン，ワルファリン，直接作用型経口抗凝固薬（DOAC）により治療を開始するが，ワルファリンは前述した S-1，Cape などとの相互作用を示すため注意し，循環器科に相談することが望ましい．

e．抗 EGFR 阻害薬

大腸癌領域に承認されているのはセツキシマブとパニツムマブの2種類である．

1）皮膚障害

最も多い有害事象で約8割の症例でなんらかの事象が出現するとされており，重症度と治療効果が相関することが多く，出現時の安易な中止や減量の判断が難しく，予防的スキンケアが重要である．早期のミノサイクリン内服と保湿剤の塗布による皮膚毒性の軽減は重要な対策法である．Grade 3 以上の皮膚障害が出現した際は投薬の延期し，皮膚科医にスキンケアも含めた相談が必要である．

2）低マグネシウム（Mg）血症

蓄積的に発現率が上がり，重症度も高くなり，6ヵ月以上の投与で頻度が増える．重症化すると疲労や痙攣，不整脈などが出現する．低カルシウム（Ca）血症や低カリウム（K）血症も合併することがあるため，血清 Mg 値に合わせ，Ca 値，K 値もモニタリングを行う．補正のタイミングは Mg 値が 1.2 mg/dL 以下の場合に行う．

f．抗 HER2 阻害薬

2022 年3月よりトラスツズマブの併用療法が承認された．

1）心機能障害

心機能障害は用量非依存性かつ可逆性で多くは休薬で回復する．息切れ，動機などの臨床症状の確認と，10〜12 週程度での心臓超音波による評価を行い，機能低下を認めた際は休薬し，回復した段階で再投与を検討する．機能障害が続くようであれば循環器科への相談が大切である．

2）間質性肺炎

死亡リスクが高い有害事象であり，併用薬でも起こる可能性があるため，原因薬剤の同定が難しく休薬のためにレジメン自体を中止する場合が多い．CT 検査で間質性陰影，検体検査で KL-6 やSP-D などの血清マーカーなどの測定で評価を行う．発症した際，もしくは疑われた際でも呼吸器科に相談のうえ，休薬とプレドニゾロンの投与を検討する．

g．免疫チェックポイント阻害薬

ミスマッチ遺伝子修復遺伝子欠損（dMMR）または高頻度マイクロサテライト不安定性（MSI-H）を有する切除不能大腸癌において，一次治療でペムブロリズマブが，二次治療は加えて，ニボルマブ単剤，ニボルマブ＋イピリムマブ併用療法が適応となっている．

発現頻度は 10% 程度と低いものの免疫関連有害事象（immune-related adverse events；irAE）に注意が必要である．irAE は免疫が活性化し，自己免疫疾患様症状が生じる病態で，時期の予測は困難で，治療開始早期から治療終了後にも発現する可能性がある．大腸癌では適応症が限られ，使用する機会は限られるが，今後の臨床試験の進捗で適応症拡大の可能性も非常に高い．早期の拾い上げのため，事前に自己抗体や甲状腺，副腎などのホルモン測定，間質性肺疾患マーカーの検査は

発症リスクの確認に有用である．神経症状や皮膚の変化（アレルギー症状だけでなく，浮腫，出血兆候なども）や，消化器症状（腹痛や排便回数，便性状）なども患者自身や家族にも日々観察することを指導していくことも早期発見に有用で，疑われた場合は各専門領域に相談し，組織生検などの積極的な介入が必要である．

臓器によって対応は異なるが，管理はほとんど共通している．Grade 2 は治療を休止し，副腎皮質ステロイド（プレドニゾロン 0.5〜1 mg/kg/日または同力価のステロイド）による治療を検討する．Grade 3 では高用量（プレドニゾロン 1〜2 mg/kg/日またはメチルプレドニゾロン静注 1〜2 mg/kg/日）を開始する．症状が改善したら，副腎皮質ステロイドを少なくとも 4〜6 週かけて漸減する．

胃腸障害においては高用量コルチコステロイドで症状の改善が認められない場合は，インフリキシマブなどの免疫抑制剤，生物学的製剤の使用を考慮する．

近年，腸内細菌が irAE 胃腸障害の合併に関与していることが示唆され，腸内細菌叢の乱れ（dysbiosis）の改善を目的とした細菌学的治療として，健常者から UC 患者への便移植療法（fecal microbiome transplantation；FMT）の有効性が注目されている．欧米では *Clostridium difficile* 感染症（clostridium difficile infection；CDI）に対し非常に高い奏効率を示したことが報告され[10]，その後も難治性 CDI の治療として実用化されている．本邦でも UC やクローン病（Crohn disease；CD）患者の治療選択肢として期待が高まっている．さらに irAE 腸炎の患者の腸内細菌叢における特徴を同定した報告があり[11〜13]，インフリキシマブ，ベドリズマブなどに抵抗を示した irAE 腸炎に対して FMT が有効であったとする症例報告も散見される．FMT により腸管粘膜内の炎症反応が制御されることも示されており，難治例への救済治療として期待される．FMT が難治性 irAE 胃腸障害の標準治療となれば，予後に大きな影響を与え，ICI 適応拡大への一助となるだろう．

Grade 1 以下では回復後に投与の再開を検討するが，早期に irAE を発症した患者についての治療再開には特に注意が必要である．また免疫チェックポイント阻害薬の用量調整は推奨されない．Grade 4 の irAE はホルモン補充によってコントロール可能な内分泌障害を除いて，免疫チェックポイント阻害薬の投与は中止する．

薬物療法により起こりうる有害事象の対策，管理において難渋するのは，多くの事象において発症する臓器，部位が専門領域以外であることである．日々の診療において専門科以外の診療科との情報共有を行い良好な関係を築いておくことも大切な対策の 1 つである．本項が大腸癌の化学療法診療の一助になれば幸いである．

文 献

1) Boku N et al：Fluorouracil versus combination of irinotecan plus cisplatin versus S-1 in metastatic gastric cancer：a randomised phase 3 study. Lancet Oncol 10：1063-1069, 2009

2) Twelves C et al：Capecitabine as adjuvant treatment for stage Ⅲ colon cancer. N Eng J Med 352：2696-2704, 2005

3) Kwakman JJM et al：Management of cytotoxic chemotherapy-induced hand-foot syndrome. Oncol Rev 14：442, 2020

4) Petrioli R et al：FOLFOX-4 stop and go and capecitabine maintenance chemotherapy in the treatment of metastatic colorectal cancer. Oncology 70：345-350, 2006

5) Minami H et al：Irinotecan pharmacokinetics/pharmacodynamics and UGT1A genetic polymorphisms in Japanese：roles of UGT1A1＊6 and ＊28. Parmacogenet Genomics 17：497-504, 2007

6) Yamamoto N et al：Phase Ⅰ/Ⅱ pharmacokinetic and pharmacogenomic study of UGT1A1 polymor-

phism in elderly patients with advanced non-small cell lung cancer treated with irinotecan. Clin Pharmacol Ther 85：149-154, 2009

7）Takeda Y et al：Prevention of irinotecan（CPT-11）-induced diarrhea by oral alkalization combined with control of defecation in cancer patients. Int J Cancer 92：269-275, 2001

8）Mori K et al：Preventive effect of Kampo medicine（Hangeshashin-to）against irinotecan-induced diarrhea in advanced non-small-cell lung cancer. Cancer Chemother Pharmacol 51：403-406, 2003

9）日本循環器学会他：肺血栓塞栓症および深部静脈血栓症の診断，治療，予防に関するガイドライン（2017 年改訂版），https://js-phlebology.jp/wp/wp-content/uploads/2019/03/JCS2017_ito_h.pdf（2024 年 6 月 11 日確認）

10）EIs van Nood E et al：Duodenal infusion of donor feces for recurrent Clostridium difficile. N Engl J Med 368：407-415, 2013

11）Dubin K et al：Intestinal microbiome analyses identify melanoma patients at risk for checkpoint-blockade-induced colitis. Nat Commun 7：10391, 2016

12）Vétizou M et al：Anticancer immunotherapy by CTLA-4 blockade relies on the gut microbiota. Science 350：1079-1084, 2015

13）Chaput N et al：Baseline gut microbiota predicts clinical response and colitis in metastatic melanoma patients treated with ipilimumab. Ann Oncol 28：1368-1379, 2017

F　緩和ケア

　進行再発大腸癌は，患者の生活の質を著しく低下させる重篤な疾患である．集学的治療の進歩により生存期間は延長しているものの，多くの患者は依然として症状の管理に苦しんでいる．近年，早期緩和ケアの導入が注目されている．従来の緩和ケアは終末期にのみ提供されるという考え方が一般的であったが，早期から緩和ケアを導入することで，患者のQOL（生活の質）を向上させ，より良い療養生活を送ることができ，ひいては生存期間の延長につながるという考え方が受け入れられるようになった．早期からの緩和ケアは，症状の緩和や精神的な支援を提供することで，患者のQOLを向上させることを目的とする．本項では，進行再発大腸癌における早期緩和ケア導入のエビデンスを総括し，その効果や課題，用いられる薬剤について解説する．

1 大腸癌における緩和ケアを必要とする状況

　進行大腸癌患者とその家族は，癌が治癒または制御できるかどうかにかかわらず，頻繁に大きな苦痛を経験する．苦痛はさまざまな形で現れ，生命の最後の日々に限らず，診断時から病気の全過程にわたって生じる．さらに，患者のニーズは病気の進行段階によって異なる場合がある．患者は一般的に，病気やその治療の身体的，心理的，社会的，精神的な影響を含む複雑な問題に直面する．特に，痛み，うつ病，疲労は最も頻繁で壊滅的な症状の1つであり，患者の生活の質に大きな影響を与えることがある．多くの切除不能再発大腸癌患者は診断後何年も生きることができ，新たに診断された進行癌患者はしばしば重い症状を抱えている．大腸癌の発生率と有病率が増加し，病気と治療の影響と共に生きる患者数が増える中で，すべての患者が適切な緩和治療を受け，症状管理と生活の質が考慮されるアプローチが必要である．

2 早期緩和ケアの効果

　Temel et al（2010）の研究では，非小細胞肺癌患者において早期緩和ケアがQOLの向上に寄与し，さらに全生存期間が延長することが示された．早期から緩和ケアを受けた群の患者は，終末期に抗癌治療などを受けている割合が少なかったにもかかわらず，生存期間の中央値が統計学的に有意に長かった（11.6ヵ月 vs 8.9ヵ月，$p = 0.02$）．早期緩和ケアを受けた患者は症状の緩和を経験し，生活の質，気分，満足度，リソースの利用，アドバンストケアプランニングにおいて改善がみられることが証明されている[1]．大腸癌患者を対象としたBakitasらの研究においても，全生存期間では有意差はなかったが，1年生存率は早期介入群（63%）の方が遅発介入群（48%）と比べ有意に高かった（群間差15%，$p = 0.038$）．早期緩和ケアを受けた患者は，症状管理や精神的安定において有意な改善がみられると報告されている[2]．具体的な効果を以下に示す．

①症状の緩和：早期緩和ケアは，痛み，倦怠感，呼吸困難，便秘，下痢，吐き気などの身体的症状を緩和し，患者のQOLを向上させる．
②精神的サポート：患者および家族の不安や悲嘆に寄り添い，精神的なサポートを提供し，気分の安定や治療への満足度を向上させる．
③生活の質の向上：患者は，緩和ケアを受けることで，身体的および精神的な苦痛が軽減され，全体的な生活の質が向上する．

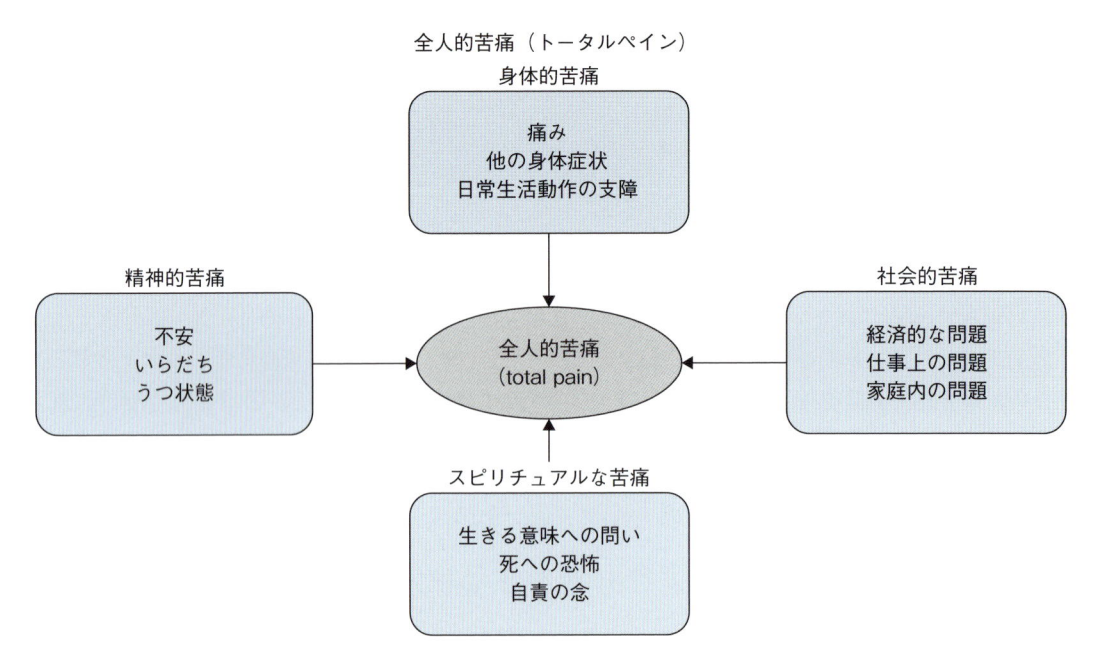

全人的苦痛（トータルペイン）

身体的苦痛

痛み
他の身体症状
日常生活動作の支障

精神的苦痛

不安
いらだち
うつ状態

全人的苦痛
(total pain)

社会的苦痛

経済的な問題
仕事上の問題
家庭内の問題

スピリチュアルな苦痛

生きる意味への問い
死への恐怖
自責の念

近代ホスピスの生みの親であるD.C.ソンダースが4つの苦痛に分類
①身体的苦痛，②精神的苦痛，③社会的苦痛，④スピリチュアルな苦痛

図1　がん患者さんの痛み

(Saunders C et al：The management of terminal malignant disease, 3rd ed, pp.6-7, Edward Arnold, London, 1993 をもとに作成)

④リソースの利用：早期緩和ケアの導入により，患者や家族のニーズを把握することで，医療資源を有効活用することができる．

⑤アドバンストケアプランニング，意志決定支援：早期に緩和ケアを導入することで，患者と家族は将来のケアについて計画を立てやすくなり，治療方針や終末期の過ごし方について，患者や家族と話し合い，意思決定を支援する．

3 緩和ケア提供の方法

　大腸癌に伴う痛みを，身体的苦痛，精神的苦痛，社会的苦痛，スピリチュアルな苦痛の4つからなる全人的な苦痛と捉える必要性が提唱されている（図1)[3]．

①患者スクリーニングの実施：診断時および治療中に定期的なスクリーニングを実施し，緩和ケアのニーズを早期に把握する．

②多職種連携の強化：医師，看護師，ソーシャルワーカー，心理士など，さまざまな専門家が協力して包括的なケアを提供する．

③教育と啓発の推進：医療従事者と患者，家族に対して緩和ケアの重要性を教育し，早期導入のメリットを理解してもらう．

④専門的緩和ケアサービスへのアクセス向上：複雑なケースに対しては，専門的な緩和ケアサービスへのアクセスを確保し，適切なタイミングで紹介を行う．

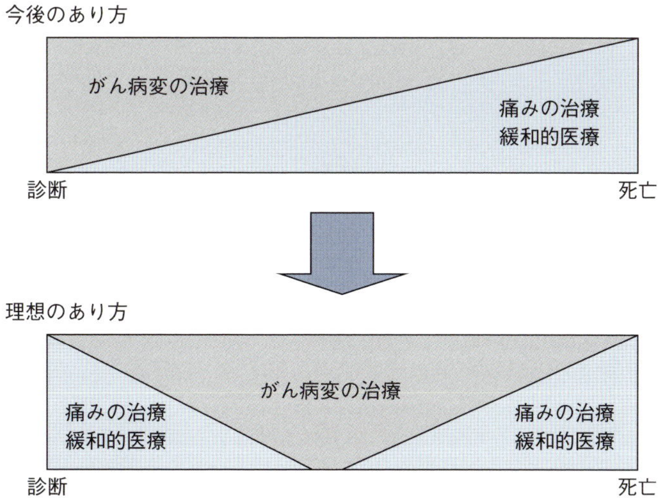

今後のあり方

```
┌─────────────────────────────────────┐
│ がん病変の治療                         │
│                          痛みの治療    │
│                          緩和的医療    │
└─────────────────────────────────────┘
  診断                              死亡
```

理想のあり方

```
┌─────────────────────────────────────┐
│            がん病変の治療              │
│  痛みの治療              痛みの治療     │
│  緩和的医療              緩和的医療     │
└─────────────────────────────────────┘
  診断                              死亡
```

図2　治療医が理想とする緩和ケアの導入のタイミング
（文献4より引用）

4 緩和ケアに用いられる薬剤

　WHOはシームレスな緩和ケアの導入を推奨しているが，臨床の現場では，緩和ケアの占める割合が高く，抗癌薬によって疼痛が緩和され，その比重が低下するものの，再度増悪のために，緩和ケアの割合が増強してから死に至ることがしばしばみられる．適切な緩和ケアを行うことで，患者の治療意欲が向上することを忘れずにいたい（図2）[4].

a．鎮痛薬

　癌性疼痛の管理は緩和ケアの中心的な課題である．鎮痛薬は以下のように分類される．

①非オピオイド鎮痛薬：アセトアミノフェンや非ステロイド性抗炎症薬（NSAIDs）が含まれる．これらは軽度から中等度の痛みに対して有効である．アセトアミノフェンは肝機能に影響を与える可能性があり，NSAIDsは胃腸障害や腎機能障害を引き起こすことがあるため，注意が必要である．NRS（Numeric Rating Scale）1-3の痛みに推奨される
②オピオイド鎮痛薬：モルヒネ，オキシコドン，フェンタニルなどが含まれる．NRS 4-6の中等度から7-10の高度の痛みに対して非常に効果的である．これらの薬剤は，適切な用量調整とモニタリングが必要であり，便秘，吐き気，眠気などの副作用が生じることがある．突出痛に対して，レスキュー薬も用いる．
③鎮痛補助薬：抗うつ薬（アミトリプチリンなど），抗けいれん薬（ガバペンチン，プレガバリン）などが含まれる．これらは神経障害性疼痛に対して有効である．

　WHOは三段階除痛ラダーとして，痛みが徐々に増強する場合に継続的な評価をくりかえしながら，第一段階の薬から順次試して階段をあがる階段方式，また，痛みが放置されていた場合や強い痛みが急激に出現した場合に強い痛みにも効く薬を早速始めることで適切なフロアを即時選択するエレベーター方式の2つのラダーを提案している（図3）[5].

b．その他の薬剤

①抗癌薬：固形癌に対する抗癌薬は，緩和ケアの一環として使用される．化学療法や分子標的治療

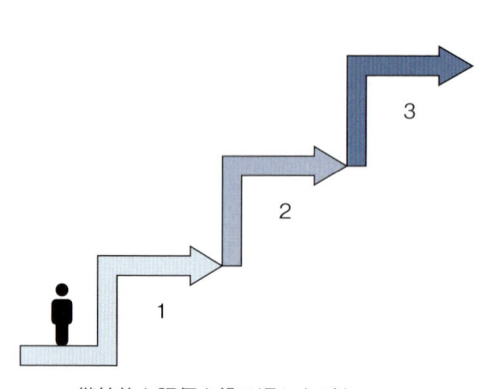
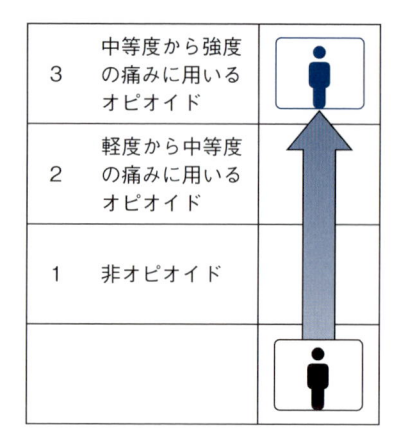

| | 痛みが徐々に増強する場合 | | 痛みが放置されていた場合
強い痛みが急激に出現した場合 |

3	中等度から強度の痛みに用いるオピオイド
2	軽度から中等度の痛みに用いるオピオイド
1	非オピオイド

継続的な評価を繰り返しながら
順番に上がっていく「**階段方式**」　　　　適切なフロアを即時に選択する
「**エレベーター方式**」

図3　WHO 三段階除痛ラダー

（文献5より引用）

薬,免疫チェックポイント阻害薬が含まれ,腫瘍の縮小や進行の抑制を目的とする.抗癌薬治療が,最強の緩和であると称する医師も存在する.

②抗不安薬と抗うつ薬:がん患者はしばしば不安やうつ病を経験する.これらの症状は患者の生活の質に大きな影響を与えるため,適切な薬物療法が必要である.抗不安薬としてベンゾジアゼピン系薬剤(ロラゼパム,アルプラゾラム)が主に使用される.これらは迅速に不安を軽減するが,依存性があるため,長期使用には注意が必要である.抗うつ薬:SSRI(セルトラリン,エスシタロプラム)やSNRI(デュロキセチン,ベンラファキシン)が含まれる.これらはうつ病の治療に有効であり,慢性的な痛みの軽減にも役立つことがある.

③制吐剤:オピオイドによる吐き気と嘔吐は,がん患者にとって大きな問題である.制吐剤はこれらの症状を管理するために使用される.メトクロプラミド,プロクロルペラジンなどは広範囲の吐き気に対して使用される.

④便秘治療薬:オピオイド鎮痛薬の使用に伴う便秘は非常に一般的である.便秘は生活の質を大きく低下させるため,適切な管理が必要である.

　・便軟化剤:ドキュセートナトリウムが含まれる.これらは便を軟らかくし,排便を容易にする.

　・刺激性下剤:センノシド,ビサコジルが含まれる.これらは腸の動きを刺激し,排便を促進する.

　・浸透圧性下剤:ラクツロース,ポリエチレングリコールが含まれる.これらは水分を腸内に引き込み,便を軟らかくする.

　以上,大腸癌の緩和ケアにおいては,痛みの管理から精神的なサポートまで,さまざまな症状に対する総合的なアプローチが必要である.適切な薬剤の選択と使用は,患者の生活の質を大幅に改善することが可能である.医療チームは,各患者の個別のニーズに応じて,最適な薬物療法を提供することが重要である.

文　献

1) Temel et al : Early palliative care for patients with metastatic non-small-cell lung cancer. N Engl J Med 363 : 733-742, 2010
2) Bakitas et al : Early versus delayed initiation of concurrent palliative oncology care : patient outcomes in the ENABLE Ⅲ randomized controlled trial. J Clin Oncol 33 : 1438-1445, 2015
3) Saunders C et al : The management of terminal malignant disease, 3rd ed, pp.6-7, Edward Arnold, London, 1993
4) WHO : WHO Cancer pain relief and palliative care : report of a WHO expert committee [meeting held in Geneva from 3 to 10 July 1989], p16, 1990
5) WHO : WHO Guidelines for the pharmacological and radiotherapeutic management of cancer pain in adults and adolescents who guidelines for the pharmacological and radiotherapeutic management of cancer pain in adults and adolescents, p70, 2019

I

総論

F

緩和ケア

Ⅱ

各　論

II 各論

A FOLFOX療法

1 レジメンの特徴

FOLFOX療法はフルオロウラシル（5-FU），レボホリナート，オキサリプラチンの3剤を使用したレジメンで，de Gramontが報告した2日間の5-FU持続静注であるLV5FU2レジメン（詳細は「H．sLV5FU療法」を参照）が軸となって開発された．FOLFOX療法は開発順に1〜7まで数字がつけられており，それぞれスケジュールや投薬量が異なる．本邦ではFOLFOX4とmFOLFOX6が承認されており，世界的にもFOLFOX4とmFOLFOX6が主に使用されている．FOLFOX6の原法ではオキサリプラチンは100 mg/m^2だが，副作用の発現率が高かったため85 mg/m^2に減量したmFOLFOX6が主流となっている．FOLFOX療法は長時間の持続投与が必要なため，中心静脈ポート挿入による使用が一般的である．末梢静脈からの投与も可能ではあるが，持続静注に伴い入院が必要であることや繰り返す投与による血管外漏出の危険性から一般的ではない．また，5-FUの急速静注と持続静注を組み合わせて行われるが，5-FUの急速静注がDay 1のみのmFOLFOX6は外来管理が簡便なため2日間の急速静注を要するFOLFOX4と比べよく使用されている．FOLFOX療法はFOLFIRI療法とともに現在に至るまで大腸癌薬物療法の中心的治療法となっており，切除不能進行・再発大腸癌の治療および術後補助化学療法として使用される．FOLFOX療法の理解をより深めるため，使用する薬剤とその副作用についてそれぞれ概要を説明しておく．

a．使用する薬剤

1）5-FU

5-FUは1957年にHeidelbergerによって報告され，核酸構成成分の1つであるウラシルが癌組織に正常組織よりも取り込まれることが見出されたことを背景に開発された（図1）．5-FUの抗腫瘍活性はDNAおよびRNA合成障害によるため，細胞周期がS期の細胞に対し効果をもたらす．そのため，多くの腫瘍細胞に曝露させる必要があり持続静注が採用さている．DNA合成障害については，まずウラシルが5-FUに置換されることによりその代謝産物がチミジル酸合成酵素（TS）および活性型葉酸と複合体（Ternary complex）を形成する．この複合体はほぼ不可逆的な結合のため，TSが枯渇しチミジン産生が進まなくなりDNA合成が阻害される．他方，RNA合成障害については，5-FUの代謝産物がRNAに組み込まれタンパク質合成に異常をきたすことにより抗腫瘍活性が発揮される[1]．このRNA合成障害は5-FUの急速静注により発揮されるため，レジメンに急速静注が導入されている．

2）レボホリナート

活性型葉酸製剤であるレボホリナートは投与することで前述のTernary complexをより安定化し，5-FUの抗腫瘍効果を増強する．そのため，5-FU静注療法ではあわせて使用されている．

3）オキサリプラチン

オキサリプラチンは第3世代白金製剤で，本邦で喜谷によって1976年に初めて合成された．しかし，その後の臨床開発は遅れ，欧州，米国に引き続き2005年に本邦で薬事承認されている．作用機序はDNA鎖でプリン塩基に共有結合しDNA鎖間または鎖内に架橋を形成することでDNA合成を阻害して最終的にアポトーシスを誘導することで得られるが，シスプラチンと異なり大腸癌に対し強い抗腫瘍活性をもつ．しかし，単体での使用では効果が不十分であった[2]ため，他の薬剤との併

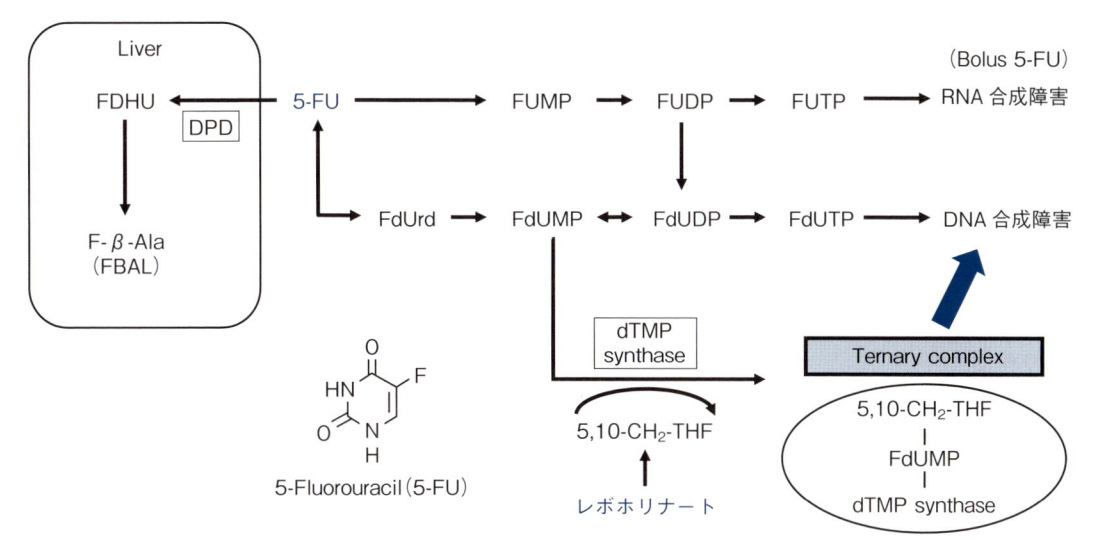

図1　5-FU の代謝・分解経路

5-FU の主な抗腫瘍効果は FdUMP（fluorodeoxyuridine monophosphate）に代謝されたあとに形成される ternary complex による DNA 合成障害である．レボホリナートには ternary complex の結合をより安定化する効果がある．そのほか，FdUTP（fluorodeoxyuridine triphosphate）への代謝に伴う DNA 合成障害，FUTP（fluorouridine triphosphate）への代謝に伴う RNA 合成障害による経路もある．5-FU の約 80％は肝臓で DPD（dihydropyrimidine dehydrogenase）により分解され失活する．

用が研究され 5-FU との併用において使用されるに至った．オキサリプラチンの代謝・分解については，ほとんどが血中のタンパク質と結合し尿中へ排泄され，また 5-FU と異なり肝臓での分解を受けない[3]．そのため，肝臓により主に分解される 5-FU と併用してもいずれの薬物動態に影響を及ぼすことはない．

b．特徴的副作用

消化器障害，骨髄抑制，末梢神経障害が主な副作用となる．消化器障害と骨髄抑制については 5-FU，オキサリプラチンとも共通の副作用となるが，5-FU では作用の特性上，消化器障害と骨髄抑制が比較的出やすい．一方，末梢神経障害についてはオキサリプラチン特有の障害となる．それぞれ副作用の機序を解説する．対応については「5. 副作用とそのマネジメント」で解説する．

1）5-FU

5-FU の主な副作用は消化器障害と骨髄抑制で，代謝・分解経路が大きくかかわっている．5-FU は S 期に作用するため，細胞分裂が盛んな消化管粘膜や骨髄細胞に障害が起きやすい．一方，体内に投与された 5-FU の 80～90％は肝臓に存在する DPD により分解される．DPD をコードする *DPYD* 遺伝子には活性低下を起こす遺伝子多型が知られており，日本人では 5.7％程度存在している[4]．これらの患者では 5-FU の分解が阻害され必要以上に代謝経路に入り消化器障害や骨髄抑制が強く出現するので，これらの毒性が強い患者では念頭におく必要がある．また他の副作用として手足症候群があるが，DPD 阻害薬を含む薬剤では起こりにくく，肝臓における分解経路が関与していると考えられている[3]．

2）オキサリプラチン

オキサリプラチンの特徴的な副作用として末梢神経障害がある．急性，慢性の二相性に生じ，急性障害は一過性の知覚過敏で冷感刺激により増強される．原因は脊髄後神経節における電位依存性カルシウムチャネルの関与が指摘されている．一方，慢性障害はオキサリプラチンの脊髄後神経節

への蓄積が原因で発現すると考えられている[5]．多くは治療の中止により半年程度で消失するが，ときに難治性となるため注意が必要である．他の副作用としては過敏症があり，発現機序は不明で発疹，痒み，血圧低下などが起きる．オキサリプラチン投与開始後 30 分以内に多くみられ，発現の中央値は 7〜9 コースと報告されている[6]が全ての治療コースで発現する可能性がある．また，白金製剤の特徴的副作用として腎障害が知られているが，オキサリプラチンは腎障害が起きにくい．白金製剤の腎障害は近位尿細管での排泄障害に起因するが，オキサリプラチンは排泄されるため腎障害が起きにくい．そのため，クレアチニンクリアランス$\geqq 20$ mL/min であれば減量は必要ない．

② 科学的根拠

切除不能進行・再発大腸癌については，まず 2000 年に報告された FOLFOX4 と LV5FU2 の比較試験[7]の結果，無増悪生存期間の延長によりオキサリプラチンの上乗せ効果が認められた．その後，FOLFOX4，イリノテカン＋bolus 5-FU/LV，イリノテカン＋オキサリプラチンの 3 群比較試験である N9741 試験[8]により生存期間，無増悪生存期間ともに FOLFOX4 の優位性が認められた．また，同じ 5-FU 持続静注のレジメンである FOLFIRI 療法との比較については，GERCOR V308 試験[9]の結果より同等であることが示されている．

術後補助化学療法については，Stage Ⅱ/Ⅲを対象に LV5FU2 と FOLFOX4 と比較した MOSAIC 試験[10]により FOLFOX 療法の優位性が証明されている．サブグループ解析においては Stage Ⅲ の FOLFOX 療法の優位性が示された一方，Stage Ⅱでは優位性は示されなかった．投与期間においては，IDA collaboration[11]および，その 1 つである本邦の ACHIEVE 試験[12]において 3 ヵ月 6 コース，6 ヵ月 12 コースで比較され，6 ヵ月投与群の優位性が示された．高齢者への適応については，MOSAIC 試験[10]での解析ではオキサリプラチンの上乗せ効果は観察されなかったものの，Stage Ⅲ の補助化学療法を対象としたメタアナリシス[13]では 70 歳未満に比べ小さくなるものの上乗せ効果が観察されている．最近では術前治療の有用性も検討されており，Stage Ⅱ/Ⅲを対象に FOLFOX および CAPOX の術前治療の有効性を検討した FOxTROT 試験[14]では生存率の改善はみられなかったものの R 0 切除率および 2 年再発率の改善がみられている．なお，*RAS* 野生型においてパニツムマブの上乗せ効果がないことも示されている．

③ 適格症例の選択

FOLFOX 療法は切除不能進行・再発大腸癌および術後補助化学療法として使用される．分子標的薬との相性もよく，特に *RAS* 野生型に対する抗 EGFR 抗体との併用では CAPOX 療法や SOX 療法では上乗せ効果が期待できないため FOLFOX 療法が選択される．また，持続静注のため服薬コンプライアンスが悪い場合や嚥下障害などで経口フッ化ピリミジン製剤が使用できない場合にも選択される．

切除不能進行・再発大腸癌に対しては通常分子標的薬と併用され，抗 EGFR 抗体および抗 VEGF 抗体とも上乗せ効果が示されている．一次治療，二次治療ともに使用されるが，一次治療への使用の例外として，MSI-H/dMMR 陽性の場合には免疫チェックポイント阻害薬の治療効果が高く，また *BRAF* V600E 遺伝子変異陽性の場合には極めて予後不良であることを加味すると FOLFOXIRI（＋ベバシズマブ）療法が選択可能である．

術後補助化学療法については，Stage Ⅱ/Ⅲいずれも使用され，投与期間は 6 ヵ月（12 コース）が推奨される[11,12]．Stage Ⅱについては，FOLFOX 療法の優位性を示した試験はないが，海外のガイドラインではエビデンスレベルは低いものの再発高リスク群を設定し行うことが推奨されている．本邦のガイドラインもこれにならって再発高リスクと考える場合には行うことが可能となってい

表1　ASCO, ESMO, NCCN ガイドライン
であげられているリスク因子

郭清リンパ節個数 12 個未満
T4
低分化腺癌・印環細胞癌・粘液癌症例
穿孔例
脈管リンパ管侵襲
傍神経浸潤
断端陽性
CEA 高値
tumor budding
MSI-H 除く

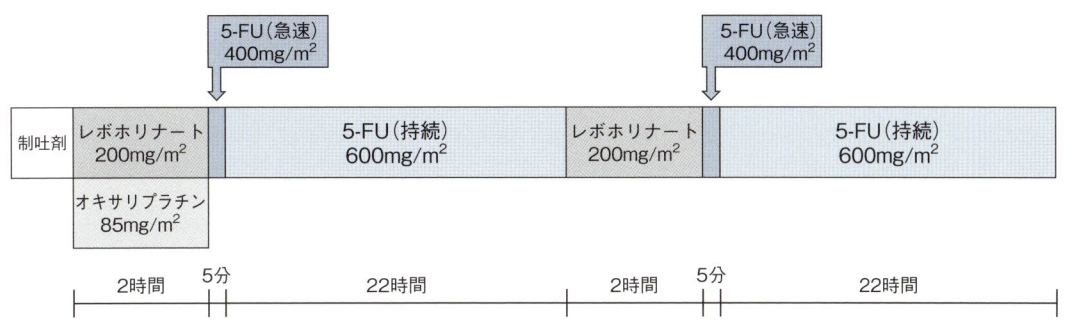

■抗癌薬処方例
①レボホリナート　　　200 mg/m² ＋ 5％ ブドウ糖液 250 mL
②オキサリプラチン　　85 mg/m² ＋ 5％ ブドウ糖液 250 mL
③5-FU（急速）　　　400 mg/m² ＋ 5％ ブドウ糖液　50 mL
④5-FU（持続）　　　600 mg/m² ＋ 5％ ブドウ糖液 500 mL
末梢血管からの投与の場合，オキサリプラチンは血管痛が強ければ 5％ ブドウ糖液 250〜500 mL を同時投与の追加を検討する．
■制吐剤処方例
①注射剤：5-HT₃受容体拮抗薬＋デキサメタゾン 6.6〜9.9 mg ＋ 5％ ブドウ糖液 50 mL（15 分）
　内　服：Day 2, 3（,4）デキサメタゾン 6.6 mg 1 日 1 回　または 5-HT₃受容体拮抗薬
②注射剤：5-HT₃受容体拮抗薬＋デキサメタゾン 6.6〜9.9 mg ＋ 5％ ブドウ糖液 50 mL
　内　服：Day 1 アプレピタント 125 mg 1 回（オキサリプラチン投与 1 時間前），Day 2, 3 アプレピタント 80 mg
　　　　　1 日 1 回
　　　＊内服はホスアプレピタント 150 mg 注で代用可．オキサリプラチン投与 1 時間前に 30 分かけて投与する．他の制吐剤と同時投与可．

図2　FOLFOX4 療法のスケジュールと処方例

る．再発高リスク StageⅡ の解釈は各ガイドラインによって異なるが，参考に本邦ガイドラインの基準を示しておく（**表1**）．高齢者への適応については，70 歳以上ではオキサリプラチンの上乗せ効果が小さくなる可能性があるため，PS や基礎疾患の有無を加味したうえで適応を考慮する必要がある．

4 実際の投与指示例

　本邦で承認されている FOLOFOX4 と mFOLFOX6 について示す（**図2, 3**）．分子標的薬を併用する際には制吐剤の前に投与する．
　投与前の制吐剤はオキサリプラチンが中等度催吐性リスクにあたるため，5-HT₃受容体拮抗薬とデキサメタゾンを併用している．

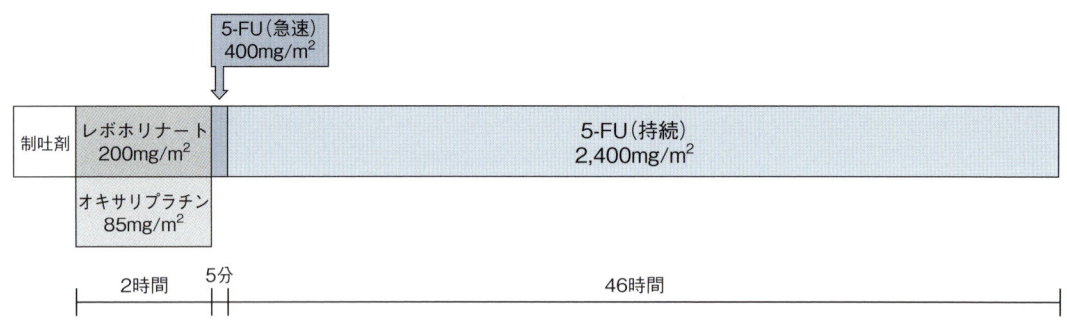

■抗癌薬処方例
①レボホリナート　　　200 mg/m²＋5％ブドウ糖液 250 mL
②オキサリプラチン　　85 mg/m²＋5％ブドウ糖液 250 mL
③5-FU（急速）　　　400 mg/m²＋5％ブドウ糖液　50 mL
④5-FU（持続）　　　2,400 mg/m²＋5％ブドウ糖液　50 mL
　末梢血管からの投与の場合，オキサリプラチンは血管痛が強ければ 5％ブドウ糖液 250～500 mL を同時投与の追加を検討する．
■制吐剤処方例
①注射剤：5-HT₃受容体拮抗薬＋デキサメタゾン 6.6～9.9 mg＋5％ブドウ糖液 50 mL（15 分）
　内　服：Day 2, 3（,4）デキサメタゾン 6.6 mg 1 日 1 回　または 5-HT₃受容体拮抗薬
②注射剤：5-HT₃受容体拮抗薬＋デキサメタゾン 3.3～4.95 mg＋5％ブドウ糖液 50 mL
　内　服：Day 1 アプレピタント 125 mg 1 回（オキサリプラチン投与 1 時間前），Day 2, 3 アプレピタント 80 mg
　　　　　1 日 1 回
　　　　　＊内服はホスアプレピタント 150 mg 注で代用可．オキサリプラチン投与 1 時間前に 30 分かけて投与する．他の制吐剤と同時投与可．

図 3　mFOLFOX6 療法のスケジュールと処方例

5　副作用とそのマネジメント

　末梢神経障害，消化器障害，骨髄抑制が主な副作用となる．末梢神経障害についてはオキサリプラチン特有の障害となるため，減量・休薬についてはオキサリプラチン単独で考慮してよい．特に慢性の末梢神経障害は不可逆性になることがあり，また投与中止後も症状が悪化する coasting もあるため中止のタイミングには注意を要する．一方，骨髄抑制と消化器症状については 5-FU，オキサリプラチンとも共通の副作用となるため減量・休薬のタイミングは同じとなる．しかし，初回投与で Grade 3 以上の場合には 5-FU の代謝障害を念頭におく必要がある．

a．末梢神経障害

　急性障害と慢性障害に分けて評価する．中止・減量についてはオキサリプラチンのみで考慮する．評価は CTCAE（表 2）または末梢感覚ニューロパチーの特異的尺度である DEB-NTC（表 3）を用いる．本項では CTCAE による評価で解説する．

　治療薬として，デュロキセチン，プレガバリン，ミロガバリンが使用される[15]．デュロキセチンは本邦では保険適応外使用にあたるため，プレガバリン，ミロガバリンが使用されることが多い．これら薬剤は眠気を誘発するため認容性に注意して開始する必要がある．なお，ミロガバリンのほうが眠気は少ない．他には，グルタチオンの前駆体であるシスチン・テアニンの有効性が報告されている[16]．牛車腎気丸も使用されることがあるが，急性の冷感刺激には効果を示すことがある一方，エビデンスは乏しい．

　ⅰ）急性障害

　投与中または投与早期から冷感刺激によるしびれ，疼痛を訴える．Grade 3 以上であれば中止し Grade 1 以下で再開するが，その際は減量再開を考慮する．通常 14 日以内に消失するが，それ以上

表2 CTCAE ver5.0

	末梢性感覚ニューロパチー	末梢性運動ニューロパチー
Grade 1	症状がない	症状がない；臨床所見または検査所見のみ
Grade 2	中等度の症状；身の回り以外の日常生活動作の制限	
Grade 3	高度の症状；身の回りの日常生活動作の制限	
Grade 4	生命をおびやかす；緊急処置を要する	

表3 DEB-NTC

Grade 0	異常なし
Grade 1	7日未満で消失する末梢神経症状
Grade 2	7日以上持続する末梢神経症状（機能障害はない）
Grade 3	機能障害の出現

続くときは慢性障害としての症状の可能性があるため Grade 2 以上であれば中止・減量（80%）を考慮する．

ⅱ）慢性障害

蓄積毒性による障害で，指先のしびれなどの感覚ニューロパチーに加え，細かい作業ができないなどの運動ニューロパチーによる症状として現れる．不可逆性となる可能性があるため，症状が出現した場合には Grade 1 であっても中止・減量を考慮し，注意深く観察する．総投与量が 800 mg/m^2を超えると生じる[8]とされており，総投与量にも注意しておく．不可逆性となった場合には治療薬も効きにくくなるため risk/benefit を考慮したうえで中止・減量・再開についてよく検討すべきである．

b．骨髄抑制

5-FU，オキサリプラチン共通の副作用のため，減量・休薬等は同じに行う．慢性的副作用のため，発生時には他の副作用も含めて減量や投与間隔の延長を考慮する．

ⅰ）白血球/好中球

Grade 3 以上で減量・休薬を検討し，Grade 1 以下でのマネジメントを目指し調整する．G-CSF製剤については発熱性好中球減少を発症し重症化が懸念される際には投与を検討する．

ⅱ）血小板

Grade 2 以上で減量・休薬を検討し，Grade 1 以下でのマネジメントを目指し調整する．

ⅲ）貧血

貧血のみであれば，鉄剤での対応を試みる．

c．消化器障害

口内炎などの粘膜障害と悪心・嘔吐がある．悪心・嘔吐については投与後数日遅れてピークがくることが多いため予見した予防策が必要である．

ⅰ）口内炎（粘膜障害）

5-FU 固有の症状．口腔内軟膏やアルギン酸ナトリウムまたは芍薬甘草湯によるうがいで対処する．Grade 2 以上で改善が見込めない場合には Grade 1 以下に改善するまで 5-FU の減量または治療休薬を考慮する．

ⅱ）悪心・嘔吐

プロトコールにあらかじめ5-HT₃受容体拮抗薬とデキサメタゾンの併用が組み込み予防する．症状の訴えに応じて選択的NK1受容体拮抗型制吐剤の追加処方を検討する．選択的NK1受容体拮抗型制吐剤は遅発性の悪心・嘔吐にも有効である．またメトクロプラミドの静注や内服も有効である．

⑥ 併用療法

切除不能進行・再発大腸癌に対しては通常分子標的薬と併用され，抗EGFR抗体および抗VEGF抗体とも上乗せ効果が示されている．詳細については各項目を参照されたい．補助化学療法については併用療法の有効性を示したエビデンスはなく，推奨されない．

文 献

1) Xie P et al：Pharmacogenomics of 5-fluorouracil in colorectal cancer：review and update. Cell Oncol (Dordr) 43：989-1001, 2020

2) Machover D et al：Two consecutive phase Ⅱ studies of oxaliplatin (L-OHP) for treatment of patients with advanced colorectal carcinoma who were resistant to previous treatment with fluoropyrimidines. Ann Oncol 7：95-98, 1996

3) Yen-Revollo JL et al：Can inhibiting dihydropyrimidine dehydrogenase limit hand-foot syndrome caused by fluoropyrimidines?. Clin Cancer Res 14：8-13, 2008

4) Hishinuma E et al：Importance of rare DPYD genetic polymorphisms for 5-fluorouracil therapy in the Japanese population. Front Pharmacol 13：930470, 2022

5) 河野 豊ほか：薬物と神経筋障害 診断と治療の進歩：薬物による神経障害 末梢神経障害の機序．日内会誌 96：1585-1590, 2007

6) Siu SW et al：Hypersensitivity reactions to oxaliplatin：experience in a single institute. Ann Oncol 17：259-261, 2006

7) de Gramont A et al：Leucovorin and fluorouracil with or without oxaliplatin as first-line treatment in advanced colorectal cancer. J Clin Oncol 18：2938-2947, 2000

8) Goldberg RM et al：A randomized controlled trial of fluorouracil plus leucovorin, irinotecan, and oxaliplatin combinations in patients with previously untreated metastatic colorectal cancer. J Clin Oncol 22：23-30, 2004

9) Tournigand C et al：FOLFIRI followed by FOLFOX6 or the reverse sequence in advanced colorectal cancer：a randomized GERCOR study. J Clin Oncol 22：229-237, 2004

10) André T et al：Improved overall survival with oxaliplatin, fluorouracil, and leucovorin as adjuvant treatment in stage Ⅱ or Ⅲ colon cancer in the MOSAIC trial. J Clin Oncol 27：3109-3116, 2009

11) André T et al：Effect of duration of adjuvant chemotherapy for patients with stage Ⅲ colon cancer (IDEA collaboration)：final results from a prospective, pooled analysis of six randomised, phase 3 trials. Lancet Oncol 21：1620-1629, 2020

12) Yoshino T et al：Final analysis of 3 versus 6 months of adjuvant oxaliplatin and fluoropyrimidine-based therapy in patients with stage Ⅲ colon cancer：the randomized phase Ⅲ ACHIEVE trial. J Clin Oncol 40：3419-3429, 2022

13) Haller DG et al：Impact of age and medical comorbidity on adjuvant treatment outcomes for stage Ⅲ colon cancer：a pooled analysis of individual patient data from four randomized, controlled trials. Ann Oncol 26：715-724, 2015

14) Glasbey J et al：Risk of bowel obstruction in patients undergoing neoadjuvant chemotherapy for high-risk colon cancer：a nested case-control matched analysis of an international, multi-centre, randomised controlled trial (FOxTROT). Ann Surg 280：283-293, 2023

15) 日本がんサポーティブケア学会 (編)：がん薬物療法に伴う末梢神経障害診療ガイドライン 2023年版 第2版，金原出版，2023

16) Kobayashi M et al：Protective effect of the oral administration of cystine and theanine on oxaliplatin-induced peripheral neuropathy：a pilot randomized trial. Int J Clin Oncol 25：1814-1821, 2020

Ⅱ　各論

β　CAPOX 療法

1　レジメンの特徴

　CAPOX 療法は開発当初は XELOX 療法とも呼ばれていたが，『大腸癌治療ガイドライン 医師用2024 年版』の記載に従い CAPOX 療法に統一して解説する．FOLFOX 療法の有効性が示され，適応が進む一方で中心静脈ポートの挿入やインフューザーポンプの管理指導などの煩雑性からフルオロウラシル（5-FU）を経口剤に置換する方法が模索された．すでに有効性が示されていたカペシタビンに置換し開発が進められ，第Ⅰ相試験[1]では，Day 1 のオキサリプラチンの用量は単独使用で有効性が示された 130 mg/m[2]に固定され，カペシタビンは 1,000〜2,500 mg/m[2]/日・分 2 で 14 日間投与，7 日間休薬で施行された．その結果，dose limiting factor は下痢とされ，オキサリプラチンの用量はそのままでカペシタビンの用量を単独投与より下げた 2,000 mg/m[2]となった．切除不能進行・再発大腸癌の治療，術後補助化学療法いずれにも広く使用されており，エビデンスも豊富である．CAPOX 療法の理解をより深めるため，使用するカペシタビン，オキサリプラチンについてそれぞれ概要を簡単に説明しておく．

a．カペシタビン

　経口フッ化ピリミジン製剤で，代謝は肝臓から始まり，最終的に腫瘍内で 5-FU に変換されるプロドラッグである．特徴的副作用である手足症候群は DPD 阻害薬を含む経口フッ化ピリミジン製剤では起こりにくく，肝臓における代謝が関与していると考えられている[2]．詳細は「K. カペシタビン単剤療法」（p.97）を参照されたい．

b．オキサリプラチン

　作用機序は他の白金製剤と同様だが，大腸癌に強い抗腫瘍活性をもつ．シスプラチンと異なり腎障害おきにくいが，末梢神経障害が強く出現する傾向がある．作用機序等や副作用の詳細は「A. FOLFOX 療法　1．レジメンの特徴」（p.50）で解説しているので参照されたい．

2　科学的根拠

　切除不能進行・再発大腸癌に対しては NO16966 試験[3]の結果から FOLFOX 療法との非劣性が示された．この試験では抗 VEGF 抗体の上乗せの有効性も示されている．一方，抗 EGFR 抗体との併用が過去に検討されたが，上乗せ効果は認められず，重篤な下痢などの有害事象の頻度が高くなったことから併用は推奨されない[4]．

　術後補助化学療法については，Stage Ⅲでは bolus 5FU/LV（Mayo または RPMI レジメン）と比較した XELOXA 試験[5]で有効性が示されている．投与期間については IDA collaboration[6]において3ヵ月（6 コース），6ヵ月（12 コース）で比較され，再発リスク別のサブグループ解析で再発低リスク群（T1-3 かつ N1）の 3ヵ月投与の非劣性が示された．IDA collaboration の 1 つである本邦のACHIEVE 試験[7]でも同様の結果が得られている．これらの試験では有害事象も検討されており，3ヵ月で有意に低く，特に末梢神経障害においては大幅に低いことが報告されている．以上から投与期間においては基本的には 6ヵ月が推奨されるが再発低リスク群では 3ヵ月の投与期間も許容される．Stage Ⅱにおいては有効性を示した試験はないものの議論は続いており，本邦においてはJCOG1805 試験（手術単独 vs カペシタビン単独投与 6ヵ月 vs CAPOX 3ヵ月）が進行中であり結

果が待たれる．高齢者への適応はFOLFOX療法と同様にオキサリプラチンの上乗せ効果が低くなる可能性を念頭に適応を考慮する．術前治療についてはFOxTROT試験[8]でＲ０切除率および２年再発率の改善が示されている．

3 適格症例の選択

CAPOX療法は切除不能進行・再発大腸癌および術後補助化学療法として使用される．中心静脈ポートが不要かつ経口剤と３週間ごとの点滴静注で運用が簡便な一方，カペシタビンは１回内服量がやや多く，服薬コンプライアンスが悪い患者では多く飲みすぎる場合や休薬期間を理解できないこともあるので注意が必要である．

切除不能進行・再発大腸癌では通常分子標的薬と併用されるが，抗VEGF抗体のみ推奨なので注意が必要である．一次治療，二次治療ともに使用されるが，一次治療への使用の例外として，MSI-H/dMMR陽性の場合には免疫チェックポイント阻害薬，また *BRAF* V600E遺伝子変異陽性の場合にはFOLFOXIRI（＋ベバシズマブ）療法が選択可能である．

術後補助化学療法についてはStage Ⅱ/Ⅲいずれにも使用される．Stage Ⅲについては有効性が示されており，投与期間は基本的に６ヵ月が推奨されるが，再発低リスク群（T1-3かつN1）では３ヵ月投与も許容される[6,7]．Stage Ⅱにおいては優位性を示した試験はないが，再発高リスク症例（A. FOLFOX療法 **表1** を参照）には行うことが検討される．投与期間は６ヵ月が推奨だが，３ヵ月も許容される．高齢者への適応はFOLFOX療法同様にオキサリプラチンの上乗せ効果が低くなる可能性を念頭に，PSや基礎疾患の有無を加味したうえで適応を考慮する必要がある．

4 実際の投与指示例 （図1）

通院はDay 1のオキサリプラチンの投与のみで３週間毎となる．分子標的薬を併用する際には制吐剤の前に投与する．薬剤投与量については注意が必要で，オキサリプラチンはFOLFOX療法の$85 \ mg/m^2$より多く，$130 \ mg/m^2$となり，カペシタビンは単独療法の$2,500 \ mg/m^2$/日・分２より少なく$2,000 \ mg/m^2$/日・分２となる．そのため，オキサリプラチンが中止となりカペシタビン単剤療法へ切り替えた場合にはカペシタビンの増量を検討する必要がある．また，カペシタビンの有害事象には腎機能障害が影響するため，Ccrが30〜50 mL/分で75％に減量する．

投与前の制吐剤はオキサリプラチンが中等度催吐性リスクにあたるため，$5-HT_3$受容体拮抗薬とデキサメタゾンを併用している．

5 副作用とそのマネジメント

末梢神経障害，手足症候群，骨髄抑制，消化器障害が主な副作用となる．末梢神経障害についてはオキサリプラチン特有の障害だが，カペシタビンによる手足症候群も併発した場合には相乗効果が生まれる．そのため，保湿による手足症候群の予防が非常に重要となる．消化器障害，特に下痢はFOLFOX療法より出やすい傾向にあることを念頭においておく．下痢などの消化器症状は出現したあとも内服を続けると悪化するため，出現時は内服を中止するよう指導しておくことも重要である．

a．手足症候群

十分な保湿による予防が重要となる．保湿剤はヘパリン類似物質含有製剤，白色ワセリン，尿素含有製剤などが選択されるが，保湿効果があれば種類は問わない[9]．亀裂などの皮膚変化や疼痛を伴うGrade 2になると休薬せざるを得ないため，ステロイド外用薬（very strongまたはstrongest）をあらかじめ処方しておき，初期対応を指導しておくことも重要である．カペシタビンの休薬によ

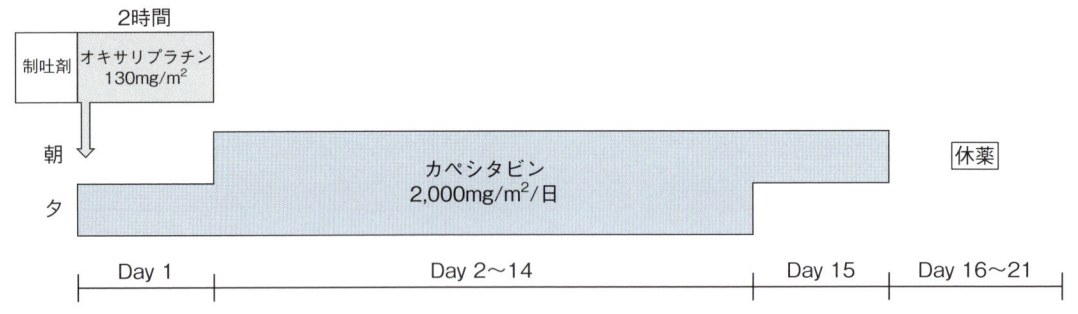

抗癌薬処方例
①オキサリプラチン　130 mg/m^2＋5％ブドウ糖液 500 mL
　血管痛が強ければ5％ブドウ糖液 250～500 mL を同時投与の追加を検討する.
②カペシタビンの Day 1 は夕から内服
　1.36 m^{2}未満 2,400 mg/日, 1.36～1.66 m^{2}未満 3,000 mg/日, 1.66～1.96 m^{2}未満 3,600 mg/日, 1.96 m^{2}以上 4,200 mg/日
制吐剤処方例
①注射剤：5-HT$_3$受容体拮抗薬＋デキサメタゾン 9.9 mg＋5％ブドウ糖液 50 mL（15 分）
　内　服：Day 2, 3（,4）デキサメタゾン 1 回 3.3 mg/朝・昼または 5-HT$_3$受容体拮抗薬
②注射剤：5-HT$_3$受容体拮抗薬＋デキサメタゾン 4.95 mg＋5％ブドウ糖液 50 mL
　内　服：Day 1 アプレピタント 125 mg 1 回（オキサリプラチン投与 1 時間前）, Day 2, 3 アプレピタント 80 mg
　　　　　1 日 1 回
　　　　＊内服はホスアプレピタント 150 mg 注で代用可. オキサリプラチン投与 1 時間前に 30 分かけて投与する. 他の制吐剤と同時投与可.

図1　CAPOX 療法のスケジュールと処方例

り改善することが多いが, Grade 2 を 2 回以上繰り返す場合や Grade 3 の場合には 1 段階減量する.

b．末梢神経障害

FOLFOX 療法と同様のマネジメントを行う（A．FOLFOX 療法を参照）（p.54）. カペシタビンの手足症候群とあわせるとやや症状が強くでる傾向があるので, FOLFOX 療法より注意が必要となる.

c．骨髄抑制

カペシタビン, オキサリプラチン共通の副作用のため, 減量・休薬等は同時に行う. 慢性的副作用のため, 発生時には他の副作用も含めて減量や休薬期間の延長を考慮する. マネジメントについては FOLFOX 療法と同様に行う（A．FOLFOX 療法を参照）（p.55）.

d．消化器障害

FOLFOX 療法より下痢や悪心が出やすい傾向にある. 下痢については対応を誤ると重篤化する恐れがあるので注意が必要である. 悪心については, オキサリプラチンの投与量が mFOLFOX6 の約 1.5 倍となっているため投与後数日遅れてくるピークがやや強く出ることが多い. また, カペシタビンを 14 日間連続で内服するため, サイクル後半の対応が難しい.

ⅰ）下痢

Grade 1 までは止痢剤（ロペラミド）で対応してもよいが, Grade 2 以上の場合には内服を継続すると重篤化する恐れがあるので, あらかじめ患者に内服を中止するよう注意喚起しておく. Grade 2 の場合には次回の投与量は回復程度により必ずしも減量は必要ないが, Grade 3 の場合にはカペシタビン, オキサリプラチンとも 1 段階減量する.

ⅱ）悪心・嘔吐

FOLFOX 療法と同様のマネジメントを行う（A．FOLFOX 療法を参照）（p.56）.

6 併用療法

　切除不能進行・再発大腸癌に対しては通常分子標的薬と併用され，抗VEGF抗体には上乗せ効果が示されている[3]．一方，抗EGFR抗体については上乗せ効果なく，消化器障害などの副作用の発現率が高かったため併用は推奨されない[4]．抗VEGF抗体との併用についての詳細は「M. 抗VEGF抗体薬併用療法」（p.115）を参照されたい．補助化学療法については併用療法の有効性を示したエビデンスはなく，推奨されない．

文　献

1）Díaz-Rubio E et al：Capecitabine（Xeloda）in combination with oxaliplatin：a phase I，dose-escalation study in patients with advanced or metastatic solid tumor. Ann Oncol 13：558-565, 2002

2）Yen-Revollo JL et al：Can inhibiting dihydropyrimidine dehydrogenase limit hand-foot syndrome caused by fluoropyrimidines?. Clin Cancer Res 14：8-13, 2008

3）Cassidy J et al：XELOX vs FOLFOX-4 as first-line therapy for metastatic colorectal cancer：NO16966 updated results. Br J Cancer 105：58-64, 2011

4）Maughan TS et al：Addition of cetuximab to oxaliplatin-based first-line combination chemotherapy for treatment of advanced colorectal cancer：results of the randomised phase 3 MRC COIN trial. Lancet 377：2103-2114, 2011

5）Haller DG et al：Capecitabine plus oxaliplatin compared with fluorouracil and folinic acid as adjuvant therapy for stage III colon cancer. J Clin Oncol 29：1465-1471, 2011

6）André T et al：Effect of duration of adjuvant chemotherapy for patients with stage III colon cancer（IDEA collaboration）：final results from a prospective, pooled analysis of six randomised, phase 3 trials. Lancet Oncol 21：1620-1629, 2020

7）Yoshino T et al：Final analysis of 3 versus 6 months of adjuvant oxaliplatin and fluoropyrimidine-based therapy in patients with stage III colon cancer：the randomized phase III ACHIEVE trial. J Clin Oncol 40：3419-3429, 2022

8）Glasbey J et al：Risk of bowel obstruction in patients undergoing neoadjuvant chemotherapy for high-risk colon cancer：a nested case-control matched analysis of an international, multi-centre, randomised controlled trial（FOxTROT）. Ann Surg 280：283-293, 2023

9）Wolf SL et al：Placebo-controlled trial to determine the effectiveness of a urea/lactic acid-based topical keratolytic agent for prevention of capecitabine-induced hand-foot syndrome：North Central Cancer Treatment Group Study N05C5. J Clin Oncol 28：5182-5187, 2010

Ⅱ 各論

C SOX療法

1 レジメンの特徴

　本邦で開発されたS-1が転移性大腸癌に対する有効性が報告されたことにより，FOLFOX療法におけるフルオロウラシル（5-FU）をS-1に置換することで，中心静脈ポートを使用せず簡便に管理する方法としてSOX療法は開発された．第Ⅰ/Ⅱ相試験[1]ではDay 1のオキサリプラチンは単独使用で有効性が示された130 mg/m^{2}で設定され，S-1も単独投与と同じ用量で14日間投与，7日間休薬として有効性および認容性が報告された．一方，副作用のプロファイルは同じく経口フッ化ピリミジン製剤を使用したCAPOX療法と異なり，血小板減少の遷延による中止例が多かった．続くSOX＋ベバシズマブ療法の有効性を検証したSOFT試験[2]では減量基準を工夫することでdose intensityの低下を防ぐことができたため，用量は変更せずに現在に至っている．切除不能進行・再発大腸癌の治療として使用されるが，米国ではS-1が使用認可されていないたややエビデンスに乏しい．また，補助化学療法としての有効性は示されていない．SOX療法の理解をより深めるため，使用するS-1，オキサリプラチンについてそれぞれ概要を説明しておく．

a．S-1

　本邦で開発された経口フッ化ピリミジン製剤で，5-FUのプロドラッグであるテガフールを主成分として，肝臓でのDPDによる5-FUの分解を阻害するギメラシルと消化器毒性を軽減するオテラシルを配合した製剤である．同じ経口フッ化ピリミジン製剤であるカペシタビンとは副作用のプロファイルが異なり，手足症候群は少ないものの血液毒性が出やすい傾向にある．詳細は「J．S-1単剤療法」（p.95）を参照されたい．

b．オキサリプラチン

　FOLFOX療法でも使用されている白金製剤である．作用機序は他の白金製剤と同様だが，大腸癌に強い抗腫瘍活性をもつ．シスプラチンと異なり腎障害は起きにくいが，末梢神経障害が強く出現する傾向がある．作用機序等の詳細は「A．FOLFOX療法」（p.50）で解説しているので参照されたい．

2 科学的根拠

　切除不能進行・再発大腸癌に対しては，まず2008年に報告された第Ⅰ/Ⅱ相試験[1]の結果より安全性が確認された．この試験は単アームであったものの治療効果はFOLFOX療法に劣るものではなかった．2012年には韓国からSOX療法とCAPOX療法を比較した第Ⅲ相試験で非劣性が示された[3]．さらに分子標的薬との併用として，本邦において第Ⅲ相試験（SOFT試験）でベバシズマブ＋SOX療法がベバシズマブ＋mFOLFOX6療法比較され非劣性が証明された[2]．一方，抗EGFR抗体については上乗せ効果が証明されておらず，併用は推奨されていない．

　術後補助化学療法については，本邦で行われたハイリスクStage Ⅲ結腸癌に対するUFT＋LV療法とSOX療法の比較試験（ACTS-CC02試験）[4]では，予定症例数に未達ではあったもののSOX療法の優越性は示されなかった．そのため，術後補助化学療法としてSOX療法を行うことは推奨されていない．

3 適格症例の選択

　SOX 療法は切除不能進行・再発大腸癌に対し使用される．経口剤と 3 週間ごとの点滴静注で運用が簡便な一方，経口剤のデメリットとして服薬コンプライアンスが悪い患者では多く飲みすぎる場合や休薬期間を理解できないこともあるので注意が必要である．

　切除不能進行・再発大腸癌では通常分子標的薬と併用されるが，抗 VEGF 抗体のみ推奨なので注意が必要である．一次治療，二次治療ともに使用されるが，一次治療への使用の例外として，MSI-H/dMMR 陽性の場合には免疫チェックポイント阻害薬，また *BRAF* V600E 遺伝子変異陽性の場合には FOLFOXIRI（＋ベバシズマブ）療法が選択可能である．なお，術後補助化学療法での使用は推奨されない．

4 実際の投与指示例（図 1）

　通院は Day 1 のオキサリプラチンの投与のみで 3 週間毎となる．分子標的薬を併用する際には制吐剤の前に投与する．薬剤投与量については，オキサリプラチンは FOLFOX 療法の 85 mg/m^2 より多く 130 mg/m^2 となるが，S-1 は単独療法と同じ用量となる．また，S-1 の有害事象には腎機能障害が影響するため，Ccr が 30～60 mL/分で一段階減量する．

　投与前の制吐剤はオキサリプラチンが中等度催吐性リスクにあたるため，5-HT$_3$ 受容体拮抗薬とデキサメタゾンを併用している．

5 副作用とそのマネジメント

　末梢神経障害，骨髄抑制，消化器障害が主な副作用となる．同じ経口フッ化ピリミジン製剤を使用した CAPOX 療法とは副作用のプロファイルが異なり，手足症候群がほぼみられない一方，血液

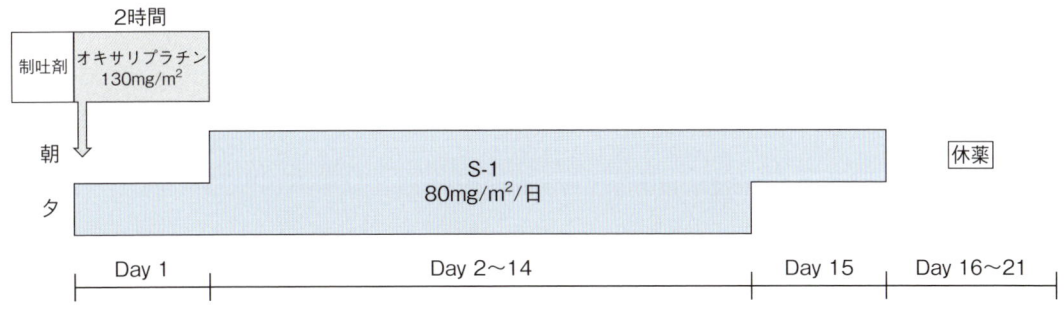

■抗癌薬処方例
①オキサリプラチン　130 mg/m^2＋5％ブドウ糖液 500 mL
　血管痛が強ければ 5％ブドウ糖液 250～500 mL を同時投与の追加を検討する．
②S-1 の Day 1 は夕から内服
　1.25 m^2 未満 80 mg/日，1.25～1.5 m^2 未満 100 mg/日，1.5 m^2 以上 120 mg/日
■制吐剤処方例
①注射剤：5-HT$_3$ 受容体拮抗薬＋デキサメタゾン 9.9 mg＋5％ブドウ糖液 50 mL（15 分）
　内　服：Day 2, 3（,4）デキサメタゾン 1 回 3.3 mg/朝・昼または 5-HT$_3$ 受容体拮抗薬
②注射剤：5-HT$_3$ 受容体拮抗薬＋デキサメタゾン 4.95 mg＋5％ブドウ糖液 50 mL
　内　服：Day 1 アプレピタント 125 mg 1 回（オキサリプラチン投与 1 時間前），Day 2, 3 アプレピタント 80 mg
　　　　　1 日 1 回
　　　　　＊内服はホスアプレピタント 150 mg 注で代用可．オキサリプラチン投与 1 時間前に 30 分かけて投与する．他の制吐剤と同時投与可．

図 1　SOX 療法のスケジュールと処方例

毒性に注意が必要となる．また，S-1特有の副作用である涙管閉塞による流涙は不可逆性となるため注意が必要である（詳細は「J．S-1単剤療法」p.95を参照）．末梢神経障害についてはオキサリプラチン特有の障害で，FOLFOX療法と同様のマネジメントとなる．消化器障害はFOLFOX療法より出やすい傾向にあることを念頭においておく．S-1の内服を続けると悪化するため，出現時は内服を中止するよう指導しておくことも重要である．

a．末梢神経障害

FOLFOX療法と同様のマネジメントを行う（「A．FOLFOX療法」を参照）（p.54）．

b．骨髄抑制

FOLFOX療法およびCAPOX療法より血小板減少が起こりやすい[2,3]．そのため，減量基準が若干異なり，Grade 2でオキサリプラチンのみ1段階減量となるため注意が必要である．血小板減少を含めた全ての血液毒性においてGrade 3出現時にはS-1とオキサリプラチン双方とも1段階減量となる．しかし，血液毒性は慢性的副作用のためGrade 2でも発生時には他の副作用も含めて減量や休薬期間の延長を考慮する．

c．消化器障害

FOLFOX療法およびCAPOX療法より下痢や食思不振が出やすい傾向にある[2,3]．悪心については，オキサリプラチンの投与量がmFOLFOX6の約1.5倍となっているため投与後数日遅れてくるピークがやや強く出ることが多い．また，S-1を14日間連続で内服するため，サイクル後半の対応が難しい．

ⅰ）下痢

Grade 1までは止痢剤（ロペラミド）で対応してもよいが，Grade 2以上の場合には内服を継続すると重篤化する恐れがあるので，あらかじめ患者に内服を中止するよう注意喚起しておく．Grade 2の場合には次回の投与量は回復程度により必ずしも減量は必要ないが，Grade 3の場合にはS-1，オキサリプラチンとも1段階減量する．

ⅱ）悪心・嘔吐

FOLFOX療法と同様のマネジメントを行う（「A．FOLFOX療法」を参照）（p.56）．

d．流涙

S-1特有の副作用で対処が遅れると不可逆性となるので注意が必要である．Grade 1であっても休薬・中止を検討し，流涙が止まらない場合には眼科医にコンサルトする．休薬により回復した場合，再開は1段階減量するが再燃には十分注意する．予防には1日5～6回の点眼を行う．

6 併用療法

切除不能進行・再発大腸癌に対しては通常分子標的薬と併用され，抗VEGF抗体には上乗せ効果が示されている[2]．一方，抗EGFR抗体の上乗せ効果は証明されておらず，また同じく経口フッ化ピリミジン製剤とオキサリプラチンを使用したCAPOX療法では消化器障害などの副作用の発現率が高かったことから，抗EGFR抗体との併用は推奨されない．抗VEGF抗体との併用についての詳細は「M．抗VEGF抗体薬併用療法」（p.115）の項目を参照されたい．

文　献

1) Yamada Y et al：Phase Ⅰ/Ⅱ study of oxaliplatin with oral S-1 as first-line therapy for patients with metastatic colorectal cancer. Br J Cancer 98：1034-1038, 2008
2) Yamada Y et al：Leucovorin, fluorouracil, and oxaliplatin plus bevacizumab versus S-1 and oxaliplatin plus bevacizumab in patients with metastatic colorectal cancer（SOFT）：an open-label, non-inferior-

ity, randomised phase 3 trial. Lancet Oncol 14：1278-1286, 2013
3) Hong YS et al：S-1 plus oxaliplatin versus capecitabine plus oxaliplatin for first-line treatment of patients with metastatic colorectal cancer：a randomised, non-inferiority phase 3 trial. Lancet Oncol 13：1125-1132, 2012
4) Watanabe J et al：S-1 and oxaliplatin versus tegafur-uracil and leucovorin as post-operative adjuvant chemotherapy in patients with high-risk stage Ⅲ colon cancer：updated 5-year survival of the phase Ⅲ ACTS-CC 02 trial. ESMO Open 6：100077, 2021

II 各論

D FOLFIRI 療法

1 レジメンの特徴

　フッ化ピリミジン系代謝拮抗薬のフルオロウラシル（fluorouracil；5-FU），およびレボホリナート（calcium levofolinate；*l*-LV）に加えてトポイソメラーゼ I 阻害薬であるイリノテカン（irinotecan；IRI）を併用するレジメンである．*l*-LV は葉酸であり単独での抗腫瘍効果はなく，高用量で投与することにより 5-FU の作用を増強する．

　5-FU 急速静注後の持続投与時間が 46 時間と長いため，中心静脈ポート（CV ポート）を留置したうえで携帯輸液ポンプを使用して投与することが多い．切除不能進行・再発大腸癌に対する治療法であり，1 コース 2 週間ごとの投与で病勢増悪または許容できない有害事象を認めるまで繰り返し投与を行う．

　本レジメンに特徴的な副作用として IRI による下痢が挙げられる．腸管狭窄，閉塞，麻痺をきたしている，大量の胸腹水を有している，黄疸がある，あるいは間質性肺炎，肺線維症がある患者では IRI の投与が禁忌となるため注意が必要である．

　また，*UGT1A1* 遺伝子多型である *UGT1A1**6 または *UGT1A1**28 のホモ接合体，複合ヘテロ接合体を有する患者では，IRI の活性代謝産物である SN-38 を不活化するグルクロン酸転移酵素（UGT）の活性低下により IRI の排泄遅延をきたすことが報告されている．これにより IRI の毒性（特に好中球減少や下痢）が増強することが報告されているため，治療前に *UGT1A1**6 および *28 遺伝子型を測定し，いずれかのホモ接合体や両者の複合ヘテロ接合体を有する患者では IRI の減量開始が望ましい．

2 科学的根拠

　切除不能進行・再発大腸癌に対する一次治療としての *l*-LV/5-FU への IRI の併用を検証する第 III 相試験が行われ，IRI 併用群において奏効率（49% vs 31%），無増悪生存期間（中央値 6.7 ヵ月 vs. 4.4 ヵ月），全生存期間（中央値 17.4 ヵ月 vs. 14.1 ヵ月）が有意に延長することを示した[1]．

　また，ランダム化第 II 相試験である V308（GERCOR）試験において，切除不能進行・再発大腸癌に対して一次治療 FOLFIRI 療法→二次治療 FOLFOX6 療法と一次治療 FOLFOX 療法→二次治療 FOLFIRI 療法の両逐次治療を比較したところ，全生存期間はそれぞれ中央値 21.5 ヵ月，20.6 ヵ月と両群とも同程度の成績であった[2]．

　その後，WJOG4407G 試験（第 III 相試験）において切除不能進行・再発大腸癌における一次治療として FOLFIRI＋ベバシズマブ療法の FOLFOX6＋ベバシズマブ療法に対する非劣勢が検証され，主要評価項目である無増悪生存期間は FOLFIRI＋ベバシズマブ群で中央値 12.1 ヵ月，FOLFOX＋ベバシズマブ群で中央値 10.7 ヵ月（HR 0.905，p＝0.003［非劣勢］），副次評価項目である全生存期間は中央値 31.4 ヵ月 vs. 30.1 ヵ月（HR 0.990）であり FOLFIRI＋ベバシズマブ療法の FOLFOX＋ベバシズマブ療法に対する非劣勢が示された[3]．ベバシズマブ以外の血管新生阻害薬であるラムシルマブ，アフリベルセプトに関しても既治療（オキサリプラチンベースの化学療法後）の切除不能進行・再発大腸癌に対する FOLFIRI 療法への併用の有効性，安全性を検証する第 III 相試験がそれぞれ実施され，いずれの薬剤においても併用群で全生存期間の延長が確認された（ラムシルマブ併

用群 vs. プラセボ群；全生存期間中央値 13.3 ヵ月 vs. 11.7 ヵ月，HR 0.844．アフリベルセプト併用群 vs. プラセボ群；全生存期間中央値 13.50 ヵ月 vs. 12.06 ヵ月，HR 0.817)[4,5].

　また，抗 EGFR 抗体薬との併用療法の有効性についても検討されている．CRYSTAL 試験（第Ⅲ相試験）では切除不能進行・再発大腸癌における一次治療での FOLFIRI ＋セツキシマブ療法と FOLFIRI 療法が比較され，*KRAS* 野生型の患者において FOLFIRI ＋セツキシマブ療法群で良好な無増悪生存期間（中央値 9.9 ヵ月 vs. 8.7 ヵ月，HR 0.68，p = 0.02），全生存期間（中央値 24.9 ヵ月 vs. 21.0 ヵ月，ハザード比 0.84）および奏効率（59.3% vs. 43.2%）を認めた[6]．二次治療での FOLFIRI ±パニツムマブ療法を検証した 20050181 試験ではパニツムマブ併用療法群において無増悪生存期間（中央値 5.9 ヵ月 vs. 3.9 ヵ月，HR 0.73，p = 0.004）および客観的奏効率（35% vs. 10%，p < 0.001）は有意に良好であったが，全生存期間の延長は証明できなかった（14.5 ヵ月 vs. 12.5 ヵ月，HR 0.85，p = 0.12)[7].

3 適格症例の選択

　本レジメンは薬物療法が適応となる（Fit），切除不能進行再発大腸癌症例の一次治療あるいは二次治療で用いられる．

4 実際の投与指示例

　FOLFIRI 療法の投与指示例を図1に示す．2 週間を 1 サイクルとし，病勢増悪・毒性中止まで投与継続する．

　血管新生阻害薬と併用する場合の投与指示例を図2〜4に示す．いずれのレジメンも 2 週間を 1 サイクルとし，病勢増悪・毒性中止まで投与継続する．

　抗 EGFR 抗体薬と併用する場合の投与指示例を図5, 6に示す．いずれのレジメンも 2 週間を 1 サイクルとし，病勢増悪・毒性中止まで投与継続する．

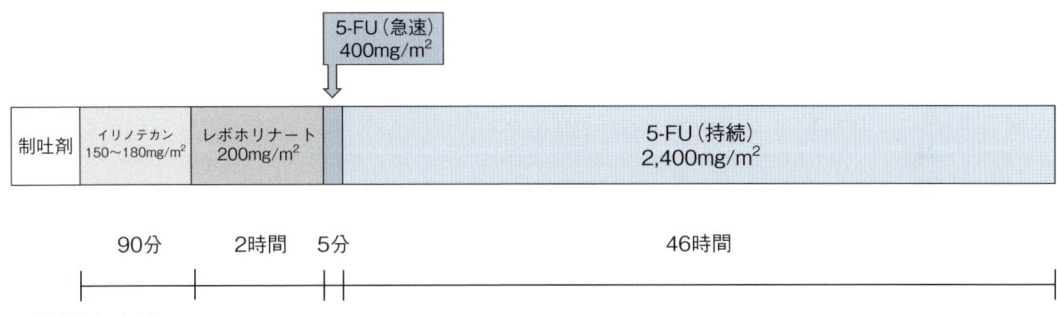

■抗癌薬処方例
①イリノテカン　　　150〜180 mg/m² ＋5% ブドウ糖液 250 mL
②レボホリナート　　200 mg/m² ＋5% ブドウ糖液 250 mL
③5-FU（急速）　　　400 mg/m² ＋5% ブドウ糖液　50 mL
④5-FU（持続）　　　2,400 mg/m² ＋注射用蒸留水　総量 230 mL になるよう調製
5-FU（持続）はインフューザーで投与．イリノテカンの海外の標準用量は 180 mg/m² であり当院でも同用量を採用しているが，本邦では一般的に 150 mg/m² が使用されている．*UGT1A1* 遺伝子多型がホモ，ダブルヘテロの場合，Grade 3 以上の好中球数減少の発現頻度が高くなるため，イリノテカンを減量（150 mg/m²）して投与している．
■制吐剤処方例
注射剤：5-HT₃ 受容体拮抗薬 ＋デキサメタゾン 6.6 mg ＋生理食塩水 50 mL（15 分）
内服　：Day 2, 3 デキサメタゾン 1 回 4 mg/朝・昼（5-HT₃受容体拮抗薬としてパロノセトロンを使用する場合は省略可能）

図1　FOLFIRI 療法

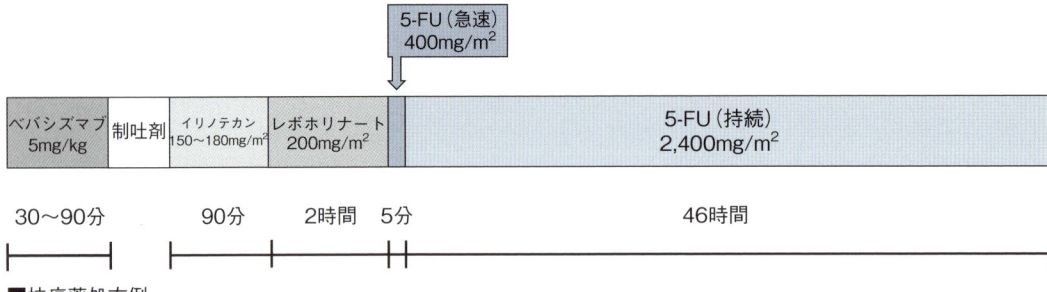

■抗癌薬処方例
①ベバシズマブ　　　　5 mg/kg＋生理食塩水　　100 mL
②イリノテカン　　　　150～180 mg/m²＋5％ブドウ糖液 250 mL
③レボホリナート　　　　200 mg/m²＋5％ブドウ糖液 250 mL
④5-FU（急速）　　　　400 mg/m²＋5％ブドウ糖液　50 mL
⑤5-FU（持続）　　　　2,400 mg/m²＋注射用蒸留水　総量 230 mL になるよう調製

5-FU（持続）はインフューザーで投与．イリノテカンの海外の標準用量は 180 mg/m²であり当院でも同用量を採用しているが，本邦では一般的に 150 mg/m²が使用されている．*UGT1A1* 遺伝子多型がホモ，ダブルヘテロの場合，Grade 3 以上の好中球数減少の発現頻度が高くなるため，イリノテカンを減量（150 mg/m²）して投与している．

■制吐剤処方例
注射剤：5-HT₃受容体拮抗薬＋デキサメタゾン 6.6 mg＋生理食塩水 50 mL（15 分）
内服　：Day 2, 3 デキサメタゾン 1 回 4 mg/朝・昼（5-HT₃受容体拮抗薬としてパロノセトロンを使用する場合は省略可能）

図 2　FOLFIRI＋ベバシズマブ療法

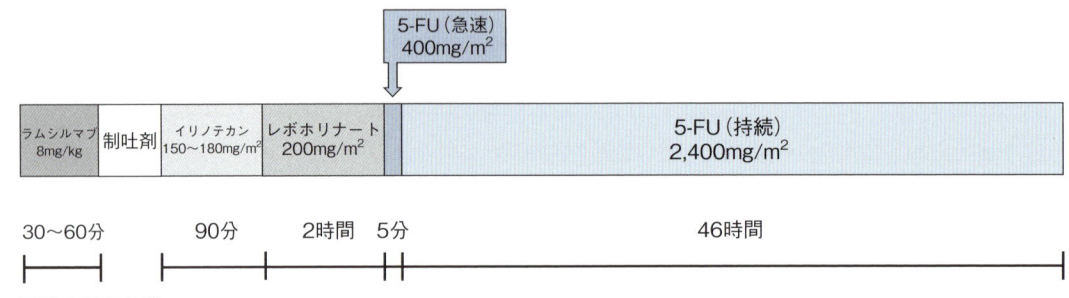

■抗癌薬処方例
①ラムシルマブ　　　　8 mg/kg＋生理食塩水　　250 mL（初回投与は 1 時間，2 回目以降は 30 分で投与）
②イリノテカン　　　　150～180 mg/m²＋5％ブドウ糖液 250 mL
③レボホリナート　　　　200 mg/m²＋5％ブドウ糖液 250 mL
④5-FU（急速）　　　　400 mg/m²＋5％ブドウ糖液　50 mL
⑤5-FU（持続）　　　　2,400 mg/m²＋注射用蒸留水　総量 230 mL になるよう調製

5-FU（持続）はインフューザーで投与．イリノテカンの海外の標準用量は 180 mg/m²であり当院でも同用量を採用しているが，本邦では一般的に 150 mg/m²が使用されている．*UGT1A1* 遺伝子多型がホモ，ダブルヘテロの場合，Grade 3 以上の好中球数減少の発現頻度が高くなるため，イリノテカンを減量（150 mg/m²）して投与している．

■制吐剤処方例
注射剤：5-HT₃受容体拮抗薬＋デキサメタゾン 6.6 mg＋生理食塩水 50 mL（15 分）
内服　：Day 2, 3 デキサメタゾン 1 回 4 mg/朝・昼（5-HT₃受容体拮抗薬としてパロノセトロンを使用する場合は省略可能）

図 3　FOLFIRI＋ラムシルマブ療法

5 副作用とそのマネジメント

a．下痢

早発性下痢および遅発性下痢に分けられる．

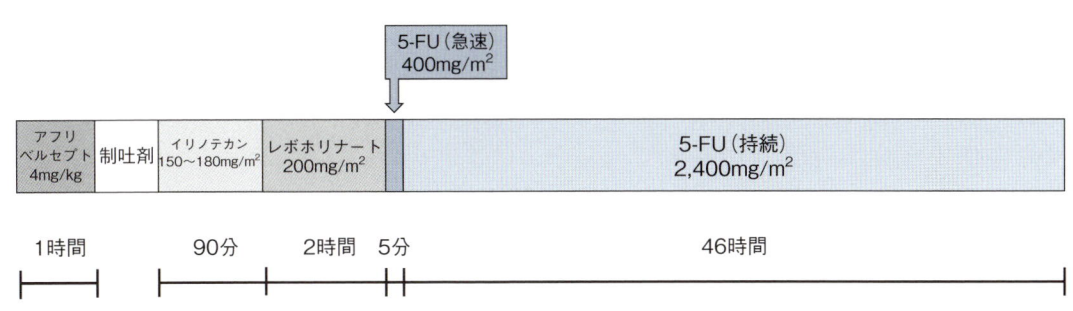

■抗癌薬処方例
①アフリベルセプト 4 mg/kg＋生理食塩水　100 mL
②イリノテカン　　　150〜180 mg/m²＋5％ブドウ糖液 250 mL
③レボホリナート　　　200 mg/m²＋5％ブドウ糖液 250 mL
④5-FU（急速）　　　400 mg/m²＋5％ブドウ糖液　50 mL
⑤5-FU（持続）　　　2,400 mg/m²＋注射用蒸留水　総量 230 mL になるよう調製

5-FU（持続）はインフューザーで投与．イリノテカンの海外の標準用量は 180 mg/m²であり当院でも同用量を採用しているが，本邦では一般的に 150 mg/m²が使用されている．*UGT1A1* 遺伝子多型がホモ，ダブルヘテロの場合，Grade 3 以上の好中球数減少の発現頻度が高くなるため，イリノテカンを減量（150 mg/m²）して投与している．

■制吐剤処方例
注射剤：5-HT₃受容体拮抗薬＋デキサメタゾン 6.6 mg＋生理食塩水 50 mL（15 分）
内服　：Day 2, 3 デキサメタゾン 1 回 4 mg/朝・昼（5-HT₃受容体拮抗薬としてパロノセトロンを使用する場合は省略可能）

図4　FOLFIRI＋アフリベルセプト療法

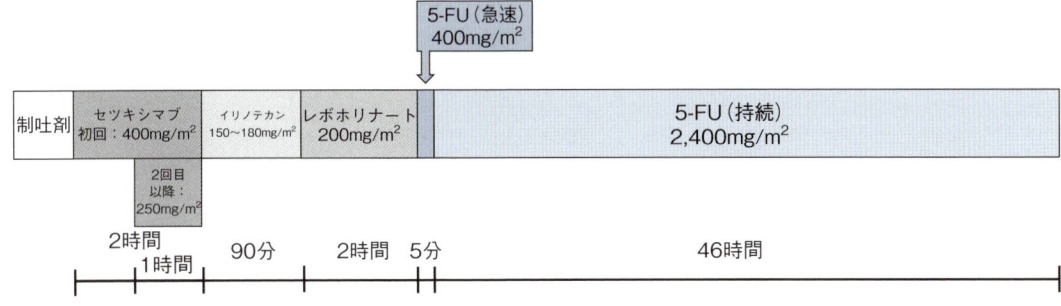

■抗癌薬処方例
①セツキシマブ*　　　250 mg/m²（初回のみ 400 mg/m²）＋生理食塩水 100 mL
②イリノテカン　　　150〜180 mg/m²＋5％ブドウ糖液 250 mL
③レボホリナート　　　200 mg/m²＋5％ブドウ糖液 250 mL
④5-FU（急速）　　　400 mg/m²＋5％ブドウ糖液　50 mL
⑤5-FU（持続）　　　2,400 mg/m²＋注射用蒸留水　総量 230 mL になるよう調製

5-FU（持続）はインフューザーで投与．イリノテカンの海外の標準用量は 180 mg/m²であり当院でも同用量を採用しているが，本邦では一般的に 150 mg/m²が使用されている．*UGT1A1* 遺伝子多型がホモ，ダブルヘテロの場合，Grade 3 以上の好中球数減少の発現頻度が高くなるため，イリノテカンを減量（150 mg/m²）して投与している．
＊セツキシマブは Day 1, 8 での投与．隔週投与の場合，セツキシマブ 500 mg/m²，2 時間，2 週ごとに投与する．

■制吐剤処方例
注射剤：5-HT₃受容体拮抗薬＋デキサメタゾン 6.6 mg＋生理食塩水 50 mL（15 分）
内服　：Day 2, 3 デキサメタゾン 1 回 4 mg/朝・昼（5-HT₃受容体拮抗薬としてパロノセトロンを使用する場合は省略可能）
上記に加えてインフュージョン・リアクション予防に d−クロルフェニラミンマレイン酸塩 5 mg も同時に投与

図5　FOLFIRI＋セツキシマブ療法

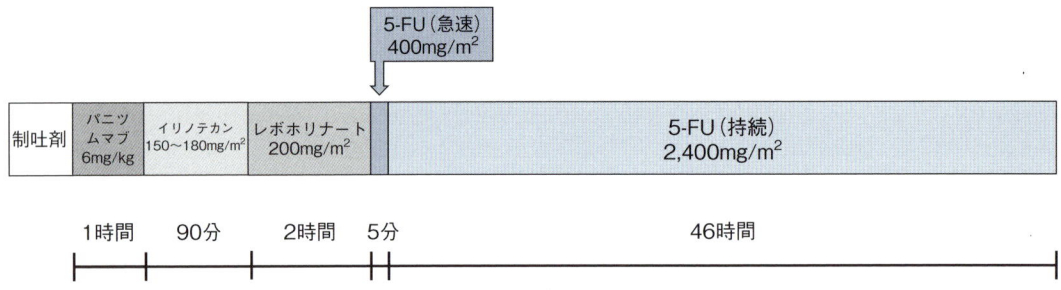

■抗癌薬処方例
①パニツムマブ　　　　6 mg/kg＋生理食塩水　100 mL
②イリノテカン　　　　150〜180 mg/m²＋5%ブドウ糖液 250 mL
③レボホリナート　　　200 mg/m²＋5%ブドウ糖液 250 mL
④5-FU（急速）　　　　400 mg/m²＋5%ブドウ糖液　50 mL
⑤5-FU（持続）　　　　2,400 mg/m²＋注射用蒸留水　総量 230 mL になるよう調製
5-FU（持続）はインフューザーで投与．イリノテカンの海外の標準用量は 180 mg/m²であり当院でも同用量を採用しているが，本邦では一般的に 150 mg/m²が使用されている．*UGT1A1* 遺伝子多型がホモ，ダブルヘテロの場合，Grade 3 以上の好中球数減少の発現頻度が高くなるため，イリノテカンを減量（150 mg/m²）して投与している．
■制吐剤処方例
注射剤：5-HT₃受容体拮抗薬＋デキサメタゾン 6.6 mg＋生理食塩水 50 mL（15 分）
内服　：Day 2，3 デキサメタゾン 1 回 4 mg/朝・昼（5-HT₃受容体拮抗薬としてパロノセトロンを使用する場合は省略可能）

図 6　FOLFIRI＋パニツムマブ療法

　ⅰ）早発性下痢
　IRI のコリン作動作用により投与 24 時間以内に起こる副交感神経刺激が原因の下痢であり，対応としては抗コリン薬（硫酸アトロピンやブチルスコポラミン）の投与を行う．早発性下痢を認めた場合は，次コースより IRI 投与前に抗コリン薬の予防投与を行う．コリン作動作用として下痢以外に発汗や腹痛という症状がみられることもあり注意を要する．
　ⅱ）遅発性下痢
　SN-38 による腸管粘膜障害が原因とされており，止痢薬（ロペラミドなど）を投与する．また，*UGT1A1* 遺伝子多型をもつ患者では好中球数減少だけではなく Grade 3 以上の下痢の発症が多いという報告もあり，IRI の減量を検討する．当院では *UGT1A1* 遺伝子多型を有する患者の場合，IRI 150 mg/m²以下で開始している．

b．血液毒性
・好中球減少：投与開始 Day 7〜10 に出現することが多く，特に *UGT1A1* 遺伝子多型を持つ患者では Grade 3 以上の好中球数減少をきたす頻度が上昇すると報告されている．好中球数減少 Grade 4，発熱性好中球減少症 Grade 3 以上を認めた場合には次コースから減量を行う．

c．悪心・嘔吐
　IRI は中等度催吐性リスクに分類されており，特に Day 3〜7 での出現頻度が高い．症状出現時にはメトクロプラミドやドンペリドンなどの追加の制吐剤で対応し，前投薬の制吐剤の効果が不十分な際には高度催吐性リスクの抗癌薬に準じた前投薬を検討する．

　各コースの開始基準，薬剤の休止/減量基準および減量方法を**表 1〜4** に示す．

6　併用療法

　FOLFIRI 療法に血管新生阻害薬を併用する FOLFIRI＋ベバシズマブ/ラムシルマブ/アフリベル

表1 各コース開始基準

項目	コース開始基準（すべて満たす）
ECOG PS	0-1
好中球数	$\geqq 1,500/mm^3$
血小板数	$\geqq 7.5 \times 10^4/mm^3$
総ビリルビン	$\leqq 1.5\,mg/dL$
AST/ALT	$\leqq 100\,U/L$（肝転移を有する患者では$\leqq 150\,U/L$）
血清クレアチニン	$\leqq 1.5\,mg/dL$
口腔粘膜炎，皮疹	$\leqq$Grade 0-1
悪心，嘔吐，下痢	$\leqq$Grade 0-1

表2 休止/減量基準

項目	治療変更基準	薬剤投与中に左の基準に該当した場合の対応	次コースの対応 5-FU（持続静注）	5-FU（急速静注）	IRI
好中球数	$<1,200/mm^3$	全薬剤を休止	減量しない	減量しない	減量しない
	$<500/mm^3$		1段階減量	1段階減量	1段階減量
血小板数	$<7.5 \times 10^4/mm^3$	全薬剤を休止	減量しない	減量しない	減量しない
	$<5.0 \times 10^1/mm^3$		1段階減量	1段階減量	1段階減量
総ビリルビン	$>1.5\,mg/dL$	全薬剤を休止	減量しない	減量しない	減量しない
	$>3.6\,mg/dL$		1段階減量	1段階減量	1段階減量
AST/ALT	$>100\,U/L$	全薬剤を休止	減量しない	減量しない	減量しない
	$>200\,U/L$		1段階減量	1段階減量	1段階減量
血清クレアチニン	$>1.5\,mg/dL$	全薬剤を休止	減量しない	減量しない	減量しない
発熱性好中球減少症	Grade 3	全薬剤を休止	1段階減量	1段階減量	1段階減量
口腔粘膜炎・皮疹※	Grade 2	全薬剤を休止	減量しない	減量しない	減量しない
	Grade 3		1段階減量	1段階減量	減量しない
食欲不振，悪心，嘔吐，下痢	Grade 2	全薬剤を休止	減量しない	減量しない	減量しない
	Grade 3		1段階減量	1段階減量	1段階減量
その他非血液毒性	Grade 2	全薬剤を休止	減量しない	減量しない	減量しない
	Grade 3		1段階減量	1段階減量	1段階減量

※口腔粘膜炎/皮疹 Grade 3 以上が生じた場合は，5-FU のみ1段階減量

表3 5-FU の減量方法

5-FU 投与量（mg/m^2）	開始用量	1段階減量	2段階減量
急速静注	400	300	200
持続投与	2,400	2,000	1,600

表 4 IRI の減量方法

減量レベル	開始用量	1 段階減量	2 段階減量
IRI 投与量（mg/m^2）	150〜180	120〜150	100〜120

セプト療法や，抗 EGFR 抗体薬を併用する FOLFIRI ＋ セツキシマブ/パニツムマブ療法が確立されている（詳細はそれぞれの項目を参照）.

7 症例提示

■71 歳男性，大腸癌，肝，副腎転移，腹膜播種

身長 160 cm，体重 46 kg．PS1．貧血精査のための下部消化管内視鏡検査を契機に診断された S 状結腸癌，肝，副腎転移，腹膜播種（*RAS/BRAF* 野生型，MSS）に対して，X-2 年 9 月より一次治療の FOLFOX ＋ パニツムマブ療法を開始した．画像評価で腫瘍縮小があり PR（partial response）と判定し投与を継続していたが，X 年 1 月に肝，右副腎転移の増大および腹膜播種の増悪があり PD（progressive disease）と判定した.

X 年 2 月より二次治療の FOLFIRI ＋ ベバシズマブ療法を開始，治療開始前に測定した *UGT1A1* 遺伝子多型検査で*6 ホモ接合体であり IRI は 150 mg/m^{2}で投与を開始した.

2 コース 13 日目より水様性下痢（Grade 3）および食欲不振（Grade 2）を認めたため，次コースの投与は延期し入院で補液を行い軽快した．治療再開時，IRI 120 mg/m^2，5-FU 急速静注 300 mg/m^2，持続静注 2,000 mg/m^{2}と減量し，以降特記すべき有害事象を認めず治療を継続できた．3 コース終了後の画像評価で SD（stable disease），6 コース終了後の画像評価で PR と判定し投与を継続していたが，X 年 9 月の画像評価で肝転移の増大を認め，PD と判定し投与は終了した.

その後，全身状態の低下もあり薬物療法は終了，BSC の方針となった.

文　献

1) Douillard JY et al：Irinotecan combined with fluorouracil compared with fluorouracil alone as first-line treatment for metastatic colorectal cancer：a multicentre randomised trial. Lancet 355：1041-1047, 2000

2) Tournigand C et al：FOLFIRI followed by FOLFOX6 or the reverse sequence in advanced colorectal cancer：a randomized GERCOR study. J Clin Oncol 22：229-237, 2004

3) Yamazaki K et al：Randomized phase Ⅲ study of bevacizumab plus FOLFIRI and bevacizumab plus mFOLFOX6 as first-line treatment for patients with metastatic colorectal cancer（WJOG4407G）. Ann Oncol 27：1539-1546, 2016

4) Tabernero J et al：Ramucirumab versus placebo in combination with second-line FOLFIRI in patients with metastatic colorectal carcinoma that progressed during or after first-line therapy with bevacizumab, oxaliplatin, and a fluoropyrimidine（RAISE）：a randomised, double-blind, multicentre, phase 3 study. Lancet Oncol 16：499-508, 2015

5) Van Cutsem et al：Addition of aflibercept to fluorouracil, leucovorin, and irinotecan improves survival in a phase Ⅲ randomized trial in patients with metastatic colorectal cancer previously treated with an oxaliplatin-based regimen. J Clin Oncol 30：3499-3506, 2012

6) Van Cutsem E et al：Cetuximab and chemotherapy as initial treatment for metastatic colorectal cancer. N Engl J Med 360：1408-1417, 2009

7) Peeters M et al：Randomized phase Ⅲ study of panitumumab with fluorouracil, leucovorin, and irinotecan（FOLFIRI）compared with FOLFIRI alone as second-line treatment in patients with metastatic colorectal cancer. J Clin Oncol 28：4706-4713, 2010

Ⅱ　各論

E　IRIS 療法

1　レジメンの特徴

　フッ化ピリミジン系代謝拮抗薬の S-1（経口抗癌薬）に加えてトポイソメラーゼⅠ阻害薬である
イリノテカン（irinotecan；IRI）を併用するレジメンである．

　切除不能進行・再発大腸癌に対する治療法であり，本レジメンでは中心静脈ポート，インフュー
ザーポンプを必要とせず，外来通院での投与が可能である．1 コース 3〜4 週間ごとのレジメンで，
病勢増悪まで繰り返し投与を行う．

　腸管狭窄，閉塞，麻痺をきたしている，大量の胸腹水を有している，黄疸がある，あるいは間質
性肺炎，肺線維症がある患者では IRI の投与が禁忌となるため注意が必要である．

　また，UGT1A1 遺伝子多型である UGT1A1*6 または UGT1A1*28 のホモ接合体，複合ヘテロ
接合体を有する患者では，IRI の活性代謝産物である SN-38 を不活化するグルクロン酸転移酵素
（UGT）の活性低下により IRI の排泄遅延をきたすことが報告されている．これにより IRI の毒性
（特に好中球減少や下痢）が増強することが報告されているため，治療前に UGT1A1*6 および*28
遺伝子型を測定し，いずれかのホモ接合体や両者の複合ヘテロ接合体を有する患者では IRI の減量
開始が望ましい．

2　科学的根拠

　切除不能進行・再発大腸癌の二次治療における，IRIS 療法の FOLFIRI 療法に対する非劣勢を検
証する第Ⅱ/Ⅲ相試験（FIRIS 試験）が行われた．同試験におけるレジメンは IRI 125 mg/m^2（Day
1, 15），S-1 40〜60 mg/回 1 日 2 回（体表面積に応じて，Day 1〜14 服用）を 4 週間ごと投与と規
定されており，主要評価項目である無増悪生存期間の中央値は IRIS 群で 5.8 ヵ月，FOLFIRI 群で
5.1 ヵ月（HR 1.077, 95%CI 0.879-1.319）と IRIS 療法の FOLFIRI 療法に対する非劣勢が示された[1]．

　一次治療における IRIS＋ベバシズマブ併用療法の安全性，有効性を検討した第Ⅱ相試験では IRI
の用量は安全性の観点から 100 mg/m^{2}に設定された．Grade 3 以上の有害事象は好中球減少（27%），
高血圧（21%），下痢（17%）であり，奏効率は 57.7%，無増悪生存期間中央値は 16.7 ヵ月であっ
た[2]．

　その後，切除不能進行・再発大腸癌の一次治療における，S-1＋IRI＋ベバシズマブ療法の
FOLFOX/CAPOX＋ベバシズマブ療法に対する非劣勢を検証する第Ⅲ相試験（TRICOLORE 試験）
が行われた．3 週毎あるいは 4 週毎投与が選択可能で，3 週毎のレジメンは IRI 150 mg/m^2（Day
1），ベバシズマブ 7.5 mg/kg（Day 1），S-1 40〜60 mg/回 1 日 2 回（体表面積に応じて，Day 1〜
14 服用），4 週毎のレジメンは IRI 100 mg/m^2（Day 1, 15），ベバシズマブ 5 mg/kg（Day 1, 15），
S-1 40〜60 mg/回 1 日 2 回（体表面積に応じて，Day 1〜14 服用）であった．主要評価項目である
無増悪生存期間は試験治療群で中央値 14.0 ヵ月，コントロール群で中央値 10.8 ヵ月（HR 0.84, 95%
CI 0.70-1.02）と試験治療群の非劣勢が示された．全生存期間中央値は試験治療群で 34.9 ヵ月，コン
トロール群で 33.6 ヵ月であった（HR 0.86, p＜0.0001［非劣勢］）．有害事象は試験治療群で Grade
3 以上の白血球減少（8.8% vs. 2.5%），好中球減少（24.3% vs. 13.6%），発熱性好中球減少症（3.3%
vs. 0%），血栓症（3.8% vs. 0.8%），下痢（13.4% vs. 6.6%）が多い結果であったが，忍容性は良好

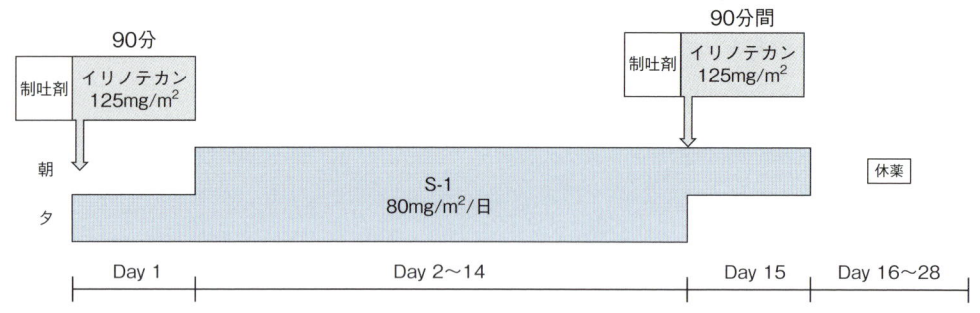

■抗癌薬処方例
①イリノテカン　　　125 mg/m^2＋5％ブドウ糖液 250 mL
S-1 の Day 1 は夕から内服
1.25 m^{2}未満 80 mg/日，1.25〜1.5 m^{2}未満 100 mg/日，1.5 m^{2}以上 120 mg/日
■制吐剤処方例
注射剤：5-HT$_3$受容体拮抗薬＋デキサメタゾン 6.6 mg＋生理食塩水 100 mL（15 分）
内服　：Day 2, 3 デキサメタゾン 1 回 4 mg/朝・昼（5-HT$_3$受容体拮抗薬としてパロノセトロンを使用する場合は省略可能）

図1　IRIS 療法

であった[3]．

3 適格症例の選択

　本レジメンは薬物療法が適応となる（Fit），切除不能進行・再発大腸癌症例の一次治療あるいは二次治療で用いられる．

4 実際の投与指示例

　IRIS 療法の投与指示例を図1に示す．4 週間を 1 サイクルとし，病勢増悪・毒性中止まで投与継続する．

　血管新生阻害薬と併用する場合の投与指示例を図2に示す．3 週間毎レジメンと 4 週間毎レジメンがあり，いずれも病勢増悪・毒性中止まで投与継続する．

5 副作用とそのマネジメント

a．下痢

　本レジメンで最も注意を要する副作用の 1 つである．マネジメントは FOLFIRI 療法と同様である．

b．血液毒性

・好中球減少：投与開始 Day 7〜10 に出現することが多く，特に *UGT1A1* 遺伝子多型をもつ患者では Grade 3 以上の好中球減少をきたす頻度が上昇すると報告されている．好中球減少 Grade 4，発熱性好中球減少症 Grade 3 以上を認めた場合には次コースから減量を行う．

c．悪心・嘔吐

　IRI は中等度催吐性リスクに分類されており，特に Day 3〜7 での出現頻度が高い．症状出現時にはメトクロプラミドやドンペリドンなどの追加の制吐剤で対応し，前投薬の制吐剤の効果が不十分な際には高度催吐性リスクの抗癌薬に準じた前投薬を検討する．

　各コースの開始基準，薬剤の休止/減量基準および減量方法を表1〜4に示す．

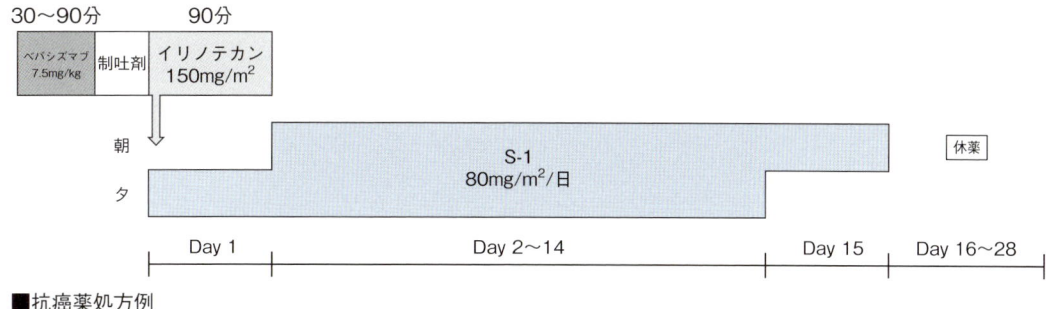

■抗癌薬処方例
①ベバシズマブ　　7.5 mg/m² ＋　生理食塩水 100 mL
②イリノテカン　　150 mg/m²＋5％ブドウ糖液 250 mL
②S-1 の Day 1 は夕から内服
　1.25 m²未満 80 mg/日，1.25〜1.5 m²未満 100 mg/日，1.5 m²以上 120 mg/日
■制吐剤処方例
注射剤：5-HT₃受容体拮抗薬＋デキサメタゾン 6.6 mg＋生理食塩水 100 mL（15 分）
内服　：Day 2, 3 デキサメタゾン 1 回 4 mg/朝・昼（5-HT₃受容体拮抗薬としてパロノセトロンを使用する場合は
　　　　省略可能）

図 2a　SIRB 療法（3 週間毎レジメン）

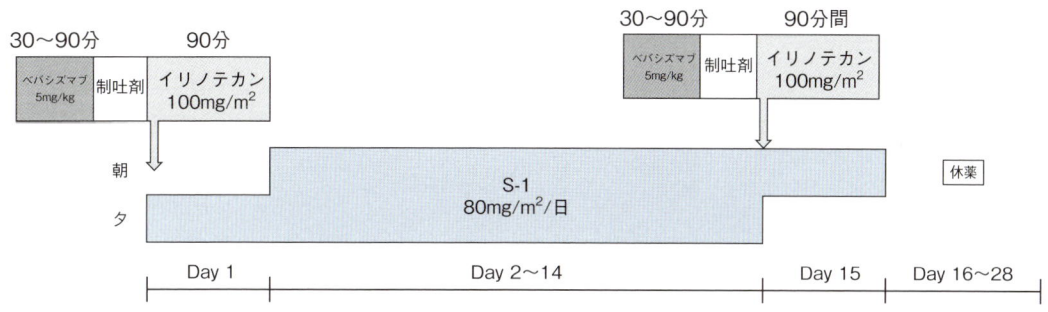

■抗癌薬処方例
①ベバシズマブ　　5 mg/m²　＋　生理食塩水 100 mL
②イリノテカン　　100 mg/m²＋5％ブドウ糖液 250 mL
②S-1 の Day 1 は夕から内服
　1.25 m²未満 80 mg/日，1.25〜1.5 m²未満 100 mg/日，1.5 m²以上 120 mg/日
■制吐剤処方例
注射剤：5-HT₃受容体拮抗薬＋デキサメタゾン 6.6 mg＋生理食塩水 100 mL（15 分）
内服　：Day 2, 3 デキサメタゾン 1 回 4 mg/朝・昼（5-HT₃受容体拮抗薬としてパロノセトロンを使用する場合は
　　　　省略可能）

図 2b　IRIS＋ベバシズマブ療法（4 週間毎レジメン）

表1 各コース開始基準

項目	コース開始基準（すべて満たす）
ECOG PS	0-1
好中球数	$\geq 1,500/mm^3$
血小板数	$\geq 7.5 \times 10^4/mm^3$
総ビリルビン	$\leq 1.5\,mg/dL$
AST/ALT	$\leq 100\,U/L$（肝転移を有する患者では $\leq 150\,U/L$）
血清クレアチニン	$\leq 1.5\,mg/dL$
口腔粘膜炎，皮疹	$\leq$ Grade 0-1
悪心，嘔吐，下痢	$\leq$ Grade 0-1

表2 休止/減量基準

項目	治療変更基準	薬剤投与中に左の基準に該当した場合の対応	次コースの対応	
			S-1	IRI
好中球数	$<1,200/mm^3$	全薬剤を休止	減量しない	減量しない
	$<500/mm^3$		1段階減量	1段階減量
血小板数	$<7.5 \times 10^4/mm^3$	全薬剤を休止	減量しない	減量しない
	$<5.0 \times 10^4/mm^3$		1段階減量	1段階減量
総ビリルビン	$>1.5\,mg/dL$	全薬剤を休止	減量しない	減量しない
	$>3.6\,mg/dL$		1段階減量	1段階減量
AST/ALT	$>100\,U/L$	全薬剤を休止	減量しない	減量しない
	$>200\,U/L$		1段階減量	1段階減量
血清クレアチニン	$>1.5\,mg/dL$	全薬剤を休止	減量しない	減量しない
発熱性好中球減少症	Grade 3	全薬剤を休止	1段階減量	1段階減量
食欲不振，悪心，嘔吐，下痢	Grade 2	全薬剤を休止	減量しない	減量しない
	Grade 3		1段階減量	1段階減量
その他非血液毒性	Grade 2	全薬剤を休止	減量しない	減量しない
	Grade 3		1段階減量	1段階減量

表3 S-1の減量方法 5-FUの減量方法

体表面積（m^2）	1回服用量（mg；下記用量を1日2回服用する）		
	開始用量	1段階減量	2段階減量
<1.25	40	—	—
1.25-1.50	50	40	—
>1.50	60	50	40

表 4　IRI の減量方法

IRI 投与量（mg/m^2）	開始用量	1 段階減量	2 段階減量
IRIS 療法	125	100	75
SIRB 療法（3 週毎レジメン）	150	120	100
IRIS＋ベバシズマブ療法（4 週毎レジメン）	100	80	60

6 併用療法

　IRIS 療法に血管新生阻害薬を併用する IRIS＋ベバシズマブ療法が確立されている（詳細は「M. 抗 VEGF 抗体薬併用療法」を参照）（p.115）.

7 症例提示

■ 43 歳女性，直腸癌，腹膜播種，肺，卵巣転移術後，リンパ節転移，腹膜播種再発

　身長 165 cm，体重 72 kg. PS 0. 血便を契機に診断された直腸癌，腹膜播種，肺，卵巣転移（*RAS* 変異型，MSS）に対して X-3 年 12 月に開腹低位前方切除術＋子宮全摘術＋両側付属器切除術＋大網部分切除術を，X-2 年 1 月に胸腔鏡下右中葉楔状切除術を施行した.

　X-2 年 3 月に術後補助化学療法目的で当科紹介，CAPOX 療法を 8 コース施行後のフォローアップの画像検索で肝門部リンパ節および腹膜播種再発と診断した（X-1 年 3 月）.

　中心静脈ポート造設は避けたいという希望もあり，X-1 年 5 月より IRIS＋ベバシズマブ療法（4 週毎レジメン）を開始した. 2 コース目 Day 15 の IRI 投与中にコリン作動作用症状（発汗，腹痛）が出現，ブチルスコポラミンを投与し症状は速やかに改善した. 次コースから前投薬にブスコパンを追加し同様の症状はみられずに経過した.

　3 コース終了後の画像評価で PR と判定，その後も腫瘍縮小が持続しており投与を継続していたが，15 コース終了後の画像評価で肝門部リンパ節の増大を認め PD と判定し投与は終了した（X 年 7 月）.

　その他 1 コース目に下痢（Grade 2），悪心（Grade 1），倦怠感（Grade 1）を認めたが，いずれも対症療法で改善し休薬や減量は要さなかった. 現在は四次治療継続中である.

文　献

1) Muro K et al：Irinotecan plus S-1（IRIS）versus fluorouracil and folinic acid plus irinotecan（FOLFIRI）as second-line chemotherapy for metastatic colorectal cancer：a randomised phase 2/3 non-inferiority study（FIRIS study）. Lancet Oncol 11：853-860, 2010

2) Komatsu Y et al：Phase Ⅱ study of combined chemotherapy with irinotecan and S-1（IRIS）plus bevacizumab in patients with inoperable recurrent or advanced colorectal cancer. Acta Oncol 51：867-872, 2012

3) Yamada Y et al：S-1 and irinotecan plus bevacizumab versus mFOLFOX6 or CapeOX plus bevacizumab as first-line treatment in patients with metastatic colorectal cancer（TRICOLORE）：a randomized, open-label, phase Ⅲ, noninferiority trial. Ann Oncol 29：624-631, 2018

II 各論

F CAPIRI 療法

1 レジメンの特徴

　フッ化ピリミジン系代謝拮抗薬のカペシタビン（経口抗癌薬：capecitabine；Cape）に加えてトポイソメラーゼ I 阻害薬であるイリノテカン（irinotecan；IRI）を併用するレジメンであり，XELIRI療法とも呼ばれる.

　切除不能進行・再発大腸癌に対する治療法であり，本レジメンでは中心静脈ポート，インフューザーポンプを必要とせず，外来通院での投与が可能である．1コース3週間ごとの投与で病勢増悪まで繰り返し投与を行う.

　本レジメンに特徴的な副作用として，FOLFIRI 療法と比べて消化器毒性（悪心，嘔吐，下痢，脱水）の発現頻度が高いことや，Cape による手足症候群発症のリスクが挙げられる．腸管狭窄，閉塞，麻痺をきたしている，大量の胸腹水を有している，黄疸がある，あるいは間質性肺炎・肺線維症がある患者では IRI の投与が禁忌となるため注意が必要である.

　また，*UGT1A1* 遺伝子多型である *UGT1A1**6 または *UGT1A1**28 のホモ接合体，複合ヘテロ接合体を有する患者では，IRI の活性代謝産物である SN-38 を不活化するグルクロン酸転移酵素（UGT）の活性低下により IRI の排泄遅延をきたすことが報告されている．これにより IRI の毒性（特に好中球減少や下痢）が増強することが報告されているため，治療前に *UGT1A1**6 および *28 遺伝子型を測定し，いずれかのホモ接合体や両者の複合ヘテロ接合体を有する患者では IRI の減量開始が望ましい.

2 科学的根拠

　切除不能進行・再発大腸癌患者を対象とし，一次治療としての IRI ＋フッ化ピリミジン系薬剤併用療法の3レジメン（FOLFIRI，IFL，CAPIRI）の有効性および安全性を検証した BICC-C 試験において CAPIRI 群（IRI［$250\ mg/m^2$，3週間毎］，Cape［$2000\ mg/m^2$/日，Day 1〜15 に服用，3週間毎]）では他の2群と比較して Grade 3 以上の悪心（18%），嘔吐（16%），下痢（48%），脱水（19%）が多くみられたため[1]，プロトコール改訂の際に CAPIRI 群の症例集積は中止された．それまでに試験に参加した 145 名における無増悪生存期間中央値は 5.8 ヵ月であり FOLFIRI 群（7.6 ヵ月）より不良であった（HR 1.36，p＝0.015）.

　その後に行われた CAPOX ＋ベバシズマブ療法と CAPIRI ＋ベバシズマブ療法の有効性および安全性を検討した第 II 相試験では，前述の試験より IRI（$150\ mg/m^2$，3週間毎）および Cape（1,600 mg/m^2/日，Day 1〜15 に服用，3週間毎）の用量を減量したレジメンが用いられ，Grade 3 以上の悪心（3%），嘔吐（5%），下痢（16%）と忍容性は比較的良好であった．また，有効性に関しても治療開始 6 ヵ月時点での無増悪生存率は 84%，無増悪生存期間中央値 12.1 ヵ月，全生存期間中央値 25.5 ヵ月と良好な成績であった[2].

　本邦においても切除不能進行・再発大腸癌の二次治療における CAPIRI ＋ベバシズマブ療法の有効性・安全性を検討した第 I / II 相試験が行われ，IRI（$200\ mg/m^2$，3週間毎），Cape（1,600 mg/m^2/日，Day 1〜15 に服用，3週間毎）のレジメンが採用され無増悪生存期間中央値は 240 日，Grade 3 以上の下痢は 9% と有効性，安全性が確認された[3].

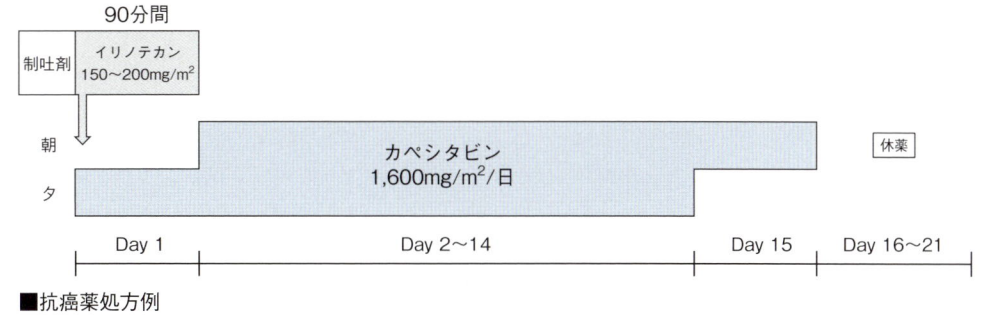

■抗癌薬処方例
①イリノテカン　150〜200 mg/m^2＋5％ブドウ糖液 250 mL
カペシタビンの Day 1 は夕から内服
1.31 m^{2}未満 1,800 mg/日，1.31〜1.69 m^{2}未満 2,400 mg/日，1.69〜2.07 m^{2}未満 3,000 mg/日，2.07 m^{2}以上 3,600 mg/日
UGT1A1 遺伝子多型である *UGT1A1**6 または *UGT1A1**28 がホモ，複合ヘテロの場合，Grade 3 以上の好中球数減少の発現頻度が高くなるため，イリノテカンを減量（150 mg/m^2）して投与している．
■制吐剤処方例
注射剤：5-HT$_3$受容体拮抗薬＋デキサメタゾン 6.6 mg＋生理食塩水 100 mL（30 分）
内服　：Day 2, 3 デキサメタゾン 1 回 4 mg/朝・昼（5-HT$_3$受容体拮抗薬としてパロノセトロンを使用する場合は省略可能）

図1　CAPIRI 療法

その後，切除不能進行・再発大腸癌の二次治療における modified CAPIRI（IRI［200 mg/m^2，3 週間毎］および Cape［1,600 mg/m^2/日，Day 1〜15 に服用，3 週間毎]）±ベバシズマブ療法の FOL-FIRI±ベバシズマブ療法に対する非劣勢を検証する第Ⅲ相試験（AXEPT 試験）が行われた．主要評価項目である全生存期間は試験群で中央値 16.8 ヵ月，対照群で中央値 15.4 ヵ月であり（HR 0.85，p＜0.0001［非劣勢]），modified CAPIRI±ベバシズマブ療法の FOLFIRI±ベバシズマブ療法に対する非劣勢が示された．有害事象は試験群で Grade 3 以上の下痢が 7％，悪心 4％，嘔吐 2％と忍容性良好であった[4]．

3 適格症例の選択

本レジメンは薬物療法が適応となる（Fit），切除不能進行再発大腸癌症例の二次治療で用いられる．

4 実際の投与指示例

CAPIRI 療法の投与指示例を図1に示す．3 週間を 1 サイクルとし，病勢増悪・毒性中止まで投与継続する．
血管新生阻害薬と併用する場合の投与指示例を図2に示す．3 週間を 1 サイクルとし，病勢増悪・毒性中止まで投与継続する．

5 副作用とそのマネジメント

a．下痢

本レジメンで最も注意を要する副作用の 1 つである．マネジメントは FOLFIRI 療法と同様である．当院では *UGT1A1* 遺伝子多型のある患者では IRI 150 mg/m^{2}以下で開始している．

b．手足症候群

Cape による副作用である．皮膚の違和感を前駆症状として訴えることが多く，びまん性の発赤・

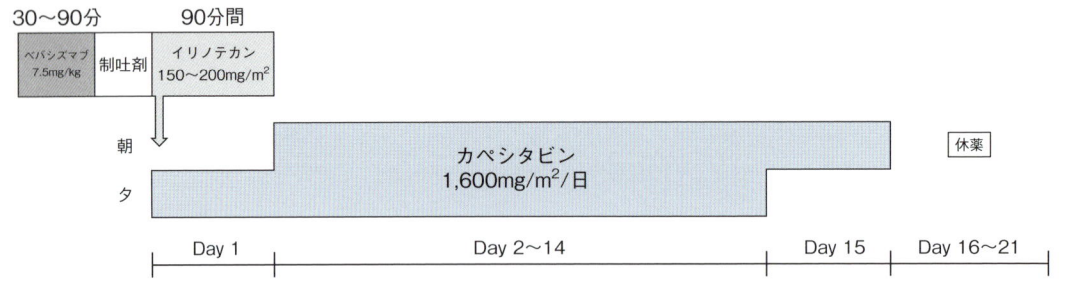

■抗癌薬処方例
①ベバシズマブ　7.5 mg/kg＋生理食塩水　100 mL
②イリノテカン　150-200 mg/m²＋5％ブドウ糖液 250 mL
カペシタビンの Day 1 は夕から内服
1.31 m²未満 1,800 mg/日，1.31～1.69 m²未満 2,400 mg/日，1.69～2.07 m²未満 3,000 mg/日，2.07 m²以上 3,600 mg/日
UGT1A1 遺伝子多型である *UGT1A1**6 または *UGT1A1**28 がホモ，複合ヘテロの場合，Grade 3 以上の好中球数減少の発現頻度が高くなるため，イリノテカンを減量（150 mg/m²）して投与している.
■制吐剤処方例
注射剤：5-HT₃受容体拮抗薬＋デキサメタゾン 6.6 mg＋生理食塩水 100 mL（30 分）
内服　：Day 2, 3 デキサメタゾン 1 回 4 mg/朝・昼（5-HT₃受容体拮抗薬としてパロノセトロンを使用する場合は省略可能）

図 2　CAPIRI＋ベバシズマブ療法

紅斑を呈するようになり色素沈着を生じる(両側性が多い).　症状が進行すると強い疼痛や水疱形成を認めることもあり早期介入が重要となる.　対策として保湿剤の予防塗布や手足への刺激の軽減の指導を行い，Grade 2 以上の症状がみられれば Strong 以上のステロイド塗布を行う.　上記対応を行ったうえでも症状が重篤化（Grade 3 以上），Grade 2 相当の症状が遷延する場合は Cape の減量・休止を検討する.

c. 血液毒性

・好中球減少：投与開始 Day 7～10 に出現することが多く，特に *UGT1A1* 遺伝子多型をもつ患者では Grade 3 以上の好中球減少をきたす頻度が上昇すると報告されている.　好中球減少 Grade 4，発熱性好中球減少症 Grade 3 以上を認めた場合には次コースから減量を行う.

d. 悪心・嘔吐

　IRI は中等度催吐性リスクに分類されており，特に Day 3～7 での出現頻度が高い.　症状出現時にはメトクロプラミドやドンペリドンなどの追加の制吐剤で対応し，前投薬の制吐剤の効果が不十分な際には高度催吐性リスクの抗癌薬に準じた前投薬を検討する.

　各コースの開始基準，薬剤の休止/減量基準および減量方法を表 1～4 に示す.

表1 各コース開始基準

項目	コース開始基準（すべて満たす）
ECOG PS	0-1
好中球数	$\geqq 1,500/mm^3$
血小板数	$\geqq 7.5 \times 10^4/mm^3$
総ビリルビン	$\leqq 1.5\ mg/dL$
AST/ALT	$\leqq 100\ U/L$（肝転移を有する患者では$\leqq 150\ U/L$）
血清クレアチニン	$\leqq 1.5\ mg/dL$
手足症候群	$\leqq$ Grade 0-1
悪心，嘔吐，下痢	$\leqq$ Grade 0-1

表2 休止/減量基準

項目	治療変更基準	薬剤投与中に左の基準に該当した場合の対応	次コースの対応	
			Cape	IRI
好中球数	$<1,200/mm^3$	全薬剤を休止	減量しない	減量しない
	$<500/mm^3$		1段階減量	1段階減量
血小板数	$<7.5 \times 10^4/mm^3$	全薬剤を休止	減量しない	減量しない
	$<5.0 \times 10^4/mm^3$		1段階減量	1段階減量
総ビリルビン	$>1.5\ mg/dL$	全薬剤を休止	減量しない	減量しない
	$>3.6\ mg/dL$		1段階減量	1段階減量
AST/ALT	$>100\ U/L$	全薬剤を休止	減量しない	減量しない
	$>200\ U/L$		1段階減量	1段階減量
血清クレアチニン	$>1.5\ mg/dL$	全薬剤を休止	減量しない	減量しない
発熱性好中球減少症	Grade 3	全薬剤を休止	1段階減量	1段階減量
手足症候群※	Grade 2	全薬剤を休止	減量しない	減量しない
	Grade 3		1段階減量	減量しない
食欲不振，悪心，嘔吐，下痢	Grade 2	全薬剤を休止	減量しない	減量しない
	Grade 3		1段階減量	1段階減量
その他非血液毒性	Grade 2	全薬剤を休止	減量しない	減量しない
	Grade 3		1段階減量	1段階減量

※手足症候群が出現した際はCapeのみを減量する．

表3 Cape（1錠300 mg）の減量方法

体表面積（m²）	1回服用量（下記用量を1日2回服用する）		
	開始用量	1段階減量	2段階減量
<1.26	900 mg（3錠）	600 mg（2錠）	600 mg（2錠）
1.26〜1.31	900 mg（3錠）	900 mg（3錠）	600 mg（2錠）
1.31〜1.69	1,200 mg（4錠）	900 mg（3錠）	600 mg（2錠）
1.69〜1.76	1,500 mg（5錠）	900 mg（3錠）	600 mg（2錠）
1.76〜1.88	1,500 mg（5錠）	1,200 mg（4錠）	900 mg（3錠）
1.88〜2.07	1,500 mg（5錠）	1,200 mg（4錠）	900 mg（3錠）
2.07〜2.26	1,800 mg（6錠）	1,200 mg（4錠）	900 mg（3錠）
2.26〜	1,800 mg（6錠）	1,500 mg（5錠）	900 mg（3錠）

表4 IRIの減量方法

IRI投与量（mg/m²）／ *UGT1A1* 遺伝子多型	開始用量	1段階減量	2段階減量
下記以外	200	150	125
*6ホモ接合体	150	125	100
*28ホモ接合体	150	125	100
*6/*28ヘテロ接合体	150	125	100

6 併用療法

CAPIRI療法に血管新生阻害薬を併用するCAPIRI＋ベバシズマブ療法が確立されている（詳細は「M. 抗VEGF抗体薬併用療法」を参照）（p.115）.

7 症例提示

■62歳女性，上行結腸癌，肝，肺転移

身長156 cm，体重64 kg．PS 0．血便を契機に診断された通過障害を伴う上行結腸癌，肝，肺転移（*RAS*変異型，MSS）に対してX-2年3月に大腸外科で腹腔鏡下回腸双孔式人工肛門造設術を施行，その後全身薬物療法施行目的に当科紹介となった．X-2年4月より一次治療のCAPOX＋ベバシズマブ療法を開始．3コース後のCTで腫瘍縮小を認めPR（partial response）と判定，投与を継続していたがX-1年7月に肝，肺転移の増大を認めPDと判定し治療を変更した．

Capeの忍容性は良好であり中心静脈ポート造設が不要なレジメンを希望されたため，X-1年8月より二次治療のCAPIRI＋ベバシズマブ療法を開始．治療開始前に測定した*UGT1A1*遺伝子多型検査で*6/*28複合ヘテロ接合体でありIRIは150 mg/m²で投与を開始した．

1，3コース中に遷延する好中球減少（Grade 2）を認めため2，4コース目の投与は1週間延期した．特記すべき非血液学的有害事象は認めなかった．3コース終了後の画像評価でSDと判定，4コース中に好中球減少（Grade 3）を認め，5コース以降はIRIを120 mg/m²に減量した．X年3月の画像検査で肝，肺転移が増大しPDと判定，投与は終了した．

その後，四次治療まで行った後に全身状態の悪化を認め，BSCの方針となった．

文　献

1) Fuchs CS et al：Randomized, controlled trial of irinotecan plus infusional, bolus, or oral fluoropyrimidines in first-line treatment of metastatic colorectal cancer：results from the BICC-C Study. J Clin Oncol 25：4779-4786, 2007

2) Schmiegel W et al：Capecitabine/irinotecan or capecitabine/oxaliplatin in combination with bevacizumab is effective and safe as first-line therapy for metastatic colorectal cancer：a randomized phase Ⅱ study of the AIO colorectal study group. Ann Oncol 24：1580-1587, 2013

3) Hamamoto Y et al：A phase Ⅰ/Ⅱ study of XELIRI plus bevacizumab as second-line chemotherapy for Japanese patients with metastatic colorectal cancer（BIX study）. Oncologist 19：1131-1132, 2014

4) Xu RH et al：Modified XELIRI（capecitabine plus irinotecan）versus FOLFIRI（leucovorin, fluorouracil, and irinotecan）, both either with or without bevacizumab, as second-line therapy for metastatic colorectal cancer（AXEPT）：a multicentre, open-label, randomised, non-inferiority, phase 3 trial. Lancet Oncol 19：660-671, 2018

Ⅱ　各論

Ⓖ FOLFOXIRI 療法

1 レジメンの特徴

　大腸癌の frontline で適用のある殺細胞性抗癌薬, フルオロウラシル (fluorouracil；5-FU)/ロイコボリン (levofolinate；l-LV), オキサリプラチン (oxaliplatin；L-OHP), イリノテカン (irinotecan；IRI) の 3 剤全てを組み合わせたレジメン (Triplet と表現する) である. 本邦では, 毒性が強くなることを防ぐため, 減量調整した modified レジメンも用いられている.

　本邦のガイドラインでは, *RAS* または *BRAF* 遺伝子に変異を認める症例, 右側原発の症例に対する一次治療として, ベバシズマブ (bevacizumab；BEV) を併用したレジメンが推奨されている. 3 剤併用による毒性を考慮し, Performance Status (PS) 0〜1 の 70 歳以下または PS 0 の 71〜75 歳が対象となる.

　原則, 中心静脈ポートを介して投与し, 2 週間毎の投与サイクルで, 12 サイクル以降はオキサリプラチンとイリノテカンを除いた 5-FU/l-LV±BEV で維持療法を行う. 最近の臨床試験の結果より, 8 サイクルを行えば, それ以降は維持療法で十分である.

　特徴的な副作用はオキサリプラチンによる末梢神経障害, イリノテカンによる脱毛や下痢, 投与早期のコリン作動性副作用である下痢, 流涙, 流涎, 鼻汁, 発汗などがある. また, 3 剤用いることによる血液毒性や発熱性好中球減少症の発現頻度が高くなる.

2 科学的根拠

　切除不能進行・再発大腸癌の一次治療として, FOLFIRI に対する FOLFOXIRI の有効性と安全性を評価した第Ⅲ相試験がイタリアで行われた. 主要評価項目である奏効率(ORR)は 41% vs. 66% (p = 0.0002) と有意な改善を認め, 無増悪生存期間 (PFS) は 6.9 ヵ月 vs. 9.8 ヵ月 (HR：0.63, p = 0.0006), 全生存期間 (OS) は 16.7 ヵ月 vs. 22.6 ヵ月 (HR：0.70, p = 0.032) といずれにおいても有意な延長が示された. 一方で, Grade 3 以上の末梢神経障害と好中球減少 (28% vs. 50%) の有意な上昇が認められた[1]. 日本人での検証試験は行われていない.

　その後, FOLFOX 療法や FOLFIRI 療法に抗 VEGF 抗体薬である BEV の上乗せ効果が示されたことから, 2015 年に FOLFIRI + BEV に対する FOLFOXIRI + BEV の有効性と安全性を評価した第Ⅲ相 TRIBE 試験がイタリアで行われた. 主要評価項目である PFS は 9.7 ヵ月 vs. 12.3 ヵ月 (HR：0.77, p = 0.006) と有意な延長を認め, OS は 25.8 ヵ月 vs. 29.8 ヵ月 (HR：0.80, p = 0.03), ORR は 53% vs. 65% (Odds ratio, OR：1.64, p = 0.006) と有意な改善を認めた[2,3]. この結果を受けて日本人を対象とした第Ⅱ相 QUATTRO 試験が行われ, 主要評価項目である 10 ヵ月 PFS 割合は 75.2% と事前に統計設定された 70% を超え, 日本人においても有効性が示された. PFS は 14.1 ヵ月, ORR は 72.1% と高い抗腫瘍効果を認めた一方で Grade 3 以上の好中球減少は 73%, 発熱性好中球減少症は 21% で認められ, 日本人で血液毒性の発現頻度が高くなることが報告された[4]. その後, イリノテカンと 5-FU を減量した modified レジメン (イリノテカン：165 mg/m²→150 mg/m², 5-FU：3,200 mg/m²→2,400 mg/m²) で対象を *RAS* 変異型に限定した第Ⅱ相 JACCRO CC-11 試験が本邦で行われた. 主要評価項目である ORR は 75.8%, PFS は 11.5 ヵ月と減量しても効果は劣らず, *RAS* 変異型においても良好な結果が報告された. また, Grade 3 以上の好中球減少は 54%, 発熱性好中

球減少症は 5% と毒性の軽減が可能となった[5].

2020 年には FOLFOX + BEV→FOFIRI + BEV の逐次治療に対する FOLFOXIRI + BEV→維持療法（5-FU/l-LV + BEV）不応後→FOLFOXIRI + BEV 再導入を比較した第Ⅲ相 TRIBE2 試験がイタリアより報告された．主要評価項目である PFS は 16.4 ヵ月 vs. 19.2 ヵ月（HR：0.74，p = 0.0005）と有意な延長を認め，OS においても 22.5 ヵ月 vs. 27.4 ヵ月（HR：0.82，p = 0.032）と FOLFOXIRI + BEV 再導入の有効性が示された[6]．本治療シークエンスは日本人を対象にした検証試験はない．

5-FU/l-LV + オキサリプラチンまたはイリノテカンの 2 剤併用（Doublet）+ BEV と FOLFOX-IRI + BEV を比較した 5 つの臨床試験のメタ解析では，OS が 24.5 ヵ月 vs. 28.9 ヵ月（HR：0.74，p < 0.001），PFS が 9.9 ヵ月 vs. 12.2 ヵ月（HR 0.74，p < 0.001），ORR が 53.6% vs. 64.5%（OR：1.57，p < 0.001）と FOLFOXIRI + BEV の有効性が示された[7].

③ 適格症例の選択

3 剤による毒性を考慮し，PS 0〜1 の 70 歳以下，または PS 0 の 71〜75 歳が対象となる．また，イリノテカンを用いるため UDP グルクロン酸転移酵素(uridine diphosphate glucuronosyltransferase；UGT1A1）の事前検査は必須となり，QUATTRO 試験においてシングルヘテロは野生型と比較して好中球減少が有意に増加することが報告されている[4]．また，modified レジメンを評価した JACCRO CC-11 試験ではシングルホモやダブルヘテロで好中球減少の発現割合が高くなることが報告されており[5]，減量や状態によっては使用を避ける必要がある．

一次治療においては，原発腫瘍の部位にかかわらず RAS 変異型や BRAF 変異型，あるいは右側結腸原発の RAS 野生型で抗 EGFR 抗体薬が適応とならず BEV が選択される．TRIBE 試験では BRAF 変異型において FOLFIRI + BEV に対する FOLFOXIRI + BEV の良好な治療成績が報告されたが[2]，後のメタ解析では Doublet + BEV に対する FOLFOXIRI + BEV の OS の改善は認めなかった[6]．一方で RAS 変異型と右側結腸原発の RAS 野生型においては FOLFOXIRI + BEV が Doublet + BEV に比べて OS が良好な傾向であったことが報告されている[7].

FOLFOXIRI + BEV は奏効率が高いだけでなく，早期の腫瘍縮小（ETS）や奏効の深さ（DpR）においても効果が高いことから[8]，腫瘍量の多い症例や conversion therapy を目指すような症例において有望な治療選択肢となり得る．

④ 実際の投与指示例

a．TRIBE/QUATTRO レジメン（図 1）

①ホスアプレピタント 150 mg + 生理食塩水 100 mL：15 分かけて*

②パロノセトロン 0.75 mg + デキサメタゾン 9.9 mg + 生理食塩水 50 mL：30 分かけて**

③ベバシズマブ 5 mg/kg + 生理食塩水 100 mL：初回 90 分，2 回目 60 分，3 回目以降 30 分かけて***

④イリノテカン 165 mg/BSA（m²）+ 生理食塩水 250 mL：60 分かけて

⑤レボホリナート 200 mg/BSA（m²）+ 5% ブドウ糖液 250 mL：⑥と同時に 120 分かけて

⑥オキサリプラチン 85 mg/BSA（m²）+ 5% ブドウ糖液 250 mL：⑤と同時に 120 分かけて

⑦フルオロウラシル 3,200 mg/BSA（m²）+ 生理食塩水（インフューザーポンプの容量に合わせる）：48 時間かけて

*ホスアプレピタントが採用されていない場合は，アプレピタント 125 mg 化学療法開始前（Day 1），アプレピタント 80 mg 朝（Day 2, 3）の内服とする．

b．JACCRO CC-11（modified）レジメン（図2）

①ホスアプレピタント 150 mg＋生理食塩水 100 mL：15 分かけて＊

②パロノセトロン 0.75 mg＋デキサメタゾン 9.9 mg＋生理食塩水 50 mL：30 分かけて＊＊

③ベバシズマブ 5 mg/kg＋生理食塩水 100 mL：初回 90 分，2 回目 60 分，3 回目以降 30 分かけて＊＊＊

④イリノテカン 150 mg/BSA（m²）＋生理食塩水 250 mL：60 分かけて

⑤レボホリナート 200 mg/BSA（m²）＋5％ブドウ糖液 250 mL：⑥と同時に 120 分かけて

⑥オキサリプラチン 85 mg/BSA（m²）＋5％ブドウ糖液 250 mL：⑤と同時に 120 分かけて

⑦フルオロウラシル 2,400 mg/BSA（m²）＋生理食塩水（インフューザーポンプの容量に合わせる）：
  46 時間かけて

＊＊コリン作動性副作用の予防目的に硫酸アトロピン 0.5 mg を混注することもある．
＊＊＊BEV 非併用では省略する．

制吐剤	ベバシズマブ 5mg/kg	イリノテカン 165mg/m²	レボホリナート 200mg/m²	5-FU（持続） 3,200mg/m²
			オキサリプラチン 85mg/m²	

30〜90分 ｜ 1時間 ｜ 2時間 ｜ 48時間

■抗癌薬処方例
①ベバシズマブ　　　　5 mg/kg　　＋　　生理食塩水 100 mL
②イリノテカン　　　　165 mg/m²＋　　生理食塩水 250 mL
③オキサリプラチン　　85 mg/m²　＋5％ブドウ糖液 250 mL
④レボホリナート　　　200 mg/m²＋5％ブドウ糖液 250 mL
⑤5-FU（持続）　　　3,200 mg/m²＋生理食塩水（インフューザーポンプの容量に合わせる）

■制吐剤処方例
①注射剤：5-HT₃受容体拮抗薬＋デキサメタゾン 9.9 mg＋生理食塩水 50 mL（30 分）
　内服　：Day 1 アプレピタント 125 mg，Day 2，3 アプレピタント 80 mg，デカドロン 8 mg 1 日
＊内服のアプレピタントはホスアプレピタント 150 mg 注で代用可．イリノテカン投与 1 時間前に 30 分かけ
　て投与する．他の制吐剤と同時投与可．

図1　FOLOFOXIRI 療法

制吐剤	ベバシズマブ 5mg/kg	イリノテカン 150mg/m²	レボホリナート 200mg/m²	5-FU（持続） 2,400mg/m²
			オキサリプラチン 85mg/m²	

30〜90分 ｜ 1時間 ｜ 2時間 ｜ 46時間

■抗癌薬処方例
①ベバシズマブ　　　　5 mg/kg　　＋　　生理食塩水 100 mL
②イリノテカン　　　　150 mg/m²＋　　生理食塩水 250 mL
③オキサリプラチン　　85 mg/m²　＋5％ブドウ糖液 250 mL
④レボホリナート　　　200 mg/m²＋5％ブドウ糖液 250 mL
⑤5-FU（持続）　　　2,400 mg/m²＋生理食塩水（インフューザーポンプの容量に合わせる）

■制吐剤処方例
①注射剤：5-HT₃受容体拮抗薬＋デキサメタゾン 9.9 mg＋生理食塩水 50 mL（30 分）
　内服　：Day 1 アプレピタント 125 mg，Day 2，3 アプレピタント 80 mg，デカドロン 8 mg 1 日
＊内服のアプレピタントはホスアプレピタント 150 mg 注で代用可．イリノテカン投与 1 時間前に 30 分かけ
　て投与する．他の制吐剤と同時投与可．

図2　modified FOLOFOXIRI 療法

5 副作用とそのマネジメント

a．末梢神経障害

　オキサリプラチンによる特異的な副作用である．予防法として確立したものはなく，蓄積毒性であることから重症化する前に休薬を検討する必要がある．疼痛性末梢神経障害の治療法としてデュロキセチンは唯一，臨床試験で効果が証明されている[9]．海外のガイドラインではプレガバリン，ガバペンチンやオピオイドがオプションとして記載されている[10]．

b．下痢

　イリノテカンによる下痢はコリン作動性による早発性のものと遅発性のものに分類される．前者の多くは硫酸アトロピンやブチルスコポラミンの投与で改善が得られる．後者は腸管粘膜障害が原因となり $5-HT_3$ 受容体拮抗薬による腸管内アルカリ化や半夏瀉心湯による予防法が報告されている[11,12]．治療法はロペラミドの投与，無効例ではオクトレオチドの皮下注射を検討するが本邦では下痢に対する保険適用はない．Grade 2 以上で中止し，Grade 1 以下で再開を検討する．

c．好中球減少

　3剤併用のため発現頻度が高い．前述の通り，*UGT1A1* 遺伝子多型を事前に検査し，シングルホモ（*28/*28，*6/*6）やダブルヘテロ（*28/*6）ではイリノテカンを減量する．好中球減少が1週間以上遷延する場合や遷延することが予想される場合は G-CSF 製剤の使用を検討する．Grade 4 以上では次サイクルから減量を考慮し，Grade 1 以下に回復した後に再開する．

d．高血圧

　BEV による副作用であり，降圧薬で対応する．Grade 3 で休薬し，コントロールが可能となったら再開を検討する．Grade 4 で中止する．

e．蛋白尿

　BEV による副作用であり予防法は存在しない．Grade 2〜3 で休薬し，Grade 1 に回復した後に再開する．Grade 4 で中止する．

6 併用療法

　併用可能な抗 VEGF 抗体薬は BEV のみとなり，その有効性は上述した通りである．5-FU をカペシタビン（capecitabine；Cape）に置き換えた CAPOXIRI＋BEV を評価した第Ⅱ相 QUATTRO-Ⅱ試験が行われ，FOLFOXIRI＋BEV と遜色ない結果が報告されており[13]，今後の臨床適用が期待されている．

　RAS 野生型に対する抗 EGFR 抗体薬であるパニツムマブ（panirumumab；PANI）やセツキシマブ（cetuximab；CET）との併用療法は現在開発中である．FOLFOX＋抗 EGFR 抗体薬レジメンに対する FOLFOXIRI＋抗 EGFR 抗体薬レジメンを比較検証したランダム化試験 TRIPLET 試験[14]，TRICE 試験[15]，PANIRINOX 試験[16]の3試験が行われたが，主要評価項目である ORR は有意な改善が得られなかった．一方で，本邦では modified レジメンを用いた FOLFOXIRI＋BEV と FOLFOXIRI＋CET を比較した第Ⅱ相 DEEPER 試験が行われ，主要評価項目である DpR は，46.0% vs. 57.4%（p＝0.0010）と CET 併用群で有意に良好な結果が報告されており[17]，今後の臨床適用が期待されている．

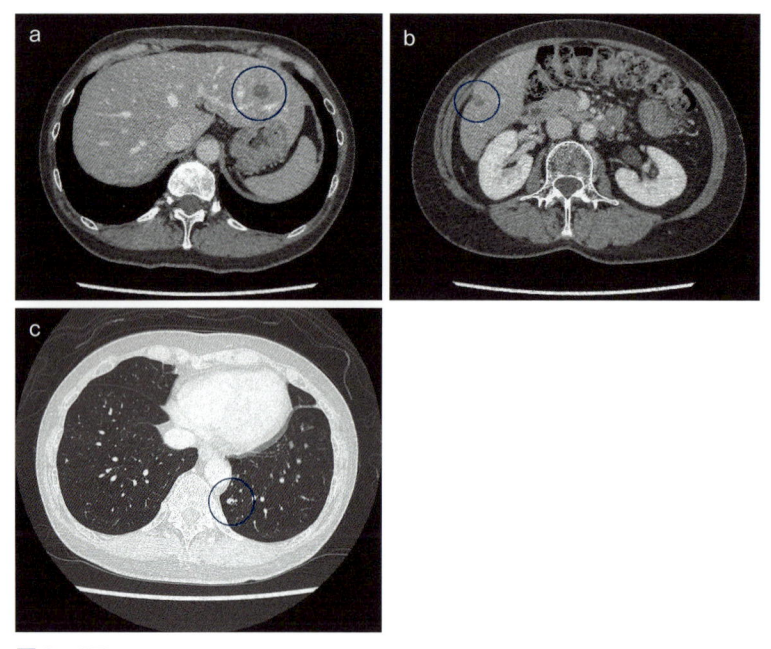

図3 CT
a：肝転移 1，b：肝転移 2，c：肺転移

7 症例提示

■60歳代，女性，PS 0，S状結腸癌術後，肝転移，肺転移再発（図3）

遺伝子検査：*RAS*変異型，*BRAF*野生型，MSI 陰性

　conversion therapy を視野に mofidied FOLFOXIRI＋BEV を開始した．10 サイクル終了後の CT で肺転移，肝転移は縮小維持していたため，肝転移巣を部分切除施行．病理学的完全奏効が得られていた．しかし，半年後に肺転移の一部が増大したため modified FOLFOXIRI＋BEV を再導入した．4 サイクル施行後の CT では縮小がみられ，PET では集積が同部位のみであったため，肺転移切除した．現在も無再発経過観察中となっている．

文　献

1）Falcone A et al：Phase Ⅲ Trial of infusion fluorouracil, leucovorin, oxaliplatin, and irinotecan（FOLF-OXIRI）compared with infusion fluorouracil, leucovorin, and irinotecan（FOLFIRI）as first-line treatment for metastatic colorectal cancer：The Gruppo Oncologico Nord Ovest. JCO Glob Oncol 25：1670-1676, 2007

2）Loupakis F et al：Initial therapy with FOLFOXIRI and bevacizumab for metastatic colorectal cancer. N Engl J Med 371：1609-1618, 2014

3）Cremolini C et al：FOLFOXIRI plus bevacizumab versus FOLFIRI plus bevacizumab as first-line treatment of patients with metastatic colorectal cancer：updated overall survival and molecular subgroup analyses of the open-label, phase 3 TRIBE study. Lancet Oncol 16：1306-1315, 2015

4）Oki E et al：A multicenter clinical phase Ⅱ study of FOLFOXIRI plus bevacizumab as first-line therapy in patients with metastatic colorectal cancer：QUATTRO study. Clin Colorectal Cancer 17：147-155, 2018

5）Satake H et al：A phase Ⅱ trial of 1st-line modified-FOLFOXIRI plus bevacizumab treatment for metastatic colorectal cancer harboring RAS mutation：JACCRO CC-11. Oncotarget 9：18811-18820,

2018

6) Cremolini C et al : Upfront FOLFOXIRI plus bevacizumab and reintroduction after progression versus mFOLFOX6 plus bevacizumab followed by FOLFIRI plus bevacizumab in the treatment of patients with metastatic colorectal cancer (TRIBE2) : a multicentre, open-label, phase 3, randomized, controlled trial. Lancet Oncol 21 : 497-507, 2020

7) Cremolini C et al : Indivisual patient data meta-analysis of FOLFOXIRI plus bevacizumab versus doublets plus bevacizumab as initial therapy of unresectable metastatic colorectal cancer. J Clin Oncol 38 : 3314-3325, 2020

8) Heinemann V et al : Early tumor shrinkage (ETS) and depth of response (DpR) in the treatment of patients with metastatic colorectal cancer (mCRC). Eur J Cancer 51 : 1927-1936, 2015

9) Smith EML et al : Effect of duloxetine on pain, function, and quality of life among patients with chemotherapy-induced painful peripheral neuropathy : a randomized clinical trial. JAMA 309 : 1359-1367, 2013

10) Loprinzi CL et al : Prevention and management of chemotherapy-induced peripheral neuropathy in survivors of adult cancers : ASCO guideline update. J Clin Oncol 38 : 3325-3348, 2020

11) Takeda Y et al : Preventive of irinotecan (CPT-11)-induced diarrhea by oral alkalization combined with control of defecation in cancer patients. Int Cancer 92 : 269-275, 2001

12) Mori K et al : Preventive effect of Kampo medicine (Hangeshashin-to) against irinotecan-induced diarrhea in advanced non-small-cell lung cancer. Cancer Chemother Pharmacol 51 : 403-406, 2003

13) Bando H et al : A multicenter randomized phase II trial comparing CAPOXIRI + bevacizumab with FOLFOXIRI + bevacizumab as first-line treatment in patients with metastatic colorectal cancer : Primary results of the QUATTRO-II study. ASCO Annual Meeting I, 2023

14) Cremolini C et al : Modified FOLFOXIRI plus panitumumab (mFOLFOXIRI/PAN) versus mFOLFOX6/PAN as intial treatment of patients with unresectable RAS and BRAF wild-type metastatic colorectal cancer (mCRXC) : Results of the phase III randomiszed TRIPLET study by GONO. ASCO Annual Meeting II, 2022

15) Li Y et al : Cetuximab plus FOLFOXIRI versus cetuximab plus FOLFOX in RAS wild-type patients with initially unresectable colorectal liver metastases : The TRICE randomized clinical trial. ESMO Congress, 2023

16) Mazard T et al : Panitumumab(P) + FOLFIRINOX or mFOLFOX6 in unresectable metastatic colorectal cancer (mCRC) patients (pts) with RAS/BRAF wild-type (WT) tumor status from circulating DNA (cirDNA) : First results of the randomized phase II PANIRINOX-UCGI28 study. ESMO Congress, 2023

17) Tsuji A et al : The randomized phase II study of FOLFOXIRI plus cetuximab versus FOLFOXIRI plus bevacizumab as the first-line treatment in metastatic colorectal cancer with RAS wild-type tumors : The DEEPER trial (JACCRO CC-13). ASCO Annual Meeting I, 2021

Ⅱ　各論

H　sLV5FU 療法

1 レジメンの特徴

　フルオロウラシル（5-fluorouracil；5-FU）とその抗腫瘍効果を増強する薬剤であるレボホリナート（calcium levofolinate；LV）を組み合わせた経静脈投与レジメンである．5-FU＋LV の 5 日間連日投与の Mayo regimen と 2 日間の急速静注と持続静注の組み合わせの de Gramont regimen（LV5FU2 レジメン）（図 1）[1]が存在した．現在は de Gramont regimen の 2 日目の LV と 5-FU の急速静注が省略された simplified LV5FU2 regimen（sLV5FU2, 図 2）が主に使用されている．2 日間の持続 5-FU 投与が必要なため中心静脈ポート（CV ポート）の留置が必要である．

2 科学的根拠

　5-FU＋LV 療法の投与方法については，5-FU＋LV 投与の 5 日間連日投与の Mayo regimen と 5FU＋LV の 2 日間の急速静注と持続静注の 5-FU の持続投与を組み合わせた de Gramont regimen とを比較した Phase Ⅲ の無作為比較試験が行われた．奏効率が Mayo regimen では 14.4％ に対し，de Gramont regimen は 32.6％（p＝0.0004）と高く，無増悪生存期間も Mayo regimen では 22.0 週に対しで Gramont regimen では 27.6 週（p＝0.0010）と長かった．安全性に関しては Grade 3-4 の有害事象が，Mayo regimen は 23.9％ であるのに対し de Gramont regimen は 11.1％（p＝0.0004）と少なかった．特に口腔内粘膜炎や好中球減少，下痢が少なかったことから有効性，安全性の面からも de Gramont regimen が広く行われるようになった．その後 2 日目の LV と 5-FU の急速静注が省略された現 sLV5FU2 regimen が現在は主流の投与方法となっている．

3 適格症例の選択

　現在本レジメンは経口摂取が不能な症例やカペシタビン内服ができない症例に対しては補助化学療法として本レジメンを行うことがあるが適応はかなり限られる．ただ進行再発大腸癌に対しベバシズマブ（BEV）を併用して，高齢者や臓器機能障害を有し強力な治療が適応とならない患者に対して使用することが多々ある．また FOLFOX（＋抗 VEGF 抗体薬または抗 EGFR 抗体薬）療法もしくは FOLFOXIRI（＋BEV）療法のメンテナンス治療として，オキサリプラチンやイリノテカンを抜いて抗 EGFR 阻害薬や抗 VEGF 阻害薬との併用で本レジメンが使用されることが多い．

4 実際の投与指示例

　前投薬として，デキサメタゾンを 6.6～9.9 mg の投与を行う．制吐剤に関しては頓用で十分である．

5 副作用とそのマネジメント

　5-FU 特有の有害事象である口腔内粘膜炎や下痢には注意が必要であるが．口腔内粘膜炎に対しては，口腔内環境の改善やステロイド外用薬の早めの塗布を行うが，コントロールが不良な場合は減量が必要となる．

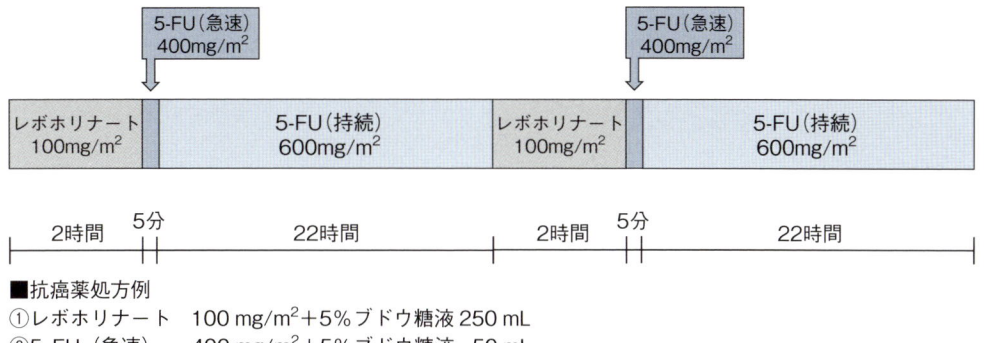

■抗癌薬処方例
①レボホリナート　　100 mg/m²＋5％ブドウ糖液 250 mL
②5-FU（急速）　　　400 mg/m²＋5％ブドウ糖液　50 mL
③5-FU（持続）　　　600 mg/m²＋5％ブドウ糖液 500 mL
■制吐剤処方例
①注射剤：Day 1, 2 デキサメタゾン 6.6～9.9 mg＋5％ブドウ糖液 50 mL（15 分）

図 1　de Gramont regimen（LV5FU2 療法）

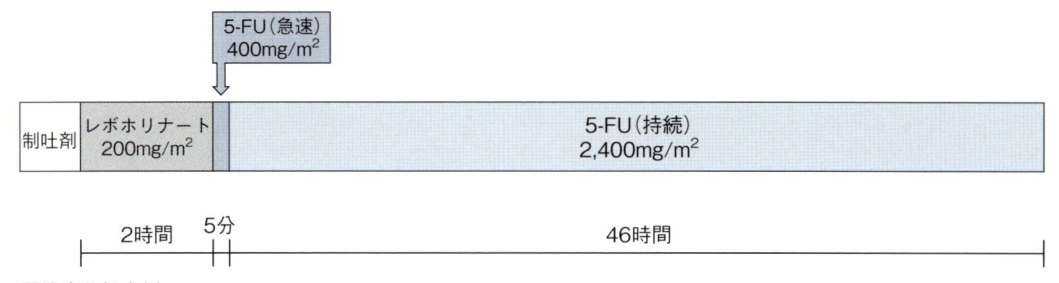

■抗癌薬処方例
①レボホリナート　　　200 mg/m²＋5％ブドウ糖液 250 mL
②5-FU（急速）　　　　400 mg/m²＋5％ブドウ糖液　50 mL
③5-FU（持続）　　　2,400 mg/m²＋5％ブドウ糖液　50 mL
5-FU（持続）はインフューザーで投与．オキサリプラチンは血管痛が強ければ 5％ブドウ糖液 250～500 mL を同時投与の追加を検討する．
■制吐剤処方例
①注射剤：Day 1 デキサメタゾン 6.6～9.9 mg＋5％ブドウ糖液 50 mL（15 分）

図 2　Simplified LV5FU2（sLV5FU2）

6　併用療法

　FOLFOX や，FOLFIRI 療法に BEV を上乗せすることの有効性・安全性が報告されているため sLV5FU2 に BEV を上乗せすることの安全性は担保されるものと考えられ，大腸癌診療ガイドラインでは，高齢者や臓器機能障害を有しオキサリプラチンやイリノテカンを含んだ強力な治療が適応とならない患者に対して，sLV5FU2＋BEV レジメンが推奨されている．高齢者の進行再発大腸癌に対してオキサリプラチンの有効性を示す目的で行われたランダム化比較試験である JCOG1018 試験[2]では，A 群（sLV5FU＋BEV またはカペシタビン＋BEV）と B 群（FOLFOX＋BEV または CAPOX＋BEV）を比較し ASCO2022 で公表された．Primary endpoint である PFS 中央値が A 群で 9.4 ヵ月，B 群で 10.0 ヵ月（HR：0.837），OS が A 群 21.3 ヵ月，B 群 19.7 ヵ月（HR：1.054）であり，高齢者においてオキサリプラチンを加える優越性が証明できなかった．ただし A 群のなかですべて経静脈投与である sLV5FU2＋BEV レジメンは PFS が 8.5 ヵ月なのに対し，内服のカペシタビン＋BEV は 10.3 ヵ月とやや長く，OS も sLV5FU2＋BEV が 20.5 ヵ月なのに対し，カペシタビン＋

BEVが24.7ヵ月となっており経静脈投与の5-FUより経口内服のカペシタビンのほうがやや良い結果となっている.

文　献

1) de Gramont A et al：Oxaliplatin with high-dose leucovorin and 5-fluorouracil 48-hour continuous infusion in pretreated metastatic colorectal cancer. Eur J Cancer 33：214-219, 1997
2) Hamaguchi T et al：A randomized phaseⅢ trial of mFOLFOX7 or CapeOX plus bevacizumab versus 5-FU/l-LV or capecitabine plus bevacizumab as initial therapy in elderly patients with metastatic colorectal cancer：JCOG1018 study（RESPECT）. J Clin Oncol 40（4_suppl）：10, 2022

I UFT+LV 療法

1 レジメンの特徴

　UFT は体内に吸収されたあと 5-FU に変換されるテガフールと，5-FU の分解酵素であるジヒドロピリミジンデハイドロゲナーゼ（DPD）活性を阻害し 5-FU の作用時間を長くするウラシルの配合剤である．またロイコボリン（LV）は 5-FU を増強する薬剤であり，本レジメンはこの経口剤 2 剤を組み合わせたレジメンである．つまり sLV5FU 療法の経口剤バージョンである．

2 科学的根拠

　UFT＋LV 療法は切除不能進行・再発大腸癌に対して経静脈投与である 5-FU/LV（Mayo Clinic regimen）とを比較した第Ⅲ相ランダム化比較試験が行われ，主要評価項目の OS 中央値は UFT/LV 群が 12.4 ヵ月（95％CI 11.2 to 13.6），5-FU/LV 群が 13.4 ヵ月（95％CI 11.6 to 15.4）（p＝0.630）であった[1]．また TTP を腫瘍評価項目とした試験では，TTP が UFT/LV 群は 3.4 ヵ月（95％CI 2.6 to 3.8），5-FU/LV 群は 3.3 ヵ月（95％CI 2.5 to 3.7）（p＝0.591）とやはり差を認めなかった[2]．また安全性において UFT/LV は 5FU/LV と比較して Grade 3 以上の粘膜炎・口内炎や好中球減少症および発熱性好中球減少症の発症割合が両試験で有意に低く，また経口剤という簡便性からも UFT/LV は使用しやすいレジメンである．またベバシズマブ（bevacizumab；BEV）を併用した UFT/LV＋BEV 療法は，PS0-1 の 75 歳以上の切除不能進行・再発大腸癌患者に対する 1st-line を対象として，第Ⅱ相試験の J-Blue 試験が検証された．PFS の中央値は 8.2 ヵ月であり，OS 中央値 23.8 ヵ月，奏効率は 40％と良好な結果であり[3]，また 80 歳以上の患者に使用した症例でも，80 歳未満の患者との有害事象の発生頻度に差がないことから高齢者に対しても安全性が高いと評価された．70 歳以上を対象として国外で行われ UFT/LV の ECOG 1299[4]試験での有効性は，PFS 中央値 4.6 ヵ月，OS 中央値 13.0 ヵ月（95％CI 9.6 to 17.4）であり，BEV を併用したことでその結果を大きく上回ったことから，BEV 併用の有用性が示唆された．また Grade 3 以上の有害事象は 10％未満であり，BEV 特有の高血圧や出血，蛋白尿の有害事象も Grade 3 以上が 12％，2％，0％であったため，高齢者の進行再発大腸癌に対し UFT/LV＋BEV は有効で安全に使用可能であると考えられる．

　補助化学療法としては NSABPC-06 試験で StageⅡ/Ⅲ結腸癌に対し経静脈投与である 5-FU/LV に対する UFT/LV の非劣性が示され，また本邦では JCOG0205 試験において StageⅢ大腸癌における経静脈投与の 5-FU/LV における UFT/LV の非劣性が示されたため補助化学療法として標準的治療の 1 つとなっている．また肝転移に対し肝切除後の補助化学療法として UFT/LV は 3 年 RFS が 38.6％なのに対し，手術単独群が 32.3％であった．RFS も UFT/LV 群が 1.45 年（0.96-2.16）に対し手術単独群が 0.70 年（0.44-1.07）と有意な延長を示したことから，根治的肝切除後の補助化学療法としてもよい適応の 1 つと考えられる．

3 適格症例の選択

　基本的には進行再発大腸癌の一次治療で本レジメンが適応になるのは，高齢者もしくは患者の状態や主要臓器機能の低下，併存症に問題があり，オキサリプラチンやイリノテカンの適応に問題がある（Vulnerable）患者が中心である．

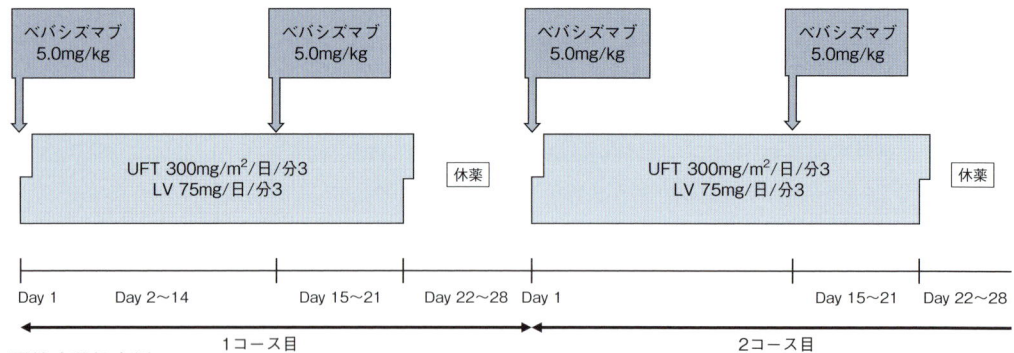

■抗癌薬処方例

UFT 300 mg/m²/日/分 3，LV 75 mg/日/分 3

1.36 m²未満 2,400 mg/日，1.36～1.66 m²未満 3,000 mg/日，1.66～1.96 m²未満 3,600 mg/日，1.96 m²以上 4,200 mg/日

ベバシズマブ　Day 1

1 回目投与 90 分，2 回目投与 60 分．3 回目投与以降 30 分

図 1　UFT/LV＋BEV 療法

4 実際の投与指示例

Day 1, 15 に BEV の点滴があり UFT/LV を 1 日 3 回　8 時間毎 Day 1～21 に内服する（図 1）．Day 22～28 は休薬期間であり 4 週間が 1 コースである．

5 副作用とそのマネジメント

本療法も重度の有害事象の頻度は少なく，比較的安全である．また高齢者に比較的安全に使用可能であるため高齢者もしくは PS が良好ではない患者に使用しやすいレジメンである．

文　献

1）Douillard JY et al：Multicenter phase Ⅲ study of uracil/tegafur and oral leucovorin versus fluorouracil and leucovorin in patients with previously untreated metastatic colorectal cancer. J Clin Oncol 20：3605-3616, 2002

2）Carmichael J et al：Randomized comparative study of tegafur/uracil and oral leucovorin versus parenteral fluorouracil and leucovorin in patients with previously untreated metastatic colorectal cancer. J Clin Oncol 20：3617-3627, 2002

3）Nishina T et al：Uracil-tegafur and oral leucovorin combined with bevacizumab in elderly patients (aged≧75 years) with metastatic colorectal cancer：a multicenter, phase Ⅱ trial (joint study of bevacizumab, oral leucovorin, and uracil-tegafur in elderly patients [J-BLUE] study). Clin Colorectal Cancer 15：236-242, 2016

4）Hochster H et al：Phase Ⅱ study of uracil-tegafur with leucovorin in elderly (＞or＝75 years old) patients with colorectal cancer：ECOG 1299. J Clin Oncol 25：5397-5402, 2007

Ⅱ 各論

J S-1 単剤療法

1 レジメンの特徴

S-1 は経口フルオロウラシル（5-fluorouracil；5-FU）の抗癌薬でテガフール，ギメラシル，オテラシルの 3 剤の合剤である．テガフールは代謝され最終的に 5-FU となり，ギメラシルは主に肝臓に分布する 5-FU 異化代謝酵素ジヒドロピリミジンデヒドロゲナーゼ（DPD）を選択的に拮抗することで，血中の 5-FU 濃度を上昇させる．またオテラシルは主に消化管組織に分布してオロテートホスホリボシルトランスフェラーゼを選択的に拮抗阻害し，5-FU の活性化を抑制し消化器毒性を抑えることができる．

2 科学的根拠

単剤としてはベバシズマブ（bevacizumab；BEV）を併用した S-1＋BEV が 2024 年版の大腸癌治療ガイドラインに掲載されている．その根拠となるのが 65 歳以上の切除不能進行・再発大腸癌を対象として，1st line における S-1＋BEV の有効性と安全性を検証した BASIC 試験[1]で，登録症例の年齢中央値は 75 歳であり，19.6％が 80 歳以上であった．このような患者背景でありながら，PFS が 9.9 ヵ月，OS が 25.0 ヵ月と比較的良好な結果が報告されており，また安全性に関しても Grade 3 以上の有害事象も高血圧が 11％，下痢が 9％，好中球減少症が 7％であったことから，高齢者において有効性および安全性が証明されたため，高齢者に対する進行再発大腸癌の化学療法として 1 つの選択肢になる．

補助化学療法としては Stage Ⅱ／Ⅲ直腸癌に対し UFT に対する S-1 の優越性を検討した多施設共同オープンラベルランダム化比較試験の ACTS-RC 試験[2]で主要評価項目である 5 年 RFS 割合は UFT 群 61.7％，S-1 群 66.4％であり，S-1 群で有意な RFS の改善を認めた（HR：0.77，95％CI 0.63-0.96，p＝0.0165）[2]．結腸癌においても S-1 は ACTS-CC 試験[3]において UFT/LV との非劣性が証明された[3]．そこで JCOG0910 では Stage Ⅲ大腸癌に対し S-1 のカペシタビンに対する非劣性の検証を行ったが，中間解析において必要イベント数の 48％（258/535）が観察されたため早期中止となり観察期間中央値は 23.7 ヵ月，3 年 DFS はカペシタビン群 82.0％，S-1 群 77.9％と S-1 のカペシタビンに対する非劣性は示すことができず[4]，Stage Ⅲ大腸癌に対して補助化学療法として S-1 は標準治療とはならなかった．

3 適格症例の選択

実際には単剤として進行再発や補助化学療法として使われる機会は少ないが，高齢者の進行再発大腸癌の一次治療として S-1＋BEV 療法として用いられることが良い適応である．

4 実際の投与指示例

S-1 の投与量：＜1.25 m^2＝80 mg；1.25 m^2≦－＜1.50 m^2＝100 mg；1.50 m^2≦＝120 mg 分 2　朝夕を Day 1～28 まで内服する（図 1）．Day 29～36 は休薬する．BEV 併用する場合は 5 mg/kg を Day 1, 15, 29 に投与する．

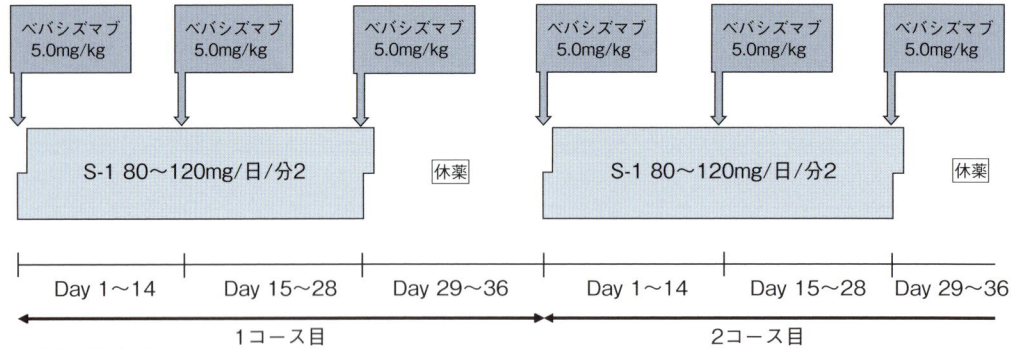

■抗癌薬処方例
S-1：<1.25 m^2＝80 mg；1.25 m^2≦−<1.50 m^2＝100 mg；1.50 m^2≦＝120 mg
ベバシズマブ　Day 1
1回目投与90分，2回目投与60分，3回目投与以降30分

図1　S-1＋BEV療法

5 副作用とそのマネジメント

S-1に含まれるDPD活性を阻害するギメラシルは腎排泄である．特に高齢者に多い腎機能が低下している患者はGrade 3以上の下痢の出現に注意が必要である．

6 併用療法

現在大腸癌で用いられるのは進行再発大腸癌の一次治療でSOX＋BEV療法としてオキサリプラチンとBEVを併用した治療が多い．またイリノテカンと併用しIRIS＋BEV療法やSIRB療法が併用療法として使用されている．

文　献

1) Yoshida M et al：Combination chemotherapy with bevacizumab and S-1 for elderly patients with metastatic colorectal cancer（BASIC trial）. Eur J Cancer 51：935-941, 2015
2) Oki E et al：A randomized phaseⅢ trial comparing S-1 versus UFT as adjuvant chemotherapy for stageⅡ/Ⅲ rectal cancer（JFMC35-C1：ACTS-RC）. Ann Oncol 27：1266-1272, 2016
3) Yoshida M et al：S-1 as adjuvant chemotherapy for stagesⅢ colon cancer：a randomized phaseⅢ study（ACTS-CC trial）. Ann Oncol 25：1743-1749, 2014
4) Hamaguchi T et al：Capecitabine versus S-1 as adjuvant chemotherapy for patients with stageⅢ colorectal cancer（JCOG0910）：an open-label, non-inferiority, randomised, phase 3, multicentre trial. Lancet Gastroenterol Hepatol 3：47-56, 2018

Ⅱ 各論

K カペシタビン単剤療法

1 レジメンの特徴

カペシタビンは経口のフッ化ピリミジン系薬剤（5-FU）であり，消化管では未変化のまま消化吸収され，肝臓や腫瘍内に届いたところで5-FUに変化するため，5-FUの経口製剤であるS-1と比較して消化管毒性が軽いのが特徴である．単剤としては補助化学療法で用いられることがほとんどである．

2 科学的根拠

結腸癌に対する術後補助化学療法として使用可能な経口フッ化ピリミジン系製剤はカペシタビン，S-1，UFT/LVがあった．カペシタビンはX-ATC試験において5-FU/LVとの非劣性が[1]，S-1はACTS-CC試験においてUFT/LVとの非劣性がそれぞれ証明された[2]．しかしStageⅢ大腸癌に対する補助化学療法としてカペシタビンに対するS-1の非劣性を証明するためのJCOG0910において，S-1のカペシタビンに対する非劣勢が証明されなかったため[3]，StageⅢ結腸癌に対する補助化学療法はカペシタビンもしくはUFT/LVが使用されている．

進行再発大腸癌に対しては70歳以上を対象とした1st-lineとして，カペシタビン単独と5-FU/LV（Mayo regimen）の有効性と安全性が比較検証され，OSが同等であったため，経口内服製剤であるカペシタビンは経静脈投与の5-FU/LVより広く使われるようになった．その後カペシタビンにベバシズマブ（bevacizumab；BEV）を上乗せする効果を検証した第Ⅲ相ランダム化比較試験であるAVEXで，BEVを併用することで単剤よりPFSの上乗せ効果が示されたことから[4]，現在進行再発大腸癌に対してカペシタビンを投与する場合は，投与可能ならばBEVを併用することがガイドラインでも推奨されている．

また本邦から70歳以上のPS2，もしくは75歳以上のPS0-2の進行再発大腸癌患者を対象として5-FU製剤とBEVに加え，オキサリプラチンを併用することの優越性を検証した第Ⅲ相ランダム化比較試験（JCOG1018）が行われた．Primary endpointはPFSであり，5-FU製剤は5-FU/LVとカペシタビン両剤が許容された．結果は2022年に公表され，現在論文化を待っている段階（2024年1月）であるが，カペシタビン＋BEVにオキサリプラチンを併用してもPFSの延長を得ることができなかったため，高齢者における進行再発大腸癌の一次治療はカペシタビン＋BEVの併用療法でも十分有用であると考えられる．

3 適格症例の選択

カペシタビンは補助化学療法としてはStage（2）Ⅲが適応であるが，進行再発に関してはPSの比較的悪い70歳以上の高齢者に対して，BEV併用療法が良い適応である．

4 実際の投与指示例

カペシタビン単独の場合は2週間内服，1週間休薬の3週毎が1コースである（図1）．StageⅢの結腸癌に対する補助化学療法では8コース投与を行う．進行再発大腸癌に対しBEVを併用する場合はDay 1にBEV投与を行いDay 1の夕から1日2回朝夕内服を行いDay 15の朝まで2週間内

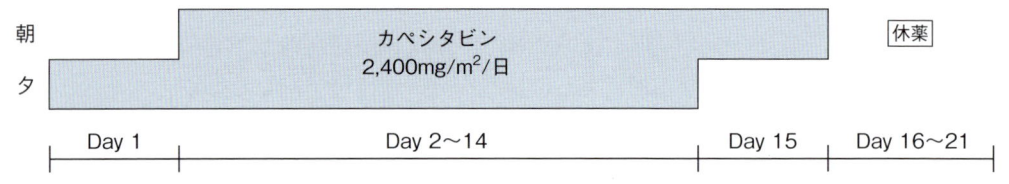

■抗癌薬処方例
カペシタビンの Day 1 は夕から内服
1.36 m²未満 2,400 mg/日，1.36〜1.66 m²未満 3,000 mg/日，1.66〜1.96 m²未満 3,600 mg/日，1.96 m²以上 4,200 mg/日

図1　カペシタビン療法

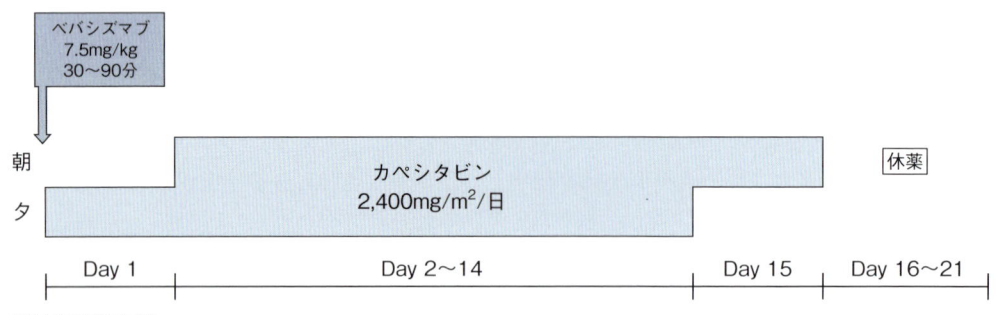

■抗癌薬処方例
カペシタビンの Day 1 は夕から内服
1.36 m²未満 2,400 mg/日，1.36〜1.66 m²未満 3,000 mg/日，1.66〜1.96 m²未満 3,600 mg/日，1.96 m²以上 4,200 mg/日
ベバシズマブ　Day 1
1 回目投与 90 分，2 回目投与 60 分，3 回目投与以降 30 分

図2　カペシタビン＋BEV 療法

服し 1 週間休薬である（図 2）.

5 副作用とそのマネジメント

　カペシタビンの代表的な有害事象が手足症候群である．特に BEV の上乗せ効果をみた AVEX 試験では，BEV 併用群で Grade 3 以上の手足症候群を 16％とカペシタビン単独群の 7％と比較し高く認めていることから注意するべきである．また下痢も Grade 3 以上が 6％であるため，特に高齢者には特に注意が必要である．

6 併用療法

　進行再発大腸癌に対しては BEV の併用が第一選択である．

文　献

1) Twelves C et al：Capecitabine as adjuvant treatment for stage Ⅲ colon cancer. N Engl J Med 352：2696-2704, 2005
2) Yoshida M et al：S-1 as adjuvant chemotherapy for stage Ⅲ colon cancer：a randomized phase Ⅲ study（ACTS-CC trial）. Ann Oncol 25：1743-1749, 2014
3) Hamaguchi T et al：Capecitabine versus S-1 as adjuvant chemotherapy for patients with stage Ⅲ

colorectal cancer（JCOG0910）：an open-label, non-inferiority, randomised, phase 3, multicentre trial. Lancet Gastroenterol Hepatol 3：47-56, 2018
4）Cunningham D et al：Bevacizumab plus capecitabine versus capecitabine alone in elderly patients with previously untreated metastatic colorectal cancer（AVEX）：an open-label, randomised phase 3 trial. Lancet Oncol 14：1077-1085, 2013

II 各論

L トリフルリジン・チピラシル塩酸塩療法

1 レジメンの特徴

　トリフルリジン・チピラシル塩酸塩療法は大腸癌治療ガイドライン[1]にてトリフルリジン（FTD）/チピラシル塩酸塩（TPI）療法と略語で記載され，一般的に FTD/TPI 療法と呼ばれている．これは経口ヌクレオシド系抗悪性腫瘍薬であり，世界に先駆けて，本邦にて開発され，そして臨床試験を経て発売された薬剤である．

　チミジンベースのヌクレオシド類似体で抗癌作用を有するトリフルリジンと，FTD の分解酵素を阻害する，いわゆるチミジンホスホリラーゼ（TP）阻害薬であるチピラシル塩酸塩で構成されている．チピラシル塩酸塩はトリフルリジンの分解に関与する TP を阻害し，トリフルリジンの血中濃度を長時間維持することにより抗癌作用を増強すると考えられている．FTD と TPI の配合モル比は 1：0.5 で配合された抗癌薬である．トリフルリジンは癌細胞の DNA に取り込まれ，DNA の機能障害をきたすことにより，細胞増殖の抑制をきたす．これが FTD/TPI 療法の抗癌作用を示すメカニズムである．

　FTD/TPI 療法は大腸癌治療ガイドラインによると三次治療以降の後方治療での使用が推奨されている．つまり，フッ化ピリミジン，オキサリプラチン，イリノテカン，抗 EGFR 抗体薬（RAS 野生型），血管新生阻害薬などの標準化学療法に不応・不耐となった場合の後方治療としてレゴラフェニブ療法と同じく，FTD/TPI 療法が推奨されている．また，大腸癌研究会ホームページ[2]においてガイドライン関連の最新情報として "切除不能大腸癌患者を対象とした FTD/TPI ＋ベバシズマブ（bevacizumab；BEV）併用療法と FTD/TPI 単剤療法の海外第Ⅲ相試験（SUNLIGHT 試験）" の結果が記載された．詳細は後述するが SUNLIGHT 試験において，FTD/TPI 療法に対する FTD/TPI ＋ BEV 併用療法の OS における優越性が示され，FTD/TPI ＋ BEV 併用療法は大腸癌治療で後方治療においての標準治療の 1 つとなった．FTD/TPI 療法の特徴的な有害事象として骨髄抑制が挙げられ，特に好中球減少，白血球減少である（後述）．

2 科学的根拠

a．FTD/TPI 単独療法

1）J003 試験

　FTD/TPI 療法に関して国内臨床第Ⅱ相試験（J003 試験）が本邦にて行われた．2 レジメン以上の化学療法歴を有する切除不能進行再発大腸癌を対象に FTD/TPI 群のプラセボ群に対する優越性を検討する試験であった（図 1）．その結果は主要評価項目である全生存期間（OS）は OS 中央値 FTD/TPI 群（n＝114）：9.0 ヵ月，プラセボ群（n＝58）：6.6 ヵ月で HR：0.56 95％CI 0.39-0.81，p＝0.0005 と FTD/TPI 群がプラセボ群と比較して有意に生存を延長させた（図 1）[3]．また副次評価項目である無増悪生存期間（PFS）は PFS 中央値　FTD/TPI 群：2.0 ヵ月，プラセボ群：1.0 ヵ月で HR：0.41，95％CI 0.28-0.59，p＜0.0001 と FTD/TPI 群がプラセボ群と比較して有意に無増悪生存期間を延長させた（図 1）[3]．この結果をもって，世界に先駆けて本邦で 2014 年 3 月承認取得

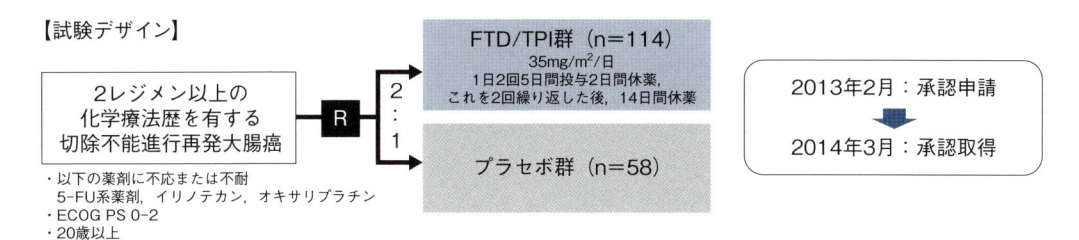

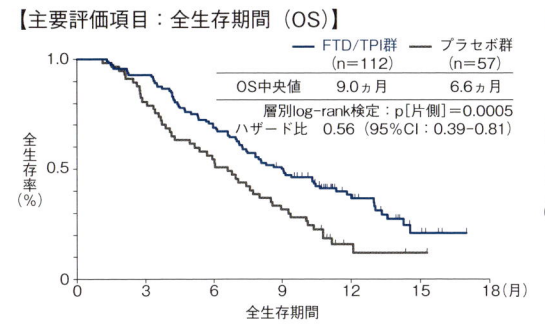

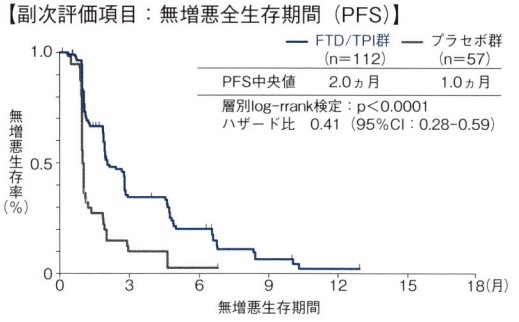

図1　国内臨床第Ⅱ相試験（J003 試験）
（文献 3 より引用）

した.

2）RECOURSE 試験

　続いて国際共同無作為ランダム化第Ⅲ相試験が行われた（RECOURSE 試験）．標準化学療法に不応・不耐である切除不能・進行再発大腸癌症例に対し，FTD/TPI 群のプラセボ群に対する優越性を検証する試験であった（**図2**）．主要評価項目：OS で，副次評価項目：PFS，奏効率，病勢コントロール率，安全性であった．

　その結果は主要評価項目である OS は中央値　FTD/TPI 群（n=534）：7.1 ヵ月，プラセボ群（n=266）：5.3 ヵ月で HR：0.68，95％CI 0.58-0.81，p<0.001 と FTD/TPI 群がプラセボ群と比較して有意に生存を延長させた（**図2**）[4]．また，副次評価項目である PFS 中央値　FTD/TPI 群：2.0 ヵ月，プラセボ群：1.7 ヵ月で HR：0.48，95％CI 0.41-0.57，p<0.001 と FTD/TPI 群がプラセボ群と比較して有意に無増悪生存期間を延長させた（**図2**）[4]．他の副次評価項目である FTD/TPI 群の奏効率は 1.6％で有意差は認めなかった[4]．しかし 6 週時点での病勢コントロール率（DCR）は FTD/TPI 群は 44％，プラセボ群は 16％と有意に FTD/TPI 群が DCR は高かった（p<0.001）[4]．FTD/TPI 療法は腫瘍縮小をきたす薬剤ではないが，後方治療において病勢を維持できる薬剤である．また，PS 2 以上と全身状態が不良となるまでの期間は FTD/TPI 群 5.7 ヵ月，プラセボ群 4.0 ヵ月で HR：0.66，95％CI 0.56-0.78，p<0.001 と FTD/TPI 群がプラセボ群と比較して有意にその期間を延長させた．つまり後方治療で大切な PS を悪化させることなく継続できる治療と考えられる．

　有害事象については**表1**に示すが Grade 3 以上の自覚症状を伴う非血液毒性の頻度は低い．しかし，好中球減少，白血球減少，貧血，血小板減少などの血液毒性の頻度は高く，特に Grade 3 以上の有害事象として，好中球減少（38％），白血球減少（21％），貧血（18％）が高値を示した．しかしながら，発熱性好中球減少症に関しては 4％であった[4]．

3）TERRA 試験

　同様にアジア人において標準化学療法に不応・不耐である切除不能・進行再発大腸癌症例に対し，FTD/TPI 群のプラセボ群に対する優越性や安全性を検証する無作為ランダム化第Ⅲ相試験が行わ

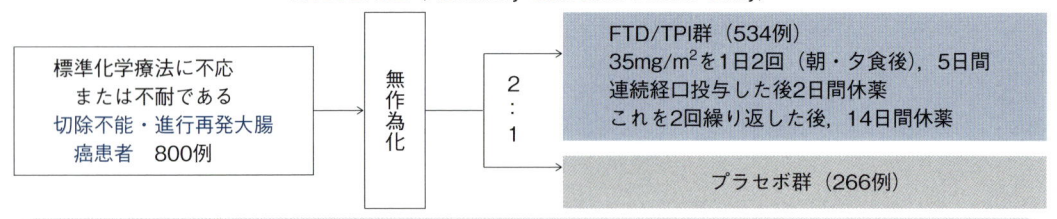

RECOURSE（Refractory Colorectal Cancer Study）

標準化学療法に不応
または不耐である
切除不能・進行再発大腸
癌患者　800例

無作為化

2
:
1

FTD/TPI群（534例）
35mg/m^{2}を1日2回（朝・夕食後），5日間
連続経口投与した後2日間休薬
これを2回繰り返した後，14日間休薬

プラセボ群（266例）

主要評価項目：全生存期間（OS）
副次評価項目：無増悪生存期間（PFS），奏効率（ORR），病勢コントロール率，安全性

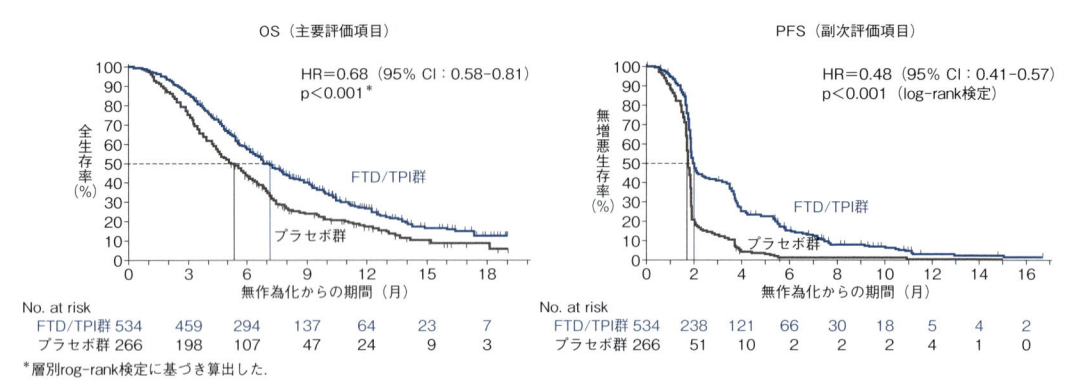

OS（主要評価項目）

HR=0.68（95% CI：0.58-0.81）
p＜0.001[*]

全生存率（%）

FTD/TPI群

プラセボ群

無作為化からの期間（月）

No. at risk
FTD/TPI群 534　459　294　137　64　23　7
プラセボ群 266　198　107　47　24　9　3

PFS（副次評価項目）

HR=0.48（95% CI：0.41-0.57）
p＜0.001（log-rank検定）

無増悪生存率（%）

FTD/TPI群

プラセボ群

無作為化からの期間（月）

No. at risk
FTD/TPI群 534　238　121　66　30　18　5　4　2
プラセボ群 266　51　10　2　2　2　1　1　0

[*]層別rog-rank検定に基づき算出した.

図2　国際共同第Ⅲ相試験
（文献 4 より引用）

表1a　有害事象および臨床検査値異常の頻度[*]（1）

例（%）

	FTD/TPI 群（533 例）		プラセボ群（265 例）	
	全 Grade	Grade 3 以上	全 Grade	Grade 3 以上
全ての有害事象	524（98）	370（69）	247（93）	137（52）
全ての重篤な有害事象	158（30）		89（34）	
一般的な有害事象[†]				
悪心	258（48）	10（2）	63（24）	3（1）
嘔吐	148（28）	11（2）	38（14）	1（＜1）
食欲減退	208（39）	19（4）	78（29）	13（5）
疲労	188（35）	21（4）	62（23）	15（6）
下痢	170（32）	16（3）	33（12）	1（＜1）
腹痛	113（21）	13（2）	49（18）	10（4）
発熱	99（19）	7（1）	37（14）	1（＜1）
無力症	97（18）	18（3）	30（11）	8（3）

[*]有害事象は NCI CTCAE NCCN 共通用語基準（Ver. 4.03）による.
[†]FTD/TPI 群群で 10%以上に発症かつプラセボ群より高い頻度で発症した有害事象.
（文献 4 より引用）

表 1b　有害事象および臨床検査値異常の頻度 (2)

例（％）

	FTD/TPI 群（533 例）		プラセボ群（265 例）	
	全 Grade	Grade 3 以上	全 Grade	Grade 3 以上
5-FU 系薬剤治療に関連する有害事象				
発熱性好中球減少症	20（4）	20（4）	0	0
口内炎	43（8）	2（<1）	17（6）	0
手足症候群	12（2）	0	6（2）	0
心虚血	2（<1）	1（<1）	1（<1）	1（<1）
臨床検査値異常				
好中球数減少	353/528（67）	200/528（38）	2/263（<1）	0
白血球数減少	407/528（77）	113/528（21）	12/263（5）	0
貧血	404/528（77）	96/528（18）	87/263（33）	8/263（3）
血小板数減少	223/528（42）	27/528（5）	21/263（8）	1/263（<1）
ALT 増加	126/526（24）	10/526（<1）	70/263（27）	10/263（4）
AST 増加	155/524（30）	23/524（4）	91/262（35）	16/262（6）
総ビリルビン値増加	189/526（36）	45/526（9）	69/262（26）	31/262（12）
ALP 増加	205/526（39）	42/526（8）	118/262（45）	28/262（11）
クレアチニン増加	71/527（13）	5/527（<1）	32/263（12）	2/263（<1）

（文献 4 より引用）

れた.

　OS 中央値は FTD/TPI 群（n＝271）: 7.8 ヵ月, プラセボ群（n＝135）: 7.1 ヵ月で HR : 0.79, 95％ CI 0.62-0.99, p＝0.035 と FTD/TPI 群がプラセボ群と比較して有意に生存を延長させた[5]. また PFS 中央値は FTD/TPI 群: 2.0 ヵ月, プラセボ群: 1.8 ヵ月で HR : 0.43, 95％CI 0.34-0.54, p＜ 0.001 と FTD/TPI 群がプラセボ群と比較して有意に無増悪生存期間を延長させた[5].

　上記の臨床試験結果より切除不能・進行再発大腸癌症例に対する標準化学療法に不応・不耐である後方治療において FTD/TPI 療法は有効であり, 大腸癌治療ガイドラインに掲載されている.

b．FTD/TPI＋BEV 併用療法

1）C-TASK FORCE 試験

　フルオロピリミジン, イリノテカン, オキサリプラチン, 血管新生阻害薬, 抗 EGFR 抗体薬（RAS 野生型）といった標準化学療法に不応・不耐であった切除不能進行再発大腸癌に対し FTD/TPI 療法に BEV を追加した FTD/TPI＋BEV 併用療法の第Ⅰ相および第Ⅱ相臨床試験が行われた. 25 例と少数例であったが, とても魅力的な結果であったため Lancet Oncol に掲載されたと考えられる[6]. 16 週時点での PFS 率: 42.9％（80％CI 27.8-59.0％）と良好で, PFS 中央値 5.6 ヵ月, OS 中央値 11.2 ヵ月と今までの FTD/TPI 単剤療法の結果よりかなり良好な結果を示した（図 3）[6]. しかしながら, BEV を追加することにより, 有害事象では Grade 3 以上の好中球減少は 56％, 白血球減少は 40％と高値であった（表 2）[6].

2）デンマークにおける FTD/TPI＋BEV 併用療法のランダム化第Ⅱ相試験

　標準化学療法に不応・不耐の切除不能進行再発大腸癌を対象とした FTD/TPI 単剤療法と FTD/

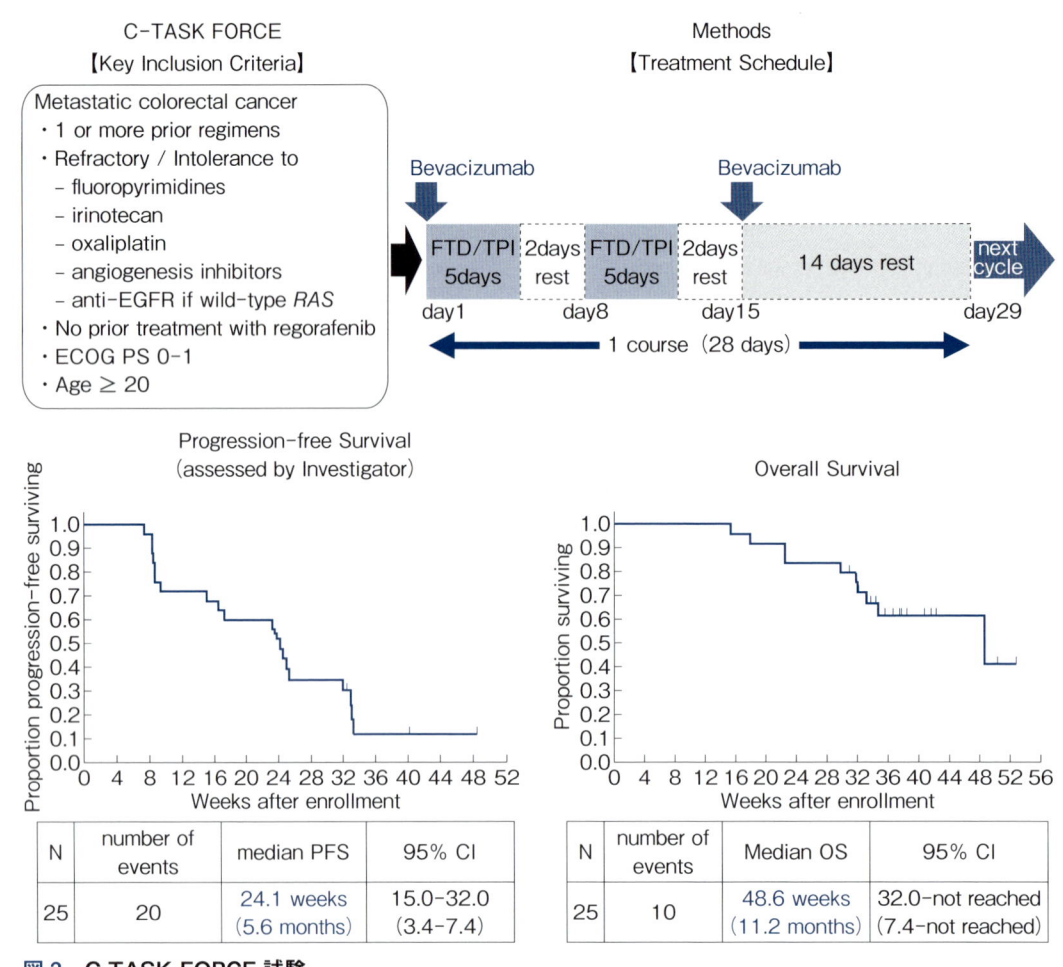

図3　C-TASK FORCE 試験
（文献 6 より引用）

TPI＋BEV 併用療法のランダム化第Ⅱ相試験が行われた.

　FTD/TPI 単剤療法（n＝47）と FTD/TPI＋BEV 併用療法（n＝46）に無作為に割り付けられた. PFS 中央値は FTD/TPI＋BEV 併用療法群で 4.6 ヵ月, FTD/TPI 単剤群で 2.6 ヵ月であった（HR：0.45, 95％CI 0.29-0.72, p＝0.0015）（図4）[7]. また, OS 中央値は FTD/TPI＋BEV 併用療法群で 9.4 ヵ月, FTD/TPI 単剤群で 6.7 ヵ月であった（HR：0.55, 95％CI 0.32-0.94, p＝0.028）（図4）[7]. 第Ⅱ相試験ではあったが前向きランダム化試験で FTD/TPI＋BEV 併用療法が FTD/TPI 単剤療法より予後が優れている可能性が示唆された.

　有害事象は Grade 3 以上が好中球減少に関して FTD/TPI 単剤群が38％, FTD/TPI＋BEV 併用療法群が67％と FTD/TPI＋BEV 併用療法群が高値を示したが, 他の重篤な有害事象に関しては FTD/TPI＋BEV 併用療法群と FTD/TPI 単剤群とで差を認めなかった（表3）[7].

3）SUNLIGHT 試験

　標準化学療法に不応・不耐の切除不能進行再発大腸癌を対象とした, FTD/TPI 単剤療法に対する FTD/TPI＋BEV 併用療法の優越性を検証した国際共同無作為ランダム化第Ⅲ相比較試験（SUN-LIGHT 試験）が行われた. 主要評価項目は OS, 副次評価項目は PFS, 全奏効率, DCR で, 安全性, 忍容性, QOL に与える影響についても評価された.

表2 Adverse Events（≧10% any Grade）

hematological	N=25 （%）		
	Any grade	Grade 3	Grade 4
Neutropenia	25 （100%）	14 （56%）	3 （12%）
Leucopenia	25 （100%）	10 （40%）	0 （0%）
Anemia	20 （80%）	1 （4%）	2 （8%）

Non-hematological	N=25 （%）		
	Any grade	Grade 3	Grade 4
Febrile neutropenia	—	4 （16%）	0 （0%）
ALT increased	12 （48%）	2 （8%）	0 （0%）
Hypertension	7 （28%）	2 （8%）	0 （0%）
AST increased	16 （64%）	1 （4%）	0 （0%）
Anorexia	15 （60%）	1 （4%）	0 （0%）
Blood bilirubin increased	10 （40%）	1 （4%）	0 （0%）
Oral mucositis	10 （40%）	1 （4%）	0 （0%）
Proteinuria	8 （32%）	1 （4%）	—
ALP increased	22 （88%）	0 （0%）	0 （0%）
Nausea	13 （52%）	0 （0%）	0 （0%）
Diarrhea	11 （44%）	0 （0%）	0 （0%）
Vomiting	8 （32%）	0 （0%）	0 （0%）
Fatigue	6 （24%）	0 （0%）	0 （0%）
Fever	6 （24%）	0 （0%）	0 （0%）
Epistaxis	4 （16%）	0 （0%）	0 （0%）

（文献 6 より引用）

　主要評価項目である OS 中央値は FTD/TPI＋BEV 併用療法群（n＝246）で 10.8 ヵ月，FTD/TPI 単剤群（n＝246）で 7.5 ヵ月であり，FTD/TPI＋BEV 併用療法群の優越性が示された（HR：0.61，95%CI 0.49-0.77, p＜0.001）（図 5）[8]．PFS 中央値は FTD/TPI＋BEV 併用療法群で 5.6 ヵ月，FTD/TPI 単剤群で 2.4 ヵ月であった（HR：0.44，95%CI 0.36-0.54，p＜0.001）（図 5）[8]．ECOG PS スコアが 0 または 1 から 2 以上に悪化するまでの期間の中央値は，併用群で 9.3 ヵ月，単剤群で 6.3 ヵ月あった（HR：0.54，95%CI 0.43-0.67）[8]．

　両群で最も多かった有害事象は，好中球減少症，嘔気，貧血であった．Grade 3 以上の有害事象では好中球減少症が抜きんでて多く，また FTD/TPI＋BEV 併用療法群は 43.1%，FTD/TPI 単剤群は 32.1% と FTD/TPI＋BEV 併用療法群が高値であった（表 4）[8]．治療関連死は報告されなかった．

　標準化学療法（オキサリプラチン，フルオロピリミジン，イリノテカンを含む）を受けた切除不能大腸癌患者において，FTD/TPI＋BEV 併用療法は，FTD/TPI 単独療法に比べ OS を延長したと大腸癌研究会のホームページに掲載された[2]．この第Ⅲ相試験により FTD/TPI＋BEV 併用療法は FTD/TPI 単独療法の優越性が証明された．

4）FTD/TPI＋BEV 併用療法

　FTD/TPI＋BEV 併用療法に関する有用性は他の論文でも前向き試験や retrospective な検討にお

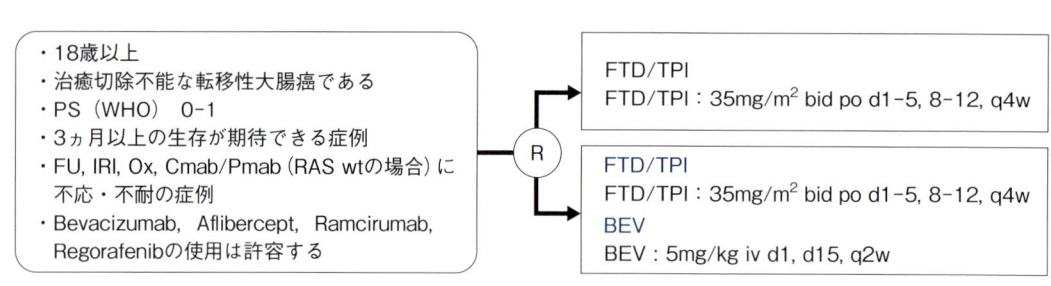

Progression-free survival

A

Median progression-free survival, months (95% CI)
FTD/TPI 2.6 (1.6-3.5)
FTD/TPI+BEV 4.6 (3.5-6.5)
HR 0.45 (95% CI 0.29-0.72), p=0.0015

— FTD/TPI
— FTD/TPI+BEV

Number at risk
(number censored)
FTD/TPI 47 (38)　　8 (6)　　1 (0)　　0
FTD/TPI+BEV 46 (24)　　20 (8)　　5 (3)　　1

Overall survival

B

Median overall survival, months (95% CI)
FTD/TPI 6.7 months (4.9-7.6)
FTD/TPI+BEV 9.4 months (7.6-10.7)
HR 0.55 (95% CI 0.32-0.74), p=0.028

Time since randomisation (months)

Number at risk
(number censored)
FTD/TPI 47 (16)　　29 (16)　　6 (1)　　1 (0)　　0
FTD/TPI+BEV 46 (9)　　34 (10)　　12 (4)　　2 (0)　　0

	FTD/TPI 単剤 (n=47)	FTD/TPI+BEV (n=46)	
無増悪生存期間	2.6 ヵ月 (95%CI 1.6-3.5)	4.6 ヵ月 (3.5-6.5)	HR 0.45, 95%CI 0.29-0.72, p=0.0010
	層別化因子（RAS 変異/施設）で調整後		HR 0.47, 95%CI 0.29-0.74, p=0.0015
全生存期間	6.7 ヵ月 (95%CI 4.9-7.6)	9.4 ヵ月 (95%CI 7.6-10.7)	HR 0.55, 95%CI 0.32-0.94, p=0.028
	層別化因子（RAS 変異/施設）で調整後		HR 0.58, 95%CI 0.34-0.99, p=0.048

図4　FTD/TPI＋BEV 併用療法ランダム化第Ⅱ相試験
（文献 7 より引用）

表3　FTD/TPI 単剤と FTD/TPI＋BEV 併用療法の比較

		FTD/TPI 単剤 (n=47)			FTD/TPI+BEV (n=46)		
		Grade 1-2	Grade 3	Grade 4	Grade 1-2	Grade 3	Grade 4
血液毒性	好中球数減少	13 (28%)	11 (23%)	7 (15%)	8 (17%)	19 (41%)	12 (26%)
	貧血	26 (55%)	8 (17%)	0	29 (63%)	2 (4%)	0
	血小板減少	8 (17%)	0	0	17 (37%)	1 (2%)	0
非血液毒性	悪心	30 (64%)	3 (6%)	0	26 (57%)	1 (2%)	0
	下痢	15 (32%)	0	0	13 (28%)	3 (7%)	1 (2%)
	嘔吐	12 (26%)	1 (2%)	0	14 (30%)	2 (4%)	0
	疲労	35 (74%)	5 (11%)	0	36 (78%)	3 (7%)	0
	発熱性好中球減少	--	1 (2%)	0	--	2 (4%)	1 (2%)

（文献 7 より引用）

A Overall survival

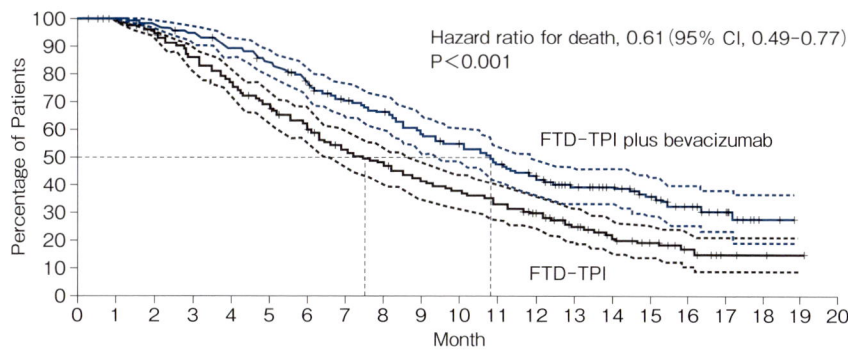

No. at Risk
FTD-TPI plus bevacizumab 246 244 239 230 217 203 183 160 149 131 119 104 88 69 52 37 24 13 2 0 0
FTD-TPI   246 242 230 205 184 163 143 120 108 95 85 76 63 44 24 16 10 5 2 1 0

B Progression-free survival

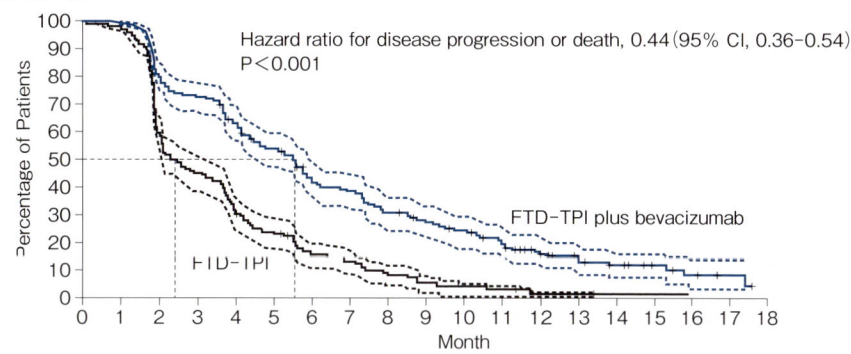

No. at Risk
FTD-TPI plus bevacizumab 246 242 198 179 153 128 99 89 70 16 52 43 25 18 13 7 4 2 0
FTD-TPI   246 236 147 109 74 56 36 29 19 12 8 6 2 2 1 1 0 0 0

The widths of the confidence intervals have not been adjusted for multiplicity and may not be used in place of hypothesis testing. The intention-to-treat population included all the patients who had undergone randomization. The dashed gray lines indicate the median values in each panel. The dashed blue and black lines in each panel indicate the upper and lower boundaries of the 95% confidence intervals. The tick marks indicate censored data.

図5 **Overall Survival and Progression-free Survival（Intention-to-Treat Population）**
（文献8より引用）

いて多数報告されている[9~12]．

　以上から，FTD/TPI＋BEV 併用療法は切除不能・進行再発大腸癌症例に対する標準化学療法に不応・不耐である後方治療において有効であることが示された．大腸癌研究会ホームページに記載され，今回新たに発刊された『大腸癌治療ガイドライン 医師用 2024 年版』に掲載された．

3 適格症例の選択

　FTD/TPI療法は大腸癌治療ガイドライン[1]に記載されているが，切除不能大腸癌症例の後方治療で基本的に殺細胞性抗癌薬であるオキサリプラチン，フルオロピリミジン，イリノテカンや分子標的薬では血管新生阻害薬（BEV など）や抗 EGFR 抗体薬（Cmab/Pmab：*RAS* 野生型の場合）に不応・不耐の症例が適応となる．FTD/TPI＋BEV 併用療法も最近では使用されている施設が多い

表4　Adverse Events.* *number of patients（percent）*

Event	FTD-TPI+BEV (N=246)		FTD-TPI (N=246)	
	Any Grade	Grade 3 or 4	Any Grade	Grade 3 or 4
Neutropenia	153 （62.2）	106 （43.1）	126 （51.2）	79 （32.1）
Nausea	91 （37.0）	4 （1.6）	67 （27.2）	4 （1.6）
Anemia	71 （28.9）	15 （6.1）	78 （31.7）	27 （11.0）
Asthenia	60 （24.4）	10 （4.1）	55 （22.4）	10 （4.1）
Fatigue	53 （21.5）	3 （1.2）	40 （16.3）	9 （3.7）
Diarrhea	51 （20.7）	2 （0.8）	46 （18.7）	6 （2.4）
Decreased appetite	50 （20.3）	2 （0.8）	38 （15.4）	3 （1.2）
Vomiting	46 （18.7）	2 （0.8）	36 （14.6）	4 （1.6）
Thrombocytopenia	42 （17.1）	7 （2.8）	28 （11.4）	3 （1.2）
Neutrophil count decreased	34 （13.8）	22 （8.9）	17 （6.9）	13 （5.3）
Abdominal pain	29 （11.8）	5 （2.0）	27 （11.0）	4 （1.6）
Constipation	27 （11.0）	0	28 （11.4）	2 （0.8）
Stomatitis	27 （11.0）	1 （0.4）	9 （3.7）	0
Hypertension	25 （10.2）	14 （5.7）	5 （2.0）	3 （1.2）

*Shown are adverse events of any cause that occurred in at least 10% of the patients in the group that received FTD-TPI plus bevacizumab during the treatment period ; data are included for all the patients who received at least one dose of a trial treatment.
（文献8より引用）

と思う．FTD/TPI＋BEV 併用療法と FTD/TPI 単独療法で基本適格症例が異なることはないが，BEV が使用しにくい症例を除いては効果に関して有効性が示された FTD/TPI＋BEV 併用療法を使用することのほうが実際多いと思う．つまり，BEV の投与がリスクとなる出血を認める症例や心血管病変の既往，蛋白尿を認める患者では併用を避けて，FTD/TPI 単独療法を選択する．腫瘍縮小を狙う薬剤ではないため，有害事象が少なく PS を落とすことなく，長い SD を目指す症例が適応となるであろう．三次治療以降で使用することが多いと思うが，その前の治療を PD となった後長く引っ張らずに早めに次治療 FTD/TPI 単独療法あるいは FTD/TPI＋BEV 併用療法に変更すべきと思う．

　後方治療として FTD/TPI 単独療法とレゴラフェニブのどちらを先行しても OS は変わらないと報告されている[13]．しかし，我々の施設では自覚的有害事象が少ないと考えられる FTD/TPI 単独療法あるいは FTD/TPI＋BEV 併用療法を先行することのほうが多い．

　後方治療以外では，オキサリプラチンやイリノテカンなどの積極的治療が適応とならない切除不能進行再発大腸癌の一次治療としてカペシタビン＋BEV に対する FTD/TPI＋BEV 併用療法の優越性を検討する第Ⅲ相試験が行われた（SOLSTICE 試験）．しかし結果は FTD/TPI＋BEV 併用療法の優越性は示されなかった[14]．また，切除不能進行再発大腸癌に対し一次治療にてオキサリプラチンベースの化学療法施行後の二次治療として標準治療である FOLFIRI あるいは IRIS＋BEV に対する FTD/TPI＋BEV 併用療法の非劣勢試験（ランダム化第Ⅱ/Ⅲ相試験：TRUSTY 試験）が行われた．結果は FTD/TPI＋BEV 併用療法の非劣勢は証明されなかった．よって現時点では一次治療や二次治療ではなく，三次治療以降の後方治療での使用となっている[15]．

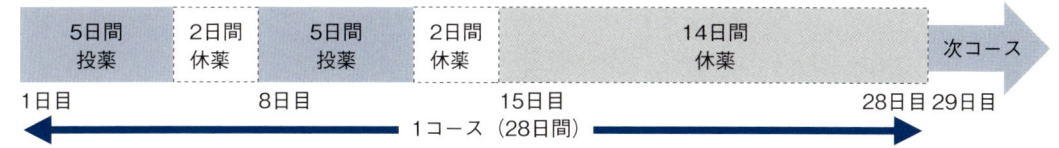

〈投与スケジュール〉

5日間 投薬	2日間 休薬	5日間 投薬	2日間 休薬	14日間 休薬	次コース

1日目　　　　　　　　8日目　　　　　　　15日目　　　　　　　28日目 29日目

◀──────────── 1コース（28日間）────────────▶

FTD/TPIを朝食後および夕食後の1日2回，5日間連続経口投与したのち2日間休薬する．
これを2回繰り返したのち14日間休薬する．これを1コースとして投与を繰り返す．
初回投与量（1日量）は体表面積に合わせて，トリフルリジン相当量として約70mg/m²/日とする．

図6　FTD/TPI 単独療法

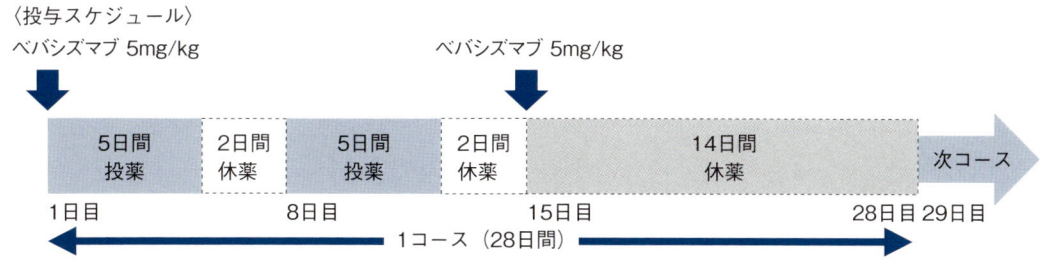

〈投与スケジュール〉

ベバシズマブ 5mg/kg　　　　　　　　ベバシズマブ 5mg/kg

5日間 投薬	2日間 休薬	5日間 投薬	2日間 休薬	14日間 休薬	次コース

1日目　　　　　　　　8日目　　　　　　　15日目　　　　　　　28日目 29日目

◀──────────── 1コース（28日間）────────────▶

FTD/TPIを朝食後および夕食後の1日2回，5日間連続経口投与したのち2日間休薬する．
これを2回繰り返したのち14日間休薬する．1日目と15日目にベバシズマブ 5mg/kgを点滴静注する．
これを1コースとして投与を繰り返す．
初回投与量（1日量）は体表面積に合わせて，トリフルリジン相当量として約70mg/m²/日とする．

図7　FTD/TPI＋BEV 併用療法

4　実際の投与指示例

a．FTD/TPI 単独療法（図6）

　朝食後および夕食後の1日2回，5日間連続経口投与したのち2日間休薬する．これを2回繰り返したのち14日間休薬する．これを1コースとして投与を繰り返す．初回投与量（1日量）は体表面積に合わせて，トリフルリジン相当量として約70 mg/m²/日とする．実際，外来受診後治療可能な場合薬剤を処方するため，Day 1の夕食後に内服をはじめ，Day 6の朝食後まで内服，そしてDay 8の夕食後に内服を再開し，Day 13の朝食後まで内服を行うことが多いと思われる．有害事象に対する支持療法は定期的に決まって処方する薬剤はないが，有害事象に応じて対症療法として薬剤を処方することはある．

b．FTD/TPI＋BEV 併用療法（図7）

　FTD/TPI 単独療法と同じく，FTD/TPIに関しては朝食後および夕食後の1日2回，5日間連続経口投与したのち2日間休薬する．これを2回繰り返したのち14日間休薬する．これを1コースとして投与を繰り返す．初回投与量（1日量）は体表面積に合わせて，トリフルリジン相当量として約70 mg/m²/日とする．Day 1（FTD/TPIを内服開始する当日）とDay 15（FTD/TPIを休薬しているFTD/TPI 内服開始後15日目）にBEVを5 mg/kgで点滴静注する．基本BEVに関しては初回は90分，2回目は60分，3回目以降は30分で点滴投与する．一次治療，二次治療でBEVは使用されていることが多いので，最初から30分で点滴投与することが多い．FTD/TPI＋BEV 併用療法に関しても特に定期で用いる支持療法はない．しかし，好中球減少の頻度が高いのでGCSFを用いる場合がある．

　FTD/TPI＋BEV 併用療法の有害事象を減少させる目的で，投与方法であるが，biweekly，つま

りFTD/TPIに関しては朝食後および夕食後の1日2回，5日間連続経口投与（Day 1～5）そして BEVをDay 1に5 mg/kgで点滴静注し，これを2週間毎繰り返すという投与法が開発された．これの有効性，安全性を検討する第Ib/Ⅱ相試験（BiTS試験）が行われ，良い結果を示した[16]．そのためJCOGでbiweeklyの投与法の有効性を検証する試験（JCOG2014試験）が行われている．

5 副作用とそのマネジメント

a．FTD/TPI単独療法

　有害事象として全Gradeでは悪心，食欲減退，疲労，下痢といった非血液毒性の有害事象をしばしば認めるが，Grade 3以上の重篤な有害事象の頻度は低い．目立つ有害事象には前述の如く血液毒性が挙がる．全Gradeでは好中球減少，白血球減少，貧血，血小板減少の頻度が高く，好中球減少や白血球減少，貧血はGrade 3以上の有害事象の頻度が高い．上記のFTD/TPI単独療法の代表的第Ⅲ相試験であるRECOURSE試験によるとFTD/TPI単独療法の頻度が高い順では非血液毒性（全Grade 30%以上）で①悪心（48%），②食欲減退（39%），③疲労（35%），④下痢（32%）で，血液毒性（全Grade 30%以上）では①白血球減少（77%），②貧血（77%），③好中球減少（67%），④血小板減少（42%），⑤ALP増加（39%），⑥総ビリルビン高値（36%），⑦AST高値（30%）であった．しかしGrade 3以上は非血液毒性は全て5%以下であった．Grade 3以上の有害事象（血液毒性）で10%以上認めたのは①好中球減少（38%），②白血球減少（21%），③貧血（18%）であった（表1）[4]．

　FTD/TPI単独療法の適正使用ガイドでは非血液毒性は内服して早期に出現し，血液毒性は2週過ぎに最悪値を示すとされる．下痢に対してはロペラミドを処方する．Grade 3以上の場合は補液を必要とする場合もある．悪心，嘔吐に対してはドンペリドン，プロクロルペラジンマレイン酸塩，5-HT$_3$受容体拮抗薬等の制吐剤を用いる．血液毒性に関しては1コース目から治療開始後2週間を過ぎて骨髄抑制は増悪し，22日目近傍で血液毒性をきたすことが多いため，1コース目は毎週診察し，血液検査で確認するようにしている．

　休薬基準に関しては，通常の化学療法と大きな違いはないが，上記の頻度が高い血液毒性について述べると基本好中球数1,000/mm^{3}未満，Hg 7.0 g/dL未満，血小板数50,000/mm^{3}未満となっており，投与開始基準は基本好中球数1,500/mm^{3}以上，Hg 8.0 g/dL以上，血小板数75,000/mm^{3}となっている．非血液毒性に関してはGrade 3以上で休薬とし，Grade 1以下が開始基準になっている．Grade 4の血液毒性では減量する．

　有害事象で好中球減少の頻度が高いが，RECOURSE試験やJ003試験でFTD/TPI療法による化学療法誘導好中球減少症（chemotherapy-induced neutropenia：CIN）をきたした症例はOS，PFSといった予後を改善した．CINはFTD/TPI療法施行患者の有用な治療効果予測因子と考えられている[17]．

b．FTD/TPI＋BEV併用療法

　上記のFTD/TPI＋BEV併用療法の第Ⅲ相試験であるSUNLIGHT試験によるとFTD/TPI＋BEV併用療法の頻度が高い順では非血液毒性（全Grade 30%以上）で①悪心（37%），血液毒性（全Grade 30%以上）は①好中球減少（62.2%），Grade 3以上の非血液毒性は全て5%以下であった．Grade 3以上の有害事象（血液毒性）で10%以上認めたのは①好中球減少（43.1%）のみであった．この比較試験で差を認めたのは，好中球減少：FTD/TPI＋BEV併用療法の全Grade/Grade 3以上は62.2%/43.1%に対し，FTD/TPI単独療法の全Grade/Grade 3以上は51.2%/32.1%，また悪心；FTD/TPI＋BEV併用療法の全Grade/Grade 3以上は37.0%/1.6%に対し，FTD/TPI単独療法の全Grade/Grade 3以上は27.2%/1.6%であった．FTD/TPI＋BEV併用療法はFTD/TPI単独療

法と比較して好中球減少，悪心，高血圧症の頻度が高かった（**表4**)[8].

　好中球減少に対しては GCSF の早めの投与が必要かもしれない．また貧血は薬剤によるか，または BEV による出血の鑑別が難しくなるケースが存在する．

6 症例提示

　FTD/TPI + BEV 併用療法を施行した症例を呈示する．
- 62 歳男性
- 直腸癌 Ra　2018 年 3 月　腹腔鏡下低位前方切除術（D3）施行．
- T3N3M0　StageⅢc　RAS 野生型，BRAF 野生型，MSS.
- 術後補助化学療法　CAPOX 8 コース施行．
- 2019 年 2 月　術後 11 ヵ月　大動脈周囲リンパ節転移出現．
- 一次治療　FOLFOX6 + Pmab　18 コース　約 10 ヵ月施行．最良奏効度 PR.
  大動脈周囲リンパ節転移縮小，腫瘍マーカー正常範囲内．末梢神経障害があり，相談のうえ一時休薬（約 3 ヵ月）．
- 2020 年 3 月　両側多発肺転移出現，大動脈リンパ節転移増大，腫瘍マーカー増悪．
- FL + Pmab オキサリプラチン抜き　再開した．　12 コース　約 7 ヵ月間施行．一時 PR となったがその後 PD.
- 二次治療　FOLFIRI + BEV　5 コース　約 3 ヵ月間施行．嘔吐，下痢の有害事象で中止．

　二次治療が不応となり，その後すぐに PD にもなり，2021 年 1 月から三次治療に変更．FTD/TPI + BEV 併用療法を開始した．治療前の CT 画像を示す（**図8**）．大動脈周囲リンパ節転移が多発していた．また，両肺転移は小さいが多発しており，10 ヵ所以上認めた．
　FTD/TPI + BEV 併用療法を上述の通常の投与方法で施行した．

- PS が悪化することなく，16 コース　約 16 ヵ月施行．
- 治療効果は SD（**図9**）．この間 3〜4 ヵ月毎に CT を撮り，約 16 ヵ月と長期間 SD を維持したが，その後 PD となった．
- FTD/TPI + BEV 併用療法　治療中の有害事象：
  非血液毒性；悪心　G1，食欲不振　G1，倦怠感　G1，発熱　G1，手足症候群　G1
  血液毒性；好中球減少　G2，白血球減少　G2，貧血　G1
  このように重篤な有害事象を認めず，治療継続が可能であった．
- 四次治療　FOLFIRI + RAM 17 コース　約 12 ヵ月．
- 五次治療　レゴラフェニブ　1 ヵ月．
- 2023 年 6 月　他病死　再発確認後 4 年 4 ヵ月（52 ヵ月）生存した．

　本症例の如く，傍大動脈リンパ節や小さな多発肺転移に関しては後方治療においても PS を悪化させることなく，長期 SD を認めることがあるため，FTD/TPI + BEV 併用療法は適切であると考える．自覚症状を伴う重篤な非血液毒性が少ない薬剤であることが良い結果を導くと私は思う．

　FTD/TPI 単独療法は後方治療でエビデンスにて有効性が示されている．また，最近はさらに FTD/TPI + BEV 併用療法のほうが FTD/TPI 単独療法より有効性において優れているとしたエビデンスが多数報告されるようになった．これらの薬剤は QOL が良く，良好な PS を長く保ちながら予後を延長させる．安全性に関しては非血液毒性では疲労感，倦怠感を訴える患者をしばしば認め

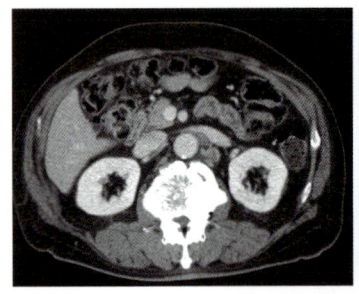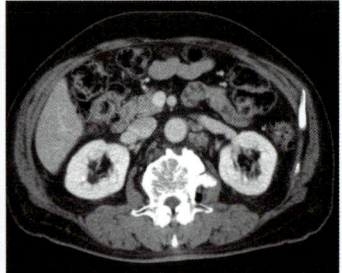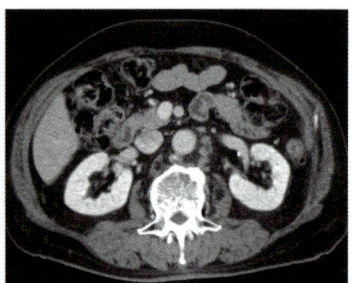

大動脈周囲リンパ節転移 多発

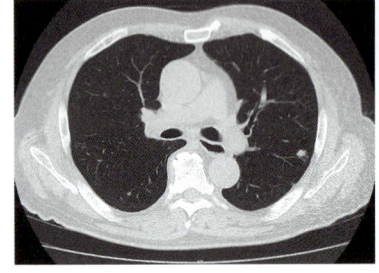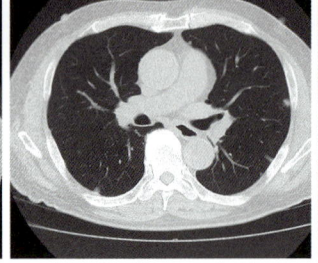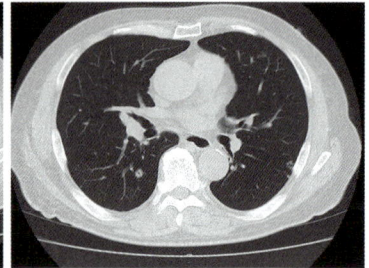

多発肺転移 10ヵ所以上

図8　三次治療前　画像評価

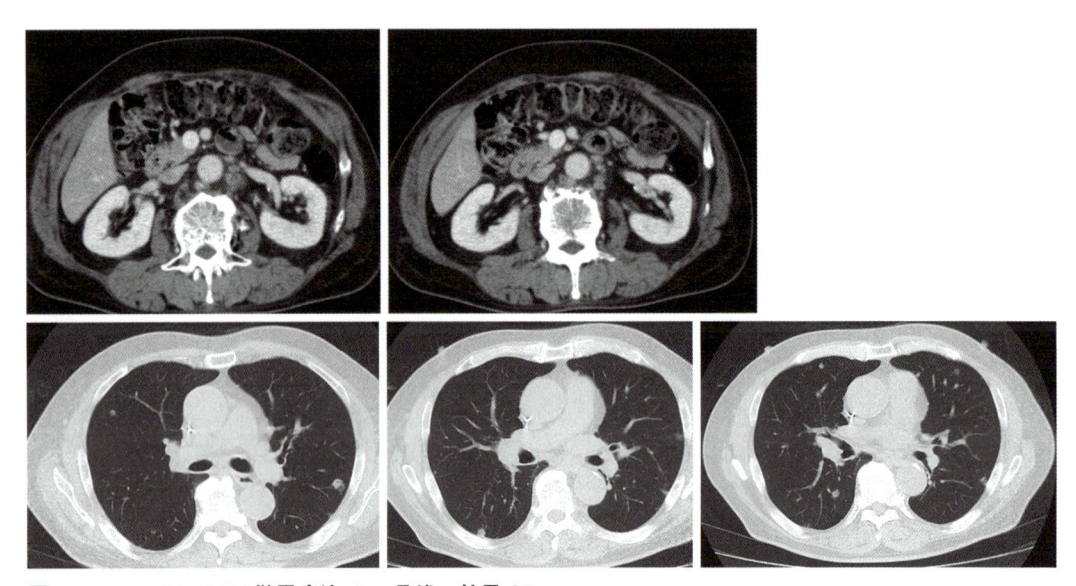

図9　FTD/TPI＋BEV 併用療法 3ヵ月後　効果 SD

◎有害事象

非血液毒性		血液毒性	
悪心	G1	好中球減少	G2
食欲不振	G1	白血球減少	G2
倦怠感	G1	貧血	G1
発熱	G1		
手足症候群	G1		

PS を落とすことなく，約 16 ヵ月施行．16 コース施行．

る．しかし重篤な症例は少ない印象である．それに対して血液毒性は好中球減少，貧血，血小板減少については1コース目4週間のうち後半2週間，つまり Day 15〜28 に最悪値を示すと報告されているため，我々は患者には "この間に発熱を認めないかどうか，注意が必要です．" と指導し，1コース目は最低 Day 15, Day 22, Day 28 は可能ならば病院受診を勧め，血液検査で確認するようにしている．好中球減少で心配される患者がいるが，その場合，"好中球減少の有害事象が出現した場合，治療成績が良いというエビデンスがある" と説明し，不安を解消するよう努めている．

　FTD/TPI 単独療法，FTD/TPI＋BEV 併用療法は有効な治療法と考えられるため，後方治療ではあるが患者・家族と相談のうえ積極的に使用している．

文　献

1）大腸癌研究会：大腸癌治療ガイドライン 医師用 2024 版，金原出版，2024
2）大腸癌研究会ホームページ, https://www.jsccr.jp/guideline/news/202305_01.html（2024 年 10 月 29 日確認）
3）Yoshino T et al：TAS-102 monotherapy for pretreated metastatic colorectal cancer：a double-blind, randomised, placebo-controlled phase 2 trial. Lancet Oncol 13：993-1001, 2012
4）Mayer RJ et al：Randomized trial of TAS-102 for refractory metastatic colorectal cancer N Engl J Med 372：1909-1919, 2015
5）Xu J et al：Results of a randomized, double-blind, placebo-controlled, phase Ⅲ trial of trifluridine/tipiracil（TAS-102）monotherapy in asian patients with previously treated metastatic colorectal cancer：the TERRA study. J Clin Oncol 36：350-358, 2018
6）Kuboki Y et al：TAS-102 plus bevacizumab for patients with metastatic colorectal cancer refractory to standard therapies（C-TASK FORCE）：an investigator-initiated, open-label, single-arm, multicentre, phase 1/2 study. Lancet Oncol 18：1172-1181, 2017
7）Pfeiffer P et al：TAS-102 with or without bevacizumab in patients with chemorefractory metastatic colorectal cancer：an investigator-initiated, open-label, randomised, phase 2 trial. Lancet Oncol 21：412-420, 2020
8）Prager GW et al：Trifluridine-tipiracil and bevacizumab in refractory metastatic colorectal cancer. N Engl J Med 388：1657-1667, 2023
9）Kotani D et al：Retrospective cohort study of trifluridine/tipiracil（TAS-102）plus bevacizumab versus trifluridine/tipiracil monotherapy for metastatic colorectal cancer. BMC Cancer 19：1253, 2019
10）Kagawa Y et al：Real-world evidence of trifluridine/tipiracil plus bevacizumab in metastatic colorectal cancer using an administrative claims database in Japan, ESMO Open 8：101614, 2023
11）Takahashi T et al：Phase Ⅱ study of trifluridine/tipiracil plus bevacizumab by RAS mutation status in patients with metastatic colorectal cancer refractory to standard therapies：JFMC51-1702-C7, ESMO Open 6：100093, 2021
12）Fujii H et al：Bevacizumab in combination with TAS-102 Improves clinical outcomes in patients with refractory metastatic colorectal cancer：a retrospective study. Oncologist 25：e469-e476, 2020
13）Moriwaki T et al：Propensity score analysis of regorafenib versus trifluridine/tipiracil in patients with metastatic colorectal cancer refractory to standard chemotherapy（REGOTAS）：a japanese society for cancer of the colon and rectum multicenter observational study. Oncologist 23：7-15, 2018
14）André T et al：Trifluridine-tipiracil plus bevacizumab versus capecitabine plus bevacizumab as first-line treatment for patients with metastatic colorectal cancer ineligible for intensive therapy（SOLSTICE）：a randomised, open-label phase 3 study. Lancet Gastroenterol Hepatol 8：133-144, 2023
15）Kuboki Y et al：Trifluridine/tip, iracil＋bevacizumab（BEV）vs. fluoropyrimidine-irinotecan＋BEV as second-line therapy for metastatic colorectal cancer：a randomised noninferiority trial. Br J Cancer 128：1897-1905, 2023

16) Satake H et al : Phase I b/II Study of Biweekly TAS-102 in Combination with Bevacizumab for Patients with Metastatic Colorectal Cancer Refractory to Standard Therapies (BiTS Study). Oncologist 25 : e1855-e1863, 2020

17) Yoshino T et al : Neutropenia and survival outcomes in metastatic colorectal cancer patients treated with trifluridine/tipiracil in the RECOURSE and J003 trials. Ann Oncol 31 : 88-95, 2020

II 各論

M 抗 VEGF 抗体薬併用療法

大腸癌に対して承認されている抗 VEGF 抗体薬はベバシズマブ（bevacizumab；BEV）とラムシルマブ（ramucirumab；RAM）である．添付文書での効能または効果はいずれも治癒切除不能な進行・再発の結腸・直腸癌とされており，術後薬物療法において，有効性および安全性は確認されていないとされている．また RAM では本剤の一次化学療法における有効性および安全性は確立していないとされている．加えて臨床成績の内容を熟知し，本剤の有効性および安全性を十分に理解した上で，適応患者の選択を行うこととされており，後述する各注意点を参考に，処方していただきたい．

BEV

1 レジメンの特徴

大腸癌治療ガイドライン[1]には切除不能進行・再発大腸癌に対する薬物療法の項目で，臨床試験において有用性が証明されているまたはそれに準じており，かつ保険診療において推奨すべき使用可能なレジメンとして，BEV の併用療法は一次治療で 10 種類，二次治療で 7 種類，三次治療以降で 1 種類示されている（表1）．実地臨床では，これら 18 種類のレジメンの中から治療戦略を立てることを推奨する．もし 18 種類以外のレジメンを選択する場合は，その理由と根拠を説明し患者の同意を得ることが必要である．薬物療法が専門ではない外科医は，専門家が作成したガイドライン[1]に示されたレジメンから選択することを医療安全的な観点からも推奨する．また BEV は現状測定可能な全てのバイオマーカー（RAS，BRAF，MSI，HR2）に影響されることが少ないとされている．また一次治療，二次治療，三次治療以降を継続して使用することが可能である．BEV は併用することにより奏効率の上昇率は低いが，全生存期間を延長する．その効果は治療効果の低い殺細胞薬では顕著で，フッ化ピリミジン（FP）単独療法との併用で最も有効である．また抗 EGFR 抗体薬と比較して自覚症状を伴う副作用が少ない．したがって，根治することが困難な，切除不能進行・再発大腸癌に対する治療において，副作用の少ない BEV＋FP 併用療法での治療期間を長くすることが，高い QOL を保ちつつ生存期間を延長するためのポイントである．

COLUMN　　　**著者のひとりごと**

その他の VEGF 阻害薬としてアフリベルセプトベータを認めるが，抗体薬ではないので本項では取り上げないが，私は本薬剤の日中共同治験に参加したが，本試験で得られたデータの公表を研究者が繰り返し提言したにもかかわらず，一部のデータについて会社側が頑なに公表を拒否した事実があったことについては，余談ながら言及しておく．

表1　大腸癌治療ガイドラインに示された BEV 併用レジメン

一次治療	FOLFOX	+BEV
	CAPOX	+BEV
	SOX	+BEV
	FOLFIRI	+BEV
	S-1＋IRI	+BEV
	FOLFOXIRI	+BEV
	Infusional 5-FU＋l-LV	+BEV
	Cape	+BEV
	UFT＋LV	+BEV
	S-1	+BEV
二次治療	a：L-OHP を含むレジメンに不応・不耐となった場合	
	FOLFIRI	+BEV
	CAPIRI	+BEV
	S-1＋IRI	+BEV
	IRI	+BEV
	FOLFIRI	+RAM
	b：IRI を含むレジメンに不応・不耐となった場合	
	FOLFOX	+BEV
	CAPOX	+BEV
	SOX	+BEV
三次治療以降	FTD/TPI	+BEV

表2　治療戦略を立てるために考慮すべき3因子

全身状態	腫瘍因子	患者の希望
1. 強力な治療が可能（Fit） 2. 強力な治療が不可能（Vulnerable） 3. 治療の適応がない（Frail）	1. 切除可能 2. コンバージョン可能か 3. 切除の可能性なし 　腫瘍量が多い（bulky） 　腫瘍量が少ない（oligo）	1. 強力な治療が許容できるか 2. ポンプを許容できるか 3. 点滴または内服を希望するか 4. 受診間隔は2週か3週か 5. 許容できない副作用があるか 　（脱毛，皮疹など）

2 科学的根拠

　一次治療，二次治療，三次治療以降それぞれにおいて，殺細胞薬（単独および併用療法）に対する BEV の上乗せ効果が第Ⅲ相試験で証明されている[2~7]．また一次治療に殺細胞薬と BEV の併用療法を行った後，PD となった症例に対する二次治療において，殺細胞薬に対する BEV を継続投与することの上乗せ効果が第Ⅲ相試験で証明されている[6]．術後補助化学療法ではオキサリプラチン（oxaliplatin；L-OHP）ベースの術後補助化学療法＋BEV の効果を検討した第Ⅲ相試験で，有意な改善は認められなかった[8,9]．術前補助化学療法を対象とした BEV の効果を検討した第Ⅲ相試験は行われていない．

3 適格症例の選択

　治療戦略を立てるために考慮すべきポイントを**表2**にまとめた．ガイドライン[1]では一次治療の方針を決定する際のプロセスとして，患者の全身状態を強力な治療が可能（Fit），強力な治療が不可能（Vulnerable），治療の適応がない（Frail）に分類して治療方針を決定すべきとしている．ま

表3　CTCAE ver5.0 の蛋白尿 Grade

Grade 1	蛋白尿　1＋，または 尿蛋白　≧基準範囲上限-<1.0 g/24 時間
Grade 2	蛋白尿　2＋，～3＋または 尿蛋白　1.0<3.5 g/24 時間
Grade 3	尿蛋白　≧3.5 g/24 時間
Grade 4	－
Grade 5	－

ず各バイオマーカーをチェックし，次に腫瘍因子を考慮し，切除可能か・コンバージョンの可能性があるか・腫瘍量は多いのかについて治療戦略を決定する．技術的に切除可能な症例に対する術前化学療法にはエビデンスがないが，腫瘍学的に切除不能な症例では薬物療法の適応となる．New EPOC 試験[10]において周術期化学療法として抗 EGFR 抗体を加えることで有意に予後が悪くなるため，抗 EGFR 抗体は使用するべきではなく，BEV の併用を考慮すべきである．コンバージョンの可能性がない場合は腫瘍量により治療戦略を変える．加えて患者の希望を考慮し，シェアード・ディシジョン・メイキングすることが基本である．ガイドライン[1]では Fit に対しては一次治療においては *RAS* 野生型，占居部位が左側，*BRAF* V600E 野生型，non MSI-H，HR2 陰性症例に対しては抗 EGFR 抗体薬が第一選択[11]となる．抗 EGFR 抗体の併用は FOLFOX か FOLFIRI 療法であるため，46 時間持続注射（ポンプが必要），2 週間隔，皮疹は許容できない場合は抗 EGFR 抗体ではなく，BEV を考慮することが可能である．その他の non MSI-H 症例に対しては BEV の併用が第一選択となる．二次治療では抗 EGFR 抗体併用療法と抗 VEGF 抗体併用療法の直接比較試験はないが，抗 EGFR 抗体は第Ⅲ相試験において，全生存期間において殺細胞薬に対する上乗せ効果がないため[12,13]，抗 VEGF 抗体併用療法が第一選択となる．三次治療以降は FTD/TPI と BEV の併用療法が第一選択となる．Vul であれば FP 単独療法に BEV を併用することが推奨される．

4 実際の投与指示例

　BEV の禁忌は本剤の成分に対し過敏症の既往歴のある患者，喀血（2.5 mL 以上の鮮血の喀出）の既往のある患者であり，これ以外の症例が治療対象となる．私が考える慎重投与はコントロールができない高血圧とコントロール出来ない蛋白尿であり，その他の症例が BEV 併用療法の対象となり，対象症例が多いため，実際の投与指示例を提示することは参考にならない．本項では治療戦略の実際について後述するので参考にしてもらいたい．

5 副作用とそのマネジメント

　主な副作用は発症頻度の高い高血圧，出血，蛋白尿，頻度は低いが発症すると重篤な消化管穿孔，瘻孔，創傷治癒遅延，血栓塞栓症，うっ血性心不全，間質性肺炎などである．副作用に対するマネジメントであるが，血圧は毎日起床後と就寝前に測定するように指導をして，140/90 mmHg 以下にコントロールする．高血圧に対しては降圧剤を二剤併用しても 150/100 mmHg 未満にコントロールできない場合は休薬して循環器科を受診する．忙しい外科医の外来で迷わず処方できるように，基本パターンを循環器科医と相談して決めておく．アンジオテンシンⅡ受容体拮抗薬，Ca 拮抗薬の順に用いることが多い．150/100 mmHg 未満になれば減量せずに再開する．出血は大半が鼻出血で圧迫止血が可能であるが，止血困難な場合は休薬する．投与前の蛋白尿測定は必須である．表3 に CTCAE ver5.0 の蛋白尿を示すが，Grade 2 では対応が必要である．定性検査が 2＋になった場合は

表4 発症すると重篤な副作用と自覚症状

自覚症状	重篤な副作用
急激な腹痛	消化管穿孔，瘻孔，創傷治癒遅延，血栓塞栓症
発熱	消化管穿孔，瘻孔，創傷治癒遅延，血栓塞栓症
創哆開	創傷治癒遅延
胸痛	血栓塞栓症，うっ血性心不全
呼吸困難	間質性肺炎，血栓塞栓症，うっ血性心不全
頭痛	血栓塞栓症

表5 46時間持続注射の必要性・受診間隔

46時間持続注射（ポンプ必要）		2週間隔	
FOLFOX	+BEV	FOLFOX	+BEV
FOLFIRI	+BEV	FOLFIRI	+BEV
FOLFIRI	+RAM	FOLFIRI	+RAM
FOLFOXIRI	+BEV	FOLFOXIRI	+BEV
Infusional 5-FU + l-LV	+BEV	Infusional 5-FU + l-LV	+BEV
46時間持続注射不要（ポンプ不要）		S-1+IRI	+BEV
		FTD/TPI	+BEV
CAPOX	+BEV	UFT+LV	+BEV
SOX	+BEV	FTD/TPI	+BEV
CAPIRI	+BEV	**3週間隔**	
S-1+IRI	+BEV		
Cape	+BEV	CAPOX	+BEV
UFT+LV	+BEV	SOX	+BEV
S-1	+BEV	CAPIRI	+BEV
FTD/TPI	+BEV	S-1	+BEV

休薬して通常24時間尿蛋白量を定量し，1g未満であれば投与を再開するが，尿蛋白/クレアチニン比（UP/Cr）が参考になる．UP/Crが0.3〜0.5の場合，実際の尿蛋白排泄量は0.3〜0.5 g/24時間と推定でき，UP/Crが2未満であれば減量せずに再開する．尿蛋白定性検査で+1を超えたらUP/Crの測定を推奨する．その他頻度が少ないが，発症すると重篤である副作用を認めるが，発症した場合治療開始が遅れると重篤となることが多く，表4のような自覚症状が出現した場合は，緊急の対応が必要となるので，何らかの異常が出現した時は速やかに連絡するよう，薬物療法開始時に指導しておく．

6 併用療法

ガイドライン[1]に示された併用療法を46時間持続注射の有無・受診間隔に分類して表5に示した．46時間の持続注射を行うには中心静脈リザーバーの挿入もしくは，入院しての持続注射が必要で，ポンプの使用は必須である．大腸癌では薬物療法を行う期間が2年を超えるため，ポンプ不要なレジメンでも一次治療からリザーバーを挿入することを推奨する．受診間隔を2週間と3週間に分類したが，副作用のプロファイルにより受診間隔を考慮する．

BEV併用療法では多数のレジメンを選択することが可能である．その他のレジメンも含めると治療戦略の組み合わせは莫大な数になる．大腸癌に対する薬物療法は外来ベースで行うことが基本で

あり，忙しい外科医の外来において，多くのレジメンの組み合わせをゆっくり考える余裕はない．そこで基本的な治療戦略を症例の背景に合わせて，幾つかのパターンに整理することが重要である．多くの症例がこの基本戦略で治療を行うことが可能である．この基本戦略をチーム全体で共有することにより，安全かつ適切にチーム医療を提供することが可能である．一方でこの基本パターンに適さない症例に対しては，チームで検討し治療戦略を立てる．ここでは症例提示は行わず私の基本的な治療戦略を後述する．

RAM

1 レジメンの特徴

二次治療における FOLFIRI との併用療法が治癒切除不能な進行・再発の結腸・直腸癌における RAM 唯一の併用レジメンである．また RAM は現状測定可能な全てのバイオマーカー（RAS，BRAF，MSI，HR2）に影響されることが少ないとされている．

2 科学的根拠

BEV，オキサリプラチン（L-OHP）＋FP 併用療法による一次治療中または施行後に増悪した治癒切除不能な進行・再発の結腸・直腸癌患者を対象に，RAM＋FOLFIRI vs プラセボ＋FOLFIRI を比較した RAISE 試験[14]で RAM の有効性が証明されている．特徴は登録症例が均一であり，これは実臨床で最も多く対象とする症例において，RAM の有効性におけるエビデンスレベルが高いことを意味している．

3 適格症例の選択

二次治療において FOLFIRI と併用する全ての症例が対象となる．RAM を有効に使用するには，一次治療において L-OHP と FP の併用療法を選択することが必要である（表1，表5）．

4 実際の投与指示例

RAM の禁忌は添付文書によると本剤の成分に対し重篤な過敏症の既往歴のある患者，妊婦または妊娠している可能性のある女性であり，これ以外の症例が治療対象となる．私が考える慎重投与は BEV と同様にコントロールができない高血圧であり，治療を継続するとコントロールできない蛋白尿を合併することがあるので注意を要する．つまり上記以外の二次治療において，FOLFIRI と併用する症例全てが対象となるため，本項では実際の投与指示例が多数あるため，あまり参考にならないので示すことはしないが，治療戦略の実際について後述するので参考にしてもらいたい．

5 副作用とそのマネジメント

主な副作用は発症頻度の高い高血圧，出血，蛋白尿，頻度は低いが発症すると重篤な消化管穿孔，瘻孔，創傷治癒遅延，血栓塞栓症，うっ血性心不全，間質性肺炎などで，BEV とほぼ同様であるが，蛋白尿の頻度が少し高いイメージである．副作用に対するマネジメントは BEV と同様であるが，特に蛋白尿のマネジメントが重要である．投与前の蛋白尿測定は必須であり，尿蛋白クレアチニン比（UP/Cr）も開始時から行い2以上であれば休薬する．2未満に低下した場合は1段階減量して再開する．その他の副作用は頻度が少ないが発症すると重篤となるため，緊急の対応が必要となり，何らかの異常が出現した時は速やかに病院に連絡し受診するよう，薬物療法開始時に指導し

ておくことが重要である．

6 併用療法

併用療法は唯一 FOLFIRI ＋ RAM である．

プラットホーム化学療法併用による注意点

1 BEV

添付文書における用法および用量において，フッ化ピリミジン系薬剤を含む他の抗悪性腫瘍薬との併用により投与することとされており，単剤で使用することはない．2週の投与間隔のレジメンでは1回5 mg/kgまたは10 mg/kgとされているが，二次治療において5 mg/kgと10 mg/kgを比較したEAGLE試験において差がなかったため[15]，1回の投与量は5 mg/kgとすることを推奨する．3週間隔のレジメンでは1回7.5 mg/kgを投与する．

2 RAM

二次治療におけるFOLFIRIとの併用療法以外では使用すべきではない．

治療戦略

1 支持療法

BEV，RAMに対する有効な支持療法は認めないが，前述した血圧のコントロールと蛋白尿のマネジメントは必須である．加えて併用薬に対する支持療法は必須である．

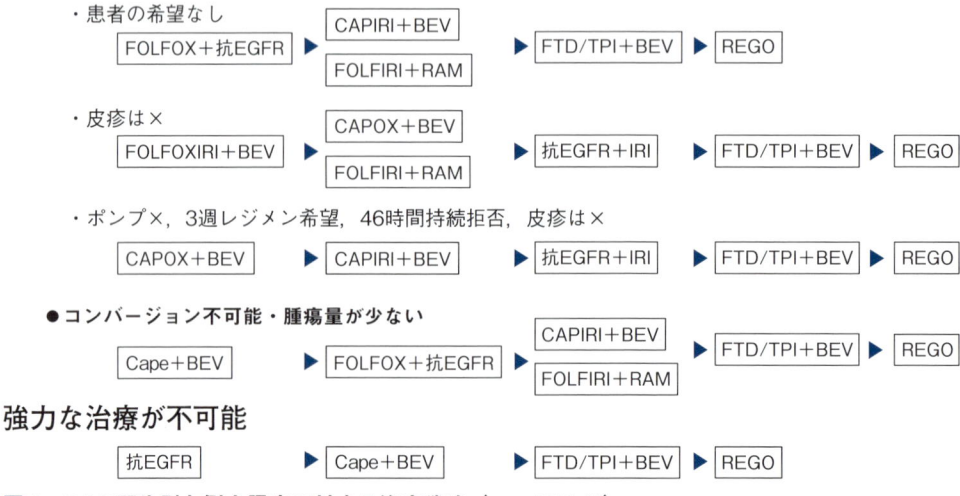

図1 *RAS* 野生型左側大腸癌に対する治療戦略（non MSI-H）

強力な治療が可能

●コンバージョン狙いまたは腫瘍量が多い

・患者の希望なし

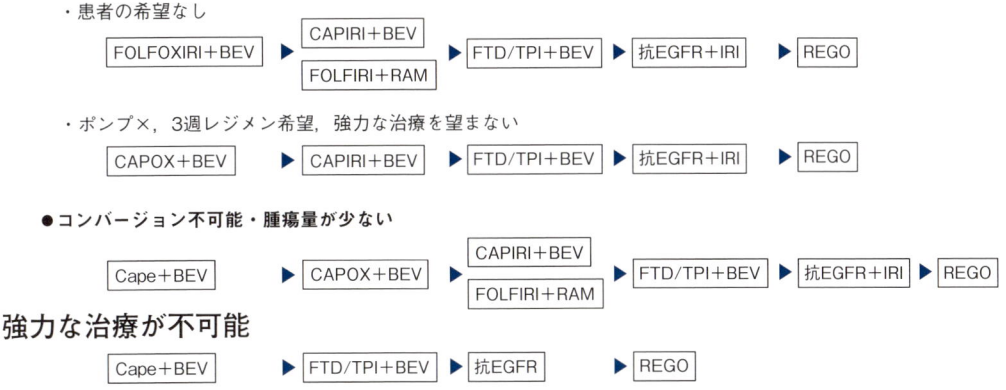

・ポンプ×，3週レジメン希望，強力な治療を望まない

●コンバージョン不可能・腫瘍量が少ない

強力な治療が不可能

図2　*RAS* 野生型右側大腸癌に対する治療戦略（non MSI-H）

強力な治療が可能

●コンバージョン狙いまたは腫瘍量が多い

・患者の希望なし

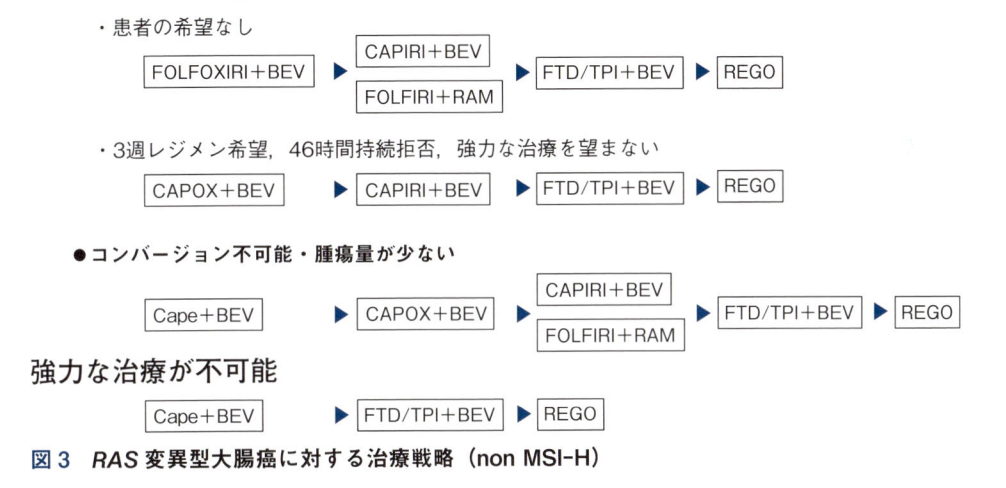

・3週レジメン希望，46時間持続拒否，強力な治療を望まない

●コンバージョン不可能・腫瘍量が少ない

強力な治療が不可能

図3　*RAS* 変異型大腸癌に対する治療戦略（non MSI-H）

2 non MSI-H の対応

a. *RAS* 野生型（左側）（図1）

　前述した通り一次治療は抗EGFR抗体であるが，患者の希望などより抗EGFR抗体を使用することが出来ない場合は，BEV を選択することが可能である．二次治療はBEV も RAM も使用可能だが，表2に示した3因子を考慮して決定する．

b. *RAS* 野生型（右側）（図2）

　一次治療は BEV 併用レジメンを選択することになるが，*RAS* 野生型左側と比較して予後が良くないため，可能な限り強力な治療法を選択すべきである．二次治療はBEV も RAM も使用可能だが，表2に示した3因子を考慮して決定する．

c. *RAS* 変異型（図3）

　一次治療は BEV 併用レジメンを選択することになるが，*RAS* 野生型と比較して予後が良くない

強力な治療が可能

・患者の希望なし

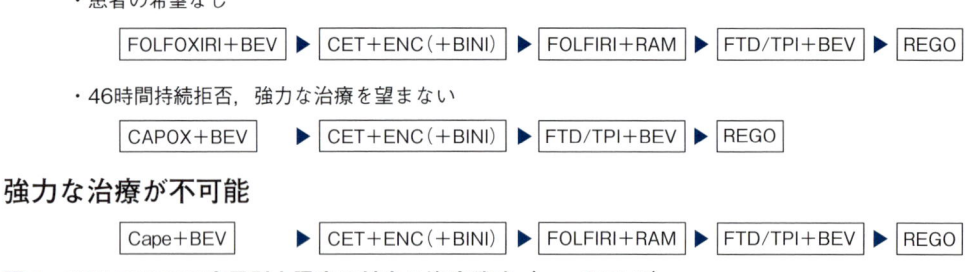

・46時間持続拒否，強力な治療を望まない

強力な治療が不可能

図4　*BRAF* V600E 変異型大腸癌に対する治療戦略（non MSI-H）

強力な治療が可能

●コンバージョン狙いまたは腫瘍量が多い

・患者の希望なし

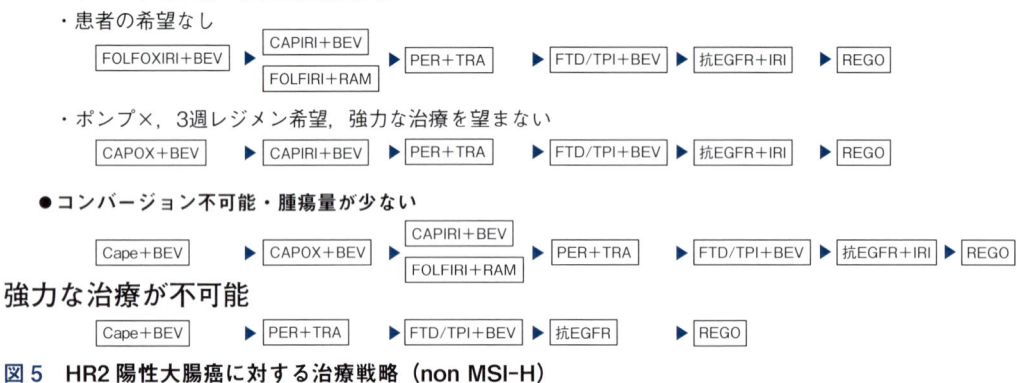

・ポンプ×，3週レジメン希望，強力な治療を望まない

●コンバージョン不可能・腫瘍量が少ない

強力な治療が不可能

図5　HR2 陽性大腸癌に対する治療戦略（non MSI-H）

ため，可能な限り強力な治療法を選択すべきである．二次治療は BEV も RAM も使用可能だが，表2に示した3因子を考慮して決定する．

d．*BRAF*V600E 変異型（図4）

一次治療は BEV 併用レジメンを選択することになるが，急速に増大して二次治療に繋ぐことが出来ない症例も多く，二次治療では比較的奏効率が高いエンコラフェニブ＋ビニメチニブ＋セツキシマブ療法を行うことが可能であるため，必ず二次治療に繋ぐことが重要である．それには一発PD をできる限り避けるため，強力な治療方法を選択する．

e．HR2 陽性大腸癌に対する治療戦略（図5）

抗 EGFR 抗体薬療法の効果が乏しいことが報告され，HR2 陰性症例より予後が不良であるため，一次治療では BEV を選択するが，三次治療以降でペルツズマブ（pertuzumab；PER）＋トラスツズマブ（trastuzumab；TRA）療法を選択することが可能であり，うまく後方治療に繋ぐためにも可能な限り強力な治療方法を選択する．

③ 維持療法

一次治療で強力な導入療法を選択し，腫瘍量は縮小したが，コンバージョンが難しい場合は，生存期間の長期延長は期待できるが治癒は困難である．そこで高い QOL を保ちつつ，長期間治療を継続するために，治療強度を落とした維持療法を選択すべきである．維持療法の実際を図6に示したが FP 単独＋BEV 療法の期間を可能な限り延長することが重要である．導入療法を 12 週行った

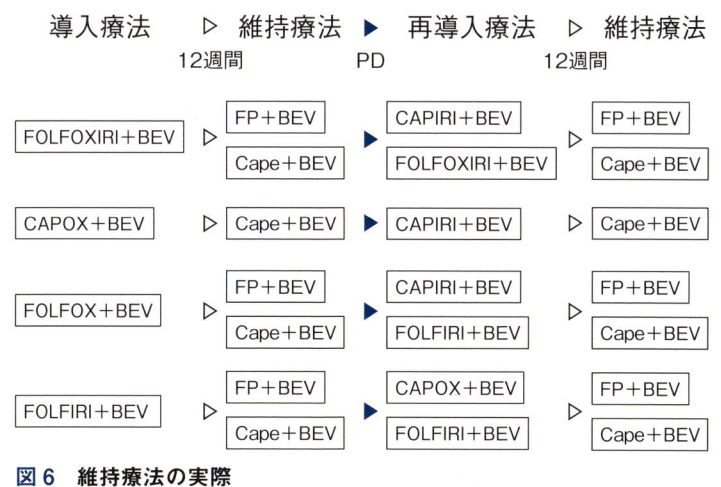

導入療法　　▷　維持療法　▶　再導入療法　▷　維持療法
　　　　　　　12週間　　　　PD　　　　　　12週間

図6　維持療法の実際

後に，腫瘍量が少なくなった場合は維持療法に切り替える．その後，維持療法がPDになったら再度導入療法に戻すか，他の療法に切り替えるかは腫瘍量，患者の状態，導入療法の副作用を考慮して決定する．再度導入療法に切り替えた場合も12週で維持療法に移行することを考慮する．

文　献

1） 大腸癌研究会：大腸癌治療ガイドライン 医師用 2024 年版, 金原出版, 2024
2） Saltz LB et al：Bevacizumab in combination with oxaliplatin-based chemotherapy as firstline therapy in metastatic colorectal cancer：A randomized phase Ⅲ study. J Clin Oncol 26：2013-2019, 2008
3） Tebbutt NC et al：Capecitabine, bevacizumab, and mitomycin in first-line treatment of metastatic colorectal cancer：results of the Australasian Gastrointestinal Trials Group Randomized Phase Ⅲ MAX Study. J Clin Oncol 28：3191-3198, 2010
4） Cunningham D et al：Bevacizumab plus capecitabine versus capecitabine alone in elderly patients with previously untreated metastatic colorectal cancer（AVEX）：an open-label, randomised phase 3 trial. Lancet Oncol 14：1077-1085, 2013
5） Giantonio BJ et al：Bevacizumab in combination with oxaliplatin, fluorouracil, and leucovorin（FOLFOX4）for previously treated metastatic colorectal cancer：results from the Eastern Cooperative Oncology Group Study E3200. J Clin Oncol 25：1539-1544, 2007
6） Bennouna J et al：ML18147 Study Investigators. Continuation of bevacizumab after first progression in metastatic colorectal cancer（ML18147）：a randomised phase 3 trial. Lancet Oncol 14：29-37, 2013
7） Gerald WP et al：Trifluridine-tipiracil and bevacizumab in refractory metastatic colorectal cancer. N Engl J Med 388：1657-1667, 2023
8） Allegra CJ et al：Initial safety report of NSABP C-08：A randomized phase Ⅲ study of modified FOLFOX6 with or without bevacizumab for the adjuvant treatment of patients with stage Ⅱ or Ⅲ colon cancer. J Clin Oncol 27：3385-3390, 2009
9） de Gramont A et al：Bevacizumab plus oxaliplatin-based chemotherapy as adjuvant treatment for colon cancer（AVANT）：a phase 3 randomised controlled trial. Lancet Oncol 13：1225-1233, 2012
10） Bridgewater JA et al：Hepatic metastases resection after cetuximab：are we missing something?. Lancet Oncol 21：398-411, 2020
11） Watanabe J et al：Panitumumab vs bevacizumab added to standard first-line chemotherapy and overall survival among patients with RAS wild-type, left-sided metastatic colorectal cancer：a randomized clinical trial. JAMA 329：1271-1282, 2023

12) Peeters M et al：Randomized phaseⅢ study of panitumumab with fluorouracil, leucovorin, and irino-tecan（FOLFIRI）compared with FOLFIRI alone as second-line treatment in patients with metastatic colorectal cancer. J Clin Oncol 28：4706-4713, 2010

13) Sobrero AF et al：EPIC：phaseⅢ trial of cetuximab plus irinotecan after fluoropyrimidine and oxali-platin failure in patients with metastatic colorectal cancer. J Clin Oncol 26：2311-2319, 2008

14) Tabernero J et al：RAISE：A randomized, double-blind, multicenter phaseⅢ study of irinotecan, folinic acid, and 5-fluorouracil（FOLFIRI）plus ramucirumab（RAM）or placebo（PBO）in patients （pts）with metastatic colorectal carcinoma（CRC）progressive during or following first-line combina-tion therapy with bevacizumab（bev）, oxaliplatin（ox）, and a fluoropyrimidine（fp）. Lancet Oncol 16：499-508, 2015

15) Iwamoto S et al：FOLFIRI plus bevacizumab as second-line therapy in patients with metastatic colorectal cancer after first-line bevacizumab plus oxaliplatin-based therapy：the randomized phase Ⅲ EAGLE study. Ann Oncol 26：1427-1433, 2015

Ⅱ　各論

N　抗EGFR抗体薬併用療法

1　レジメンの特徴

　抗上皮成長因子受容体（epidermal growth factor receptor；EGFR）抗体薬は腫瘍細胞表面に発現するEGFRに特異的に結合し，そのリガンドである上皮成長因子（EGF）の受容体への結合を競合的に阻害し，癌増殖のシグナル伝達を妨げることにより抗腫瘍効果を発揮する分子標的治療薬の1つである．切除不能進行・再発大腸癌（以下，大腸癌）に対してセツキシマブ（cetuximab；CET）およびパニツムマブ（panitumumab；PANI）が使用可能である．

　これらの薬剤は *RAS/BRAF* V600E（以下 *BRAF*）野生型大腸癌に対してのみ有効である．通常は静注レジメンである FOLFOX［フルオロウラシル（5-FU）＋レボホリナート（*l*-LV）＋オキサリプラチン（oxaliplatin；L-OHP）］もしくは FOLFIRI［5-FU＋*l*-LV＋イリノテカン（irinotecan；IRI）］に併用して用いられる．なお経口フッ化ピリミジン薬との併用については有用性が確認されていない．

2　科学的根拠

a．一次治療

　一次治療として化学療法単独への抗EGFR抗体薬の上乗せ効果を検証する3つの第Ⅲ相試験（CRYSTAL試験[1]，TAILOR試験[2]，PRIME試験[3]）が行われ，CETとPANIともに *RAS* 野生型において全生存期間（OS）の延長が認められた．また *RAS* 野生型大腸癌において原発巣が左側であることは抗EGFR抗体薬の治療効果予測因子であった．

　同じく分子標的治療薬であるベバシズマブ（bevacizumab；BEV）との使い分けについて上記を含む6つの第Ⅲ相試験（CALGB80405試験，FIRE-3試験，CRYSTAL試験，PRIME試験，PEAK試験，20050181試験）の統合解析の結果[4]，左側結腸では OS，無増悪生存期間（PFS）とも BEV に比べて抗EGFR抗体薬が，右側結腸では抗EGFR抗体薬に比べて BEV が良好な成績であった．この結果を受けて，分子標的治療薬として左側結腸では抗EGFR抗体薬併用が，右側結腸では BEV 併用が推奨される．さらに PANI と BEV の有効性を初めて前向き比較した第Ⅲ相試験（PARADIGM試験）の結果が公表された（表1）[5]．主要評価項目である OS 中央値は左側結腸および全体

表1　PARADIGM試験

原発部位	N	レジメン	OS (月)	HR (95%CI)	p値	PFS (月)	HR (95%CI)	p値	ORR (%)	HR (95%CI)	p値
全体	402	BEV群	31.3	0.84 (0.72-0.98)	0.03	12	1.01 (0.87-1.18)	NR**	67.3	NR	NR
	400	PANI群	36.2			12.9			74.9		
左側	292	BEV群	34.3	0.82 (0.68-0.99)*	0.03	13.2	0.98 (0.82-1.17)	NR	68.6	NR	NR
	312	PANI群	37.9			13.7			80.2		
右側	103	BEV群	23.2	1.09 (0.79-1.51)	NR	10.6	1.23 (0.91-1.67)	NR	63.1	NR	NR
	84	PANI群	20.2								

*95.798%CI，**not reported

集団では有意に PANI 併用群が良好であり，右側結腸では両薬剤同程度であった．第Ⅲ相試験において統合解析結果が再現されており，分子標的治療薬の選択は基本的に変わらない．一方，*RAS* 変異型および *BRAF* V600E 変異型大腸癌に対しては原発部位にかかわらず抗 EGFR 抗体薬の治療効果が乏しいことがメタアナリシスで報告されており，一次治療としては使用すべきではない．

CET と PANI の使い分けについて，欧米で行われた試験では CET でエビデンスが作られており，PARADIGM 試験では PANI でエビデンスが作られている．後方治療ラインではあるが両薬剤を比較検討した第Ⅲ相試験（ASPECCT 試験[6]）において PANI 単剤の CET 単剤に対する非劣性が示されており，有効性の観点からは CET と PANI について明確な使い分けはないと考えられる．欧州臨床腫瘍学会（ESMO）や本邦ガイドライン[7]ともに両者の使い分けを示していないことから，施設判断でもよいと考えられる．

b．二次治療

BEV 既治療の *RAS* 野生型大腸癌の二次治療において，BEV（BEV beyond progression）と抗 EGFR 抗体薬を比較した 3 つの第Ⅱ相試験（SPIRITT 試験[8]，PRODIGE18 試験[9]，WJOG6210G 試験[10]）の結果，奏効割合はいずれも抗 EGFR 抗体薬が良好であったが，それぞれの主要評価項目として設定された OS 中央値や PFS 中央値では有意差を認めなかった．よって一次治療において抗 EGFR 抗体薬未使用であっても二次治療では BEV などの血管新生阻害薬を用いることが妥当と思われるが，腫瘍縮小を期待したい場合や三次治療までの継続が困難な症例などは抗 EGFR 抗体薬が考慮される．一方，抗 EGFR 抗体薬既治療の二次治療の分子標的治療薬選択について，抗 EGFR 抗体薬の継続投与はエビデンスが不十分でありガイドラインでも推奨されていない．なお抗 EGFR 抗体薬不応後の二次治療について JACCRO CC-16 試験[11]の結果，FOLFIRI ＋ラムシルマブは 6 ヵ月 PFS 率が 58.2％，PFS 中央値が 7.0 ヵ月，奏効率は 10.7％と有望な結果が示された．

③ 適格症例の選択

a．一次治療

一次治療を決定する際のプロセスを（図 1）に示した．抗 EGFR 抗体薬はまず薬物療法適応可否において適応となる（Fit）もしくは問題ある（Vulnerable）と判断される患者が対象となる．これらの症例に対して，一次治療開始前に *RAS/BRAF* V600E 遺伝子検査に加えてマイクロサテライト不安定性（MSI）検査を行うことが推奨されている．Fit と判断した *RAS/BRAF* 野生型大腸癌に対して，FOLFOX もしくは FOLFIRI の 2 剤併用療法への抗 EGFR 抗体薬併用が標準治療となり，Vulnerable な症例に対しては抗 EGFR 抗体薬単剤も選択肢となりうる．

b．二次治療

RAS 野生型の抗 EGFR 抗体薬未治療で腫瘍縮小を期待したい場合は投与が検討される．先述の通り一次治療からの抗 EGFR 抗体薬の継続投与は推奨されない．

c．三次治療以降

RAS 野生型の抗 EGFR 抗体薬未治療であれば抗 EGFR 抗体薬の単剤投与もしくは IRI との併用について有効性が示されているため，考慮されうる．詳細については後述するが，最近では抗 EGFR 抗体薬不応後に一定期間を経て，再投与するリチャレンジ療法についていくつかの第Ⅱ相試験で有効性が示唆されている[12,13]．この場合，血液で *RAS* 遺伝子変異を検出する OncoBEAM™ RAS CRC キットがすでに保険償還されており，こちらを用いて検査を行う．

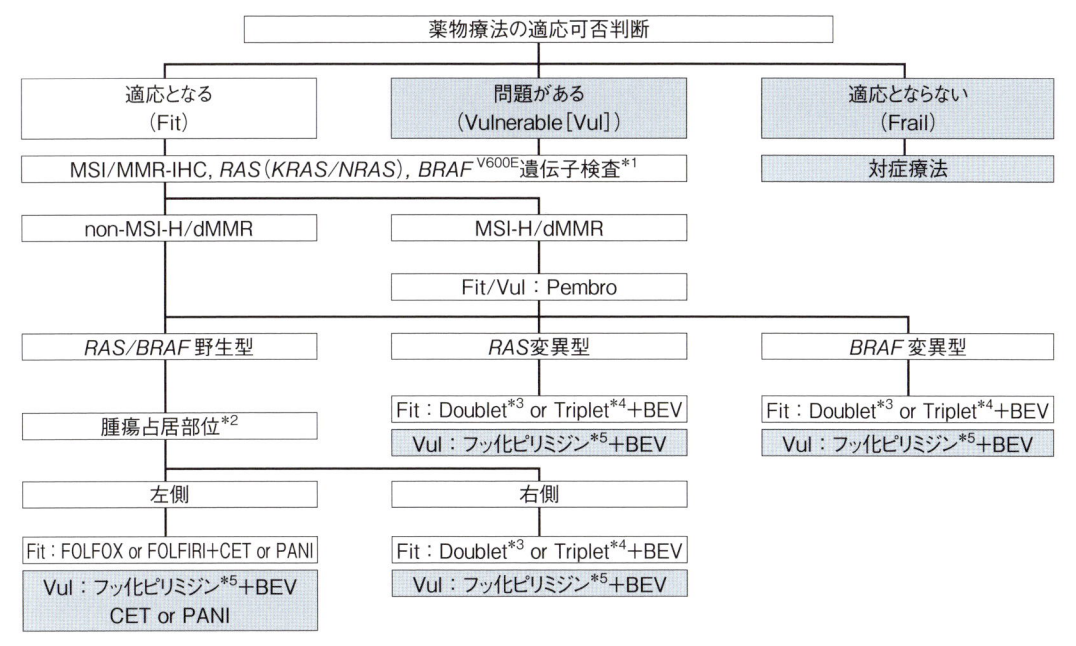

Pembro：pembrolizumab, BEV：bevacizumab, CET：cetuximab, PANI：panitumumab

---

*1：HER2検査を合わせて実施することも考慮される
*2：腫瘍占居部位の左側とは下行結腸，S状結腸，直腸，右側とは盲腸，上行結腸，横行結腸を指す
*3：Doublet：FOLFOX, CAPOX, SOX, FOLFIRI, S-1＋IRI
*4：Triplet：FOLFOXIRI
*5：フッ化ピリミジン：5-FU＋*l*-LV, UFT＋LV, S-1, Cape

図1　一次治療の方針を決定する際のプロセス
（大腸癌研究会：大腸癌治療ガイドライン 医師用 2024 年版，p.41，金原出版，2024 より許諾を得て転載）

4 実際の投与指示例

a．CET

初回 400 mg/m^{2}を 2 時間で点滴静注，その後 1 週毎に 250 mg/m^{2}を 1 時間で点滴静注するか，500 mg/m^{2}を 2 週間に 1 回，2 時間かけて点滴静注する．

b．PANI

2 週間に 1 回，6 mg/kg を 60 分以上かけて点滴静注する．

5 副作用とそのマネジメント

抗 EGFR 抗体薬に特徴的な副作用として，皮膚障害，下痢，低マグネシウム血症，infusion reaction，間質性肺炎が挙げられる．皮膚障害にはざ瘡様皮疹，皮膚乾燥，爪囲炎などがある．また CET と PANI を比較した ASPECCT 試験[6]では，有害事象の発現頻度が異なることが報告されている．皮膚障害や低マグネシウム血症は PANI で頻度が高い一方で，CET ではキメラ型抗体薬であることから infusion reaction の頻度が高い傾向にある（表2）．

a．皮膚障害

皮膚障害は治療継続や生活の質（QOL）に大きく影響を与える副作用であり，予防や発現後のマネジメントが肝要である．皮膚障害の予防として，保湿剤や日焼け止めに加え，テトラサイクリン

表2 CET と PANI の副作用（Grade 3 以上）の比較（ASPECCT 試験）

	CET	PANI
皮膚障害	10%	13%
下痢	1.8%	2.0%
低マグネシウム血症	2.6%	7.1%
infusion reaction	1.8%	0.2%

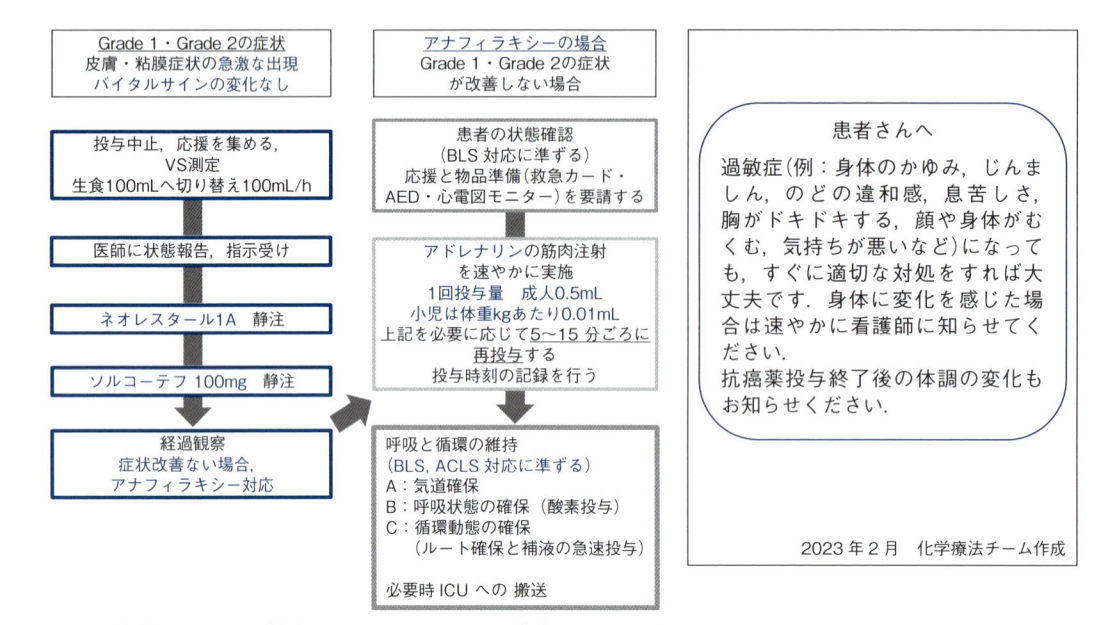

図2　当院における過敏症・infusion reaction 対応のフローチャート

内服やステロイド外用剤が有効である．

　なお当院では抗 EGFR 抗体薬に対する予防的治療として投与開始時に下記の処方を行っている．

①ヘパリン類似物質油性クリーム 0.3%（25 g）2 本　1 日 2 回　顔・体幹・四肢
②アルクロメタゾンプロピオン酸エステル軟膏（5 g）2 本　1 日 2 回　顔
③ジフルプレドナート軟膏 0.05%（5 g）2 本　1 日 2 回　体・手足
④ミノサイクリン塩酸塩 50 mg 2 錠分 2 朝夕食後
⑤ベタメタゾン吉草酸エステル液 10 mL 1 本 1 日 1 回　頭皮

b．infusion reaction

　infusion reaction の徴候と症状は薬剤点滴中またはその直後に発現し，点滴終了より 24 時間以内に完全に回復するものである．重篤な infusion reaction の約 90%が発現するとされる初回投与では，抗ヒスタミン薬とステロイドの併用投与が必要であり，2 回目以降も原則推奨される．当院では図2 に示す通り院内対応マニュアルを定めており万が一の発生時に迅速に対応できるようにしている．

c．低マグネシウム血症

　重度の低マグネシウム（Mg）血症では細胞内の Mg の低下が神経・筋の興奮性を増し，錯乱，振

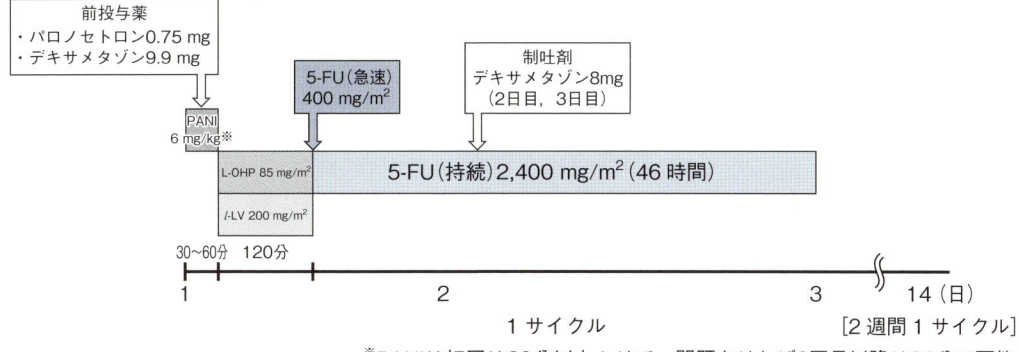

図3　FOLFOX＋PANI

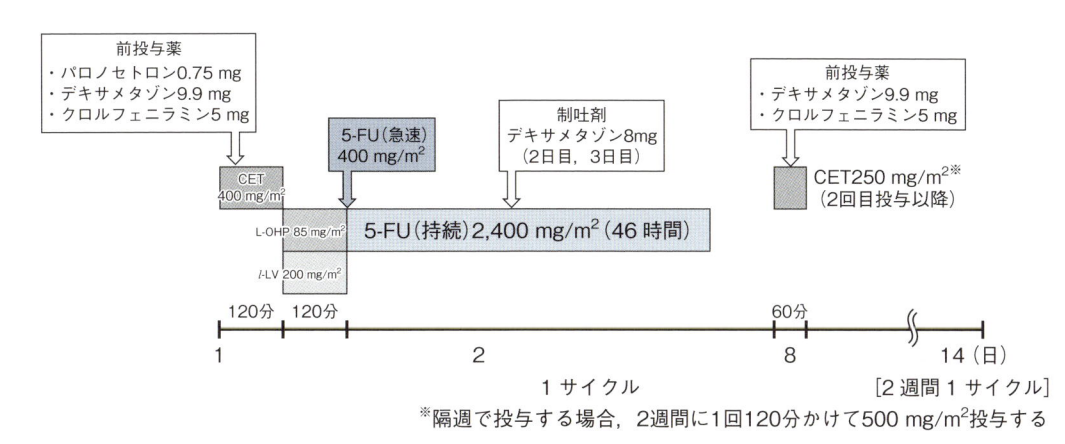

図4　FOLFOX＋CET

戦，筋肉の痙攣，心電図異常（QTc延長）などを起こしうる．徐々に進行し，最初は症状が出現しにくいことから，意外と忘れがちとなる副作用である．定期的なモニタリングと適切な介入で重症化を防ぐことができる．抗EGFR抗体薬投与中は原則毎回，最低でも月1回は血清Mgを測定することが望ましい．

　対処法について詳細はベクティビクス適正使用ガイドラインを参照されたいが，血清Mg濃度1 mg/dLを治療介入の目安にする．硫酸Mg補正液1管＋生理食塩水100 mLを60分かけて補充するなどの方法もとられるが効果は乏しく，一定期間の抗EGFR抗体薬休薬のみが効果的な対策と言える．補充を行った場合は毎回モニタリングを行い必要に応じて補充を継続する．

6 併用療法

　通常行われるFOLFOXと併用する場合の投与法についてPANI，CETそれぞれ図示した（図3，4）．なお経口フッ化ピリミジン薬との併用については有用性が確認されていない．

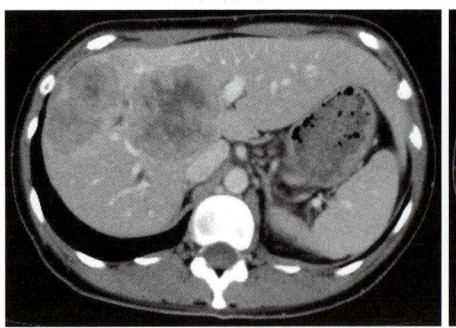
化学療法前

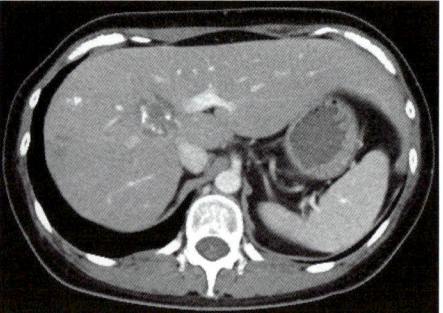
FOLFOX＋PANI　計6サイクル後

図5　症例：38歳女性，CT

7 症例提示（図5）

■38歳　女性　S状結腸癌，多発肝転移

tub1，*RAS/BRAF*野生型，MSS，HER2陰性，cT3N0M1a（肝臓），cStageⅣA

既往歴，家族歴：特記事項なし

身体所見　ECOG PS 0，身長155 cm，体重49.9 kg，経口摂取可能，無症状

血液検査　AST 72 IU/L，ALT 89 IU/L，ALP 895 IU/L，γ-GTP 510 IU/L，LDH 452 IU/L，CEA 1,200 ng/mL，CA19-9 96.9 U/mL以外は特記事項なし

現病歴

● 年12月　検診で肝機能異常指摘（無症状），精査にてS状結腸癌，多発肝転移と診断

● +1年1月　今後の治療目的で当院紹介受診

● +1年3月　S状結腸切除（D3郭清）

● +1年2-4月　FOLFOX＋PANI計6サイクル　最良効果　PR

● +1年6月　肝右葉切除（R0切除，Grade 2）

● +1年8-10月　術後補助化学療法としてFOLFOX＋PANI計6サイクル

● +2年1月　肺転移（1個）出現⇒経過観察

● +2年4月　肺転移増大，新規病変（肝，肺）出現

● +2年4-6月　FOLFOX＋PANI　計6サイクル

● +2年8月　肝転移切除（R0切除）

● +2年9月　肺転移切除（R0切除）

以後，無治療無再発で経過中

COLUMN　リチャレンジ療法

　血漿 *RAS* 変異検査キットとして OncoBEAM™ が承認され，血液検体から経時的に *RAS* 変異の有無を調べることが可能となった．抗 EGFR 抗体薬既治療の *RAS* 野生型大腸癌に対して後方ラインにおける抗 EGFR 抗体薬の再導入についても研究が進んでいる．再導入として CET＋IRI の有効性を検討した第Ⅱ相試験（CRICKET 試験）[i]では，再導入前の血液検体において *RAS* 野生型症例では PFS 中央値 4.0 ヵ月，OS 中央値 12.5 ヵ月，ORR 30.5％と有望な結果が確認された．一方，PANI 単剤の有効性を検討した第Ⅱ相試験（CHRONOS 試験）[ii]では，再導入前において血液検体で *RAS/BRAF* 野生型症例で PFS 中央値 16.4 週，ORR 30％と，良好な成績が示された．そのほかの試験も含めていずれも少数例の検討ではあるが一定の有効性が示されている．

ⅰ）Cremolini C et al：Rechallenge for patients with RAS and BRAF wild-type metastatic colorectal cancer with acquired resistance to first-line cetuximab and irinotecan：a phase 2 single-arm clinical trial. JAMA Oncol 5：343-350, 2019

ⅱ）Sartore-Bianchi A et al：PhaseⅡ study of anti-EGFR rechallenge therapy with panitumumab driven by circulating tumor DNA molecular selection in metastatic colorectal cancer：The CHRONOS trial. J Clin Oncol 39（suppl）：abstract 3506, 2021

COLUMN　3 剤併用療法＋抗 EGFR 抗体薬

　3 剤併用療法である mFOLFOXIRI(5-FU＋*l*-LV＋OX＋IRI)と抗 EGFR 抗体薬の併用について第Ⅱ相，第Ⅲ相試験[i〜iii]が行われ，その結果が 2023 年に概ね出揃った（**表 3**）．本邦で行われた mFOFOXIRI＋CET と mFOLFOXIRI＋BEV と比較した DEEPER 試験[iii]において，主要評価項目である最大腫瘍縮小率（DpR）の有意な改善が認められた．生存への寄与に関して，TRIPLETE 試験では ORR，PFS いずれも改善が認められなかった一方，DEEPER 試験では *RAS/BRAF* 野生型の左側大腸癌に限った場合において PFS，OS の有意な改善が認められた．

　以上より有効性を示す対象は限定的であるが，特に *RAS/BRAF* 野生型の左側大腸癌において，早期腫瘍縮小効果を期待する症例などでは今後検討してもよいレジメンと考える．

ⅰ）Modest DP et al：FOLFOXIRI plus panitumumab as first-line treatment of RAS wild-type metastatic colorectal cancer：the randomized, open-label, phaseⅡ VOLFI Study（AIO KRK0109）. J Clin Oncol 37：3401-3411, 2019

ⅱ）Rossini D et al：Upfront modified fluorouracil, leucovorin, oxaliplatin, and irinotecan plus panitumumab versus fluorouracil, leucovorin, and oxaliplatin plus panitumumab for patients with RAS/BRAF wild-type metastatic colorectal cancer：the phaseⅢ TRIPLETE study by GONO. J Clin Oncol 40：2878-2888, 2022

ⅲ）Sunakawa Y et al：Modified(m)-FOLFOXIRI plus cetuximb treatment and predictive clinical factors for RAS/BRAF wild-type and left-sided metastatic colorectal cancer（mCRC）：the DEEPER trial（JACCRO CC-13）Annals of Oncology 34（suppl_2）：S410-S457, 2023

表3　3剤併用療法＋抗 EGFR 抗体薬

	TRIPLETE 試験		DEEPER 試験		VOLFI 試験	
相	第Ⅲ相		第Ⅱ相		第Ⅱ相	
レジメン	FOLFOX +PANI	mFOLFOXIRI +PANI	mFOLFOXIRI +CET	mFOLFOXIRI +BEV	FOLFOXIRI +PANI	FOLFOXIRI
主要評価項目	奏効割合		最大腫瘍縮小割合		奏効割合	
N	217	218	92	86	63	33
奏効割合（%）	76%	73%	75.6%	72.8%	87.3%	60.6%
最大腫瘍縮小割合（%）	—	—	59.2%	47.5%	58.9%	40.9%
R0 切除割合（%）	29%	25%	—	—	33.3%	12.1%
OS 中央値	—	—	—	—	35.7 ヵ月	29.8 ヵ月
PFS 中央値	12.3 ヵ月	12.7 ヵ月	14.5 ヵ月	11.9 ヵ月	9.7 ヵ月	9.7 ヵ月

文　献

1) Van Cutsem E et al：Fluorouracil, leucovorin, and irinotecan plus cetuximab treatment and RAS mutations in colorectal cancer. J Clin Oncol 33：692-700, 2015
2) Qin S et al：Efficacy and tolerability of first-line cetuximab plus leucovorin, fluorouracil, and oxaliplatin（FOLFOX-4）versus FOLFOX-4 in patients with RAS wild-type metastatic colorectal cancer：the open-label, randomized, phaseⅢ TAILOR trial. J Clin Oncol 36：3031-3039, 2018
3) Douillard JY et al：Panitumumab-FOLFOX4 treatment and RAS mutations in colorectal cancer. N Engl J Med 369：1023-1034, 2013
4) Arnold D et al：Prognostic and predictive value of primary tumour side in patients with RAS wild-type metastatic colorectal cancer treated with chemotherapy and EGFR directed antibodies in six randomized trials. Ann Oncol 28：1713-1729, 2017
5) Watanabe J et al：Panitumumab vs bevacizumab added to standard first-line chemotherapy and overall survival among patients with RAS wild-type, left-sided metastatic colorectal cancer：a randomized clinical trial. JAMA 329：1271-1282, 2023
6) Price TJ et al：Panitumumab versus cetuximab in patients with chemotherapy-refractory wild-type KRAS exon 2 metastatic colorectal cancer（ASPECCT）：a randomised, multicentre, open-label, non-inferiority phase 3 study. Lancet Oncol 15：569-579, 2014
7) 大腸癌研究会：大腸癌治療ガイドライン 医師用 2024 年版，金原出版，2024
8) Hecht JR et al：SPIRITT：A randomized, multicenter, phaseⅡ study of panitumumab with FOLFIRI and bevacizumab with FOLFIRI as second-line treatment in patients with unresectable wild type KRAS metastatic colorectal cancer. Clin Colorectal Cancer 14：72-80, 2015
9) Bennouna J et al：Continuation of bevacizumab vs cetuximab plus chemotherapy after first progression in KRAS wild-type metastatic colorectal cancer：the UNICANCER PRODIGE18 randomized clinical trial. JAMA Oncol 5：83-90, 2019
10) Shitara K et al：Randomized study of FOLFIRI plus either panitumumab or bevacizumab for wild-type KRAS colorectal cancer-WJOG 6210 G. Cancer Sci 107：1843-1850, 2016
11) Yasui H et al：Ramucirumab plus FOLFIRI as second-line treatment for patients with RAS wild-type metastatic colorectal cancer previously treated with anti-EGFR antibody：JACCRO CC-16. ESMO Open 8：101636, 2023

Ⅱ 各論

◯ レゴラフェニブ療法

1 レジメンの特徴

　レゴラフェニブは経口のマルチキナーゼ阻害薬であり，VEGFR1，VEGFR2，VEGFR3，TIE2，PDGFRβ，FGFR，KIT，RET，RAF-1，BRAF 等にかかわるキナーゼを阻害することで血管新生阻害および腫瘍増殖抑制効果を示す．進行・再発大腸癌の三次治療以降において単剤で使用されるほか，GIST，肝細胞癌に対しても使用されている[1]．

　経口投与の錠剤であり，通常1日1回，3週間連日投与，1週間休薬の計4週間を1サイクルとする．強い倦怠感を生じることが多く，また手足症候群，高血圧など特徴的な副作用を呈するため，予防を含めた副作用マネジメントの徹底が重要である．肝機能障害は重篤化することがあり，劇症肝炎，肝不全による死亡例も報告されているため注意が必要である．

2 科学的根拠

　標準的な化学療法すべてに不応・不耐となった切除不能な結腸・直腸癌を対象にプラセボ群と比較する国際共同第Ⅲ相試験（CORRECT 試験）が行われた[2]．主要評価項目の全生存期間（OS）はレゴラフェニブ群6.4ヵ月，プラセボ群5.0ヵ月（いずれも中央値），HR：0.77（95%CI 0.64-0.94，p=0.0052）で，レゴラフェニブ群が有意に良好であった．無増悪生存期間もレゴラフェニブ群1.9ヵ月，プラセボ群1.7ヵ月（いずれも中央値），HR：0.49（95%CI 0.42-0.58，p<0.0001）で，レゴラフェニブ群が有意に良好であった．奏効割合はレゴラフェニブ群1.0%，プラセボ群0.4%で有意差はなかったが，病勢コントロール割合はレゴラフェニブ群41%，プラセボ群15%（p<0.0001）でレゴラフェニブ群が有意に良好であった．治療関連の有害事象はレゴラフェニブ群の93%にみられ，Grade 3以上の有害事象は手足症候群（17%），倦怠感（10%），下痢（7%），高血圧（7%），皮疹（6%）などであった．本試験結果を根拠としてレゴラフェニブ療法は後方ラインでの標準治療とみなされている[3]．

　一方でCORRECT 試験では治療初期から重篤な有害事象が観察された．実臨床においても有害事象により減量や治療中止を余儀なくされるケースが多く，初回減量投与のニーズが生じていた．そこでレゴラフェニブを低用量で開始し忍容性に応じて漸増する投与法を検証する多施設共同第Ⅱ相無作為化試験（ReDOS 試験）が行われた[4]．標準用量群は初回 160 mg/日で開始に対し，漸増群は80 mg/日で開始し忍容性をみながら1週間ごとに 40 mg/日ずつ，最大 160 mg/日まで増量とした．主要評価項目の3サイクル目移行割合は漸増群43%，標準用量群26%で漸増群が有意に高かった．OS 中央値は漸増群9.8ヵ月，標準用量群6ヵ月，HR：0.72（95%CI 0.47-1.10）で，有意差はないものの漸増群が良好な傾向にあった．本試験は OS における漸増群の非劣性を検証するものではないが標準用量と同等以上の有効性が示唆されており，実臨床において減量開始を支持する根拠となり得る．

3 適格症例の選択

　フッ化ピリミジン系抗腫瘍薬，オキサリプラチン，イリノテカン，抗 VEGF 抗体薬の全て，および *RAS* 野生型においてはセツキシマブまたはパニツムマブのいずれかに不応もしくは不耐となっ

た治癒切除不能な進行・再発大腸癌が対象である. 同じ位置付けの薬剤にトリフルリジン・チピラシル (FTD/TPI) があるが, 単剤でレゴラフェニブとほぼ同等の予後改善効果を示し[5], ベバシズマブとの併用においては単剤療法に対する優越性を示している (SUNLIGHT 試験)[6]ことから, 通常は FTD/TPI＋ベバシズマブ療法を優先して行い, 四次治療以降にレゴラフェニブ療法を実施する.

投与初期より強い疲労感, 手足症候群などつらい副作用を生じうるため, PS の悪い患者への投与は慎重に判断し, デメリットが大きい場合には投与回避も選択肢とする.

妊娠または妊娠している可能性のある女性に対する投与は禁忌である. また高血圧症の患者では高血圧悪化のおそれがあり降圧薬調整等の対応を要する. 血栓塞栓症の既往がある患者では心筋梗塞等のおそれが, 脳転移のある患者では脳出血のおそれがあるため投与の可否を慎重に検討する. 重度の肝機能障害のある患者は臨床試験の対象から除外されており投与は推奨されない[7].

4 実際の投与指示例

> レゴラフェニブ (スチバーガ®) 160 mg (40 mg×4 錠) 分1 夕食後 21 日分
> ヒルドイド® ソフト軟膏 0.3% 25 g 2 本 1 日数回塗布
> ヘパリン類似物質ローション 0.3% 50 g 2 本 1 日数回塗布
> ナウゼリン® OD 錠 10 1 錠 嘔気時 20 回分
> ロペミン® カプセル 1 mg 1 カプセル 下痢が続くとき 10 回分
> (手足症候群出現時) マイザー® 軟膏 0.05% 5 g 3 本 1 日数回塗布

3 週投与 1 週休薬の 4 週間を 1 サイクルとし, 病勢進行もしくは継続困難な有害事象の発現まで繰り返す. 有害事象発現時は 1 段階ずつ減量する (160 mg→120 mg→80 mg). 後方ラインでの治療導入となるため, 患者の状態によっては標準用量にこだわらず初回から減量する.

予防を含めた副作用マネジメントが重要であり, 初回投与前に看護師, 薬剤師による患者・家族教育を行う. 投与開始後も頻回に介入を行い, 副作用の早期発見および軽減に努める. 患者の全身状態や理解度を評価し, 必要であれば毎週の外来経過観察や入院での投与も考慮する.

5 副作用とそのマネジメント

頻度は CORRECT 試験における日本人集団のものを示した.

a. 手足症候群 (全 Grade 80%/Grade 3 以上 27.7%)

主に手掌や足底に生じる皮膚障害で, 有痛性の紅斑や角化を特徴とする. 初期はピリピリするような違和感や発赤 (Grade 1) だが, やがて有痛性の紅斑となり角質肥厚や亀裂を生じる (Grade 2). 重症化すると激しい疼痛により日常生活に著しい支障をきたす (Grade 3). 高頻度に発症し, しかも初回サイクルから発症しやすいため, 投与前からの予防措置および発症時の悪化防止が非常に重要である.

予防措置として患者自身にスキンケアを行ってもらう. 医師による指導だけでなく, 看護師や薬剤師が主体となって患者教育を行うとよい. ポイントは以下 3 点である.

1) 保 湿

保湿剤を十分に用いて皮膚を保護し乾燥を防ぐ. 支持療法薬としてあらかじめ処方し, 毎回の診察時に適切に使用されているか確認する.

2）刺激除去

物理的な刺激を避けるため柔らかい靴下や手袋を着用する．きつい履物を避ける．水仕事の際にはゴム手袋等を着用する．

3）角質処理

初回投与前に角質肥厚があれば取り除いておく．レゴラフェニブ投与中の肥厚は角質溶解薬等を使用する．

発症時は Grade にかかわらずステロイド外用薬を使用し症状緩和を図る．Grade 2 以上では休薬を考慮する．手足症候群の悪化は治療中止に直結するため，適正使用ガイド[7]等を参考に遅滞なく適切に減量・休薬を行う．2 段階減量しても改善しない場合はレゴラフェニブの投与を中止する．

b．高血圧（全 Grade 60%/Grade 3 以上 10.8%）

投与後 1 ヵ月以内に生じることが多い．患者自身に毎日血圧を測定，記録してもらい，必要に応じて降圧薬を処方する．コントロール不良の場合はレゴラフェニブの減量・休薬を考慮する．

c．倦怠感（全 Grade 43.1%/Grade 3 以上 7.7%）

後方ラインの治療であり PS の悪い患者が多いことから，倦怠感悪化は治療中止の原因となる．適宜減量・休薬を行う．対症療法としては運動療法，ヨガ，マッサージ等が効果的とされる．薬物療法としてステロイドの投与を試みてもよい．

d．劇症肝炎・肝不全・肝機能障害・黄疸（全 Grade 32.3%/Grade 3 以上 15.4%）

AST，ALT の著しい上昇を伴う肝機能障害が生じ，劇症肝炎，肝不全により死亡に至る例も報告されている．投与中は定期的に肝機能検査を行い（最初の 2 サイクルは週 1 回推奨），異常が認められた場合には回復するまで減量もしくは休薬する．

e．出血（全 Grade 24.6%/Grade 3 以上 1.5%）

消化管出血，肺出血，腹腔内出血等の報告がある．重篤な出血による死亡例の報告もあるため，異常出現時には慎重に観察を行い，増悪時にはレゴラフェニブの投与を中止する．

6 併用療法

他の抗悪性腫瘍薬との併用について有効性および安全性は確立していない．

免疫チェックポイント阻害薬との併用で抗腫瘍効果が高まるとの報告があり，ニボルマブとの併用療法（REGONIVO/EPOC1603）[8]等が検討されている．

7 症例提示

■ 71 歳女性．直腸癌術後の腹膜再発

RAS 変異型．高血圧でアジルサルタン内服中．CAPOX ＋ベバシズマブ療法，CAPIRI ＋ベバシズマブ療法，FTD/TPI ＋ベバシズマブ療法を順に実施しいずれも不応となった（図1）．

四次治療としてレゴラフェニブを開始．PS 1，倦怠感 Grade 1 を考慮して初回より減量投与（120 mg/日）とした．また Day 8 までの 1 週間は入院経過観察とし，併せてセルフケア指導を行った．Day 3 に高血圧（Grade 2，無症状）が出現．Day 7 に手足症候群（Grade 1）が出現したためマイザー®軟膏の塗布を開始した．Day 15 にも高血圧（Grade 2）を認めたためアムロジピンを追加処方して降圧を図った．2 サイクル目開始時には手足症候群は軽快，高血圧も Grade 1 相当まで改善した．以後は大きな問題なく治療を継続し，5 サイクル目開始時に角質肥厚を認めたためウレパール®クリームを追加処方した．適宜 CT による病状評価を行ったが腫瘍径は縮小し SD を維持できていた（図2）．最終的に 8 クール終了後 PD となり，以後 best supportive care となった．

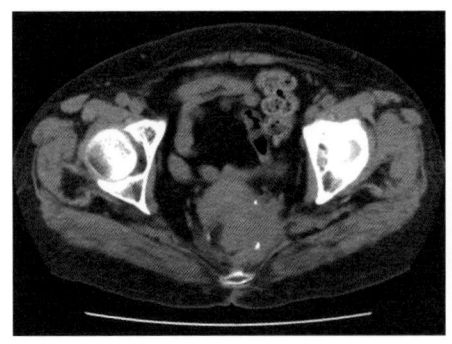
図1　初回投与前

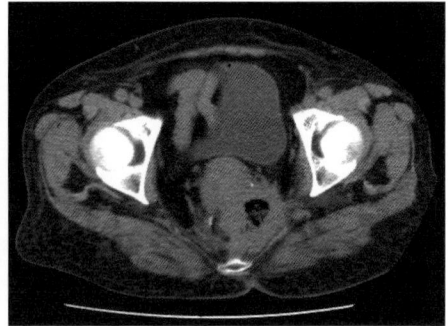
図2　6サイクル投与後

文　献

1) バイエル薬品株式会社：スチバーガ錠40 mg　添付文書. 2022
2) Grothey A et al：Regorafenib monotherapy for previously treated metastatic colorectal cancer（COR-RECT）：an international, multicentre, randomised, placebo-controlled, phase 3 trial. Lancet 381：303-312, 2013
3) 大腸癌研究会：大腸癌治療ガイドライン 医師用 2024 年版, 金原出版, 2024
4) Bekaii-Saab TS et al：Regorafenib dose-optimisation in patients with refractory metastatic colorectal cancer（ReDOS）：a randomised, multicentre, open-label, phase 2 study. Lancet Oncol 20：1070-1082, 2019
5) Yoshino T et al：TAS-102 monotherapy for pretreated metastatic colorectal cancer：a double-blind, randomised, placebo-controlled phase 2 trial. Lancet Oncol 13：993-1001, 2012
6) Prager GW et al：Trifluridine-tipiracil and bevacizumab in refractory metastatic colorectal cancer. N Engl J Med 388：1657-1667, 2023
7) バイエル薬品：スチバーガ適正使用ガイド, 2020
8) Fukuoka S et al：Regorafenib plus nivolumab in patients with advanced gastric or colorectal cancer：an open-label, dose-escalation, and dose-expansion phase I b trial（REGONIVO, EPOC1603）. J Clin Oncol 38：2053-2061, 2020

Ⅱ 各論

Ｐ 抗PD-1/PD-L1抗体薬療法

抗PD-1/PD-L1抗体薬療法，すなわちPD-1（Programmed cell death-1）遺伝子をブロックする免疫チェックポイント阻害薬（ICI）による治療は，従来の殺細胞性抗癌薬とは違って，直接細胞を攻撃するのではなく，癌の特性である免疫逃避を阻害することで，患者自身の免疫システムを活性化し，再び癌細胞を攻撃させる薬剤・治療法である．メラノーマや非小細胞性肺癌，消化器癌では胃癌や食道癌においては，多くの患者に対して，従来の治療に比し飛躍的な効果が報告されているが，残念なことに大腸癌においては，非常に限られた範囲の対象にしか効果がないことがわかっており，全大腸癌の中でも，高頻度マイクロサテライト不安定性（MSI-H：5.7%），高い腫瘍遺伝子変異量（TMB-H：6.7%）を有する手術不能大腸癌症例[1]においてのみ治療効果を有する治療法である．現状大腸癌治療として保険承認されているのはMSI-Hを有する手術不能大腸癌症例に対してはPD-1抗体のみであり，PD-L1抗体は臨床試験でのみ実施されている．したがって，大腸癌患者においては一次治療前に，他のバイオマーカー検査とともにMSI検査またはMMR機能欠損判定検査の実施が必須となった．MSIの検査は，コンパニオン診断薬として，MSI検査キット（FALCO社），FoundationOne® CDxなどが，承認されている．

1 レジメンの特徴

a．PD-1抗体単独投与法（大腸癌MSI-Hの一次，MSI-H，TMB-Hの二次〜）

薬剤としては，本邦ではペムブロリズマブ（キートルーダ®），ニボルマブ（オプジーボ®）が承認されており，治療対象は癌標準化学療法後に増悪したMSI-H（またはTMB-H）の手術不能大腸癌症例が対象となっている．ペムブロリズマブに関しては一次治療からの使用が保険承認されている．投与薬剤は経静脈経由の点滴製剤であり，投与経路は末梢静脈もしくは中心静脈ポートなどからの投与となる．投与スケジュールでは2剤で投与間隔が異なっており，ペムブロリズマブでは3週毎（場合により6週毎も可），ニボルマブでは2週毎（場合により4週毎も可）の投与となっている．副作用としては，従来の殺細胞性抗腫瘍薬や分子標的薬ではみられなかった免疫関連有害事象（immune-related Adverse Event；irAE）として内分泌障害，間質性肺炎，消化器系障害，神経系障害など様々な副作用が生じるので注意を有する．

b．PD-1抗体薬，CTLA-4（細胞傷害性Tリンパ球抗原-4）抗体薬併用療法

前述の如く限られた対象であるMSI-H症例に関しては，PD-1抗体に加えてCTLA-4（イピリムマブ：ヤーボイ®）抗体の併用療法が，現状では二次治療以後での使用として承認されている．しかし，すでに一次治療での臨床試験も終了し，有効な結果を示しており近い将来には一次治療からの選択も可能となるものと思われる．イピリムマブはCTLA-4と抗原提示細胞上のB7.1，B7.2分子との結合阻害や制御性T細胞（Treg）の制御により，腫瘍免疫反応を亢進させ抗腫瘍効果を示すと言われており，PD-1抗体との併用による効果増強が期待できる．イピリムマブも点滴製剤であり，ニボルマブとの併用時には3週毎4サイクルの併用投与を実施し，その後ニボルマブ単剤療法へと移行する．併用療法でも，単剤と同様にirAEが生じるので注意を要する．

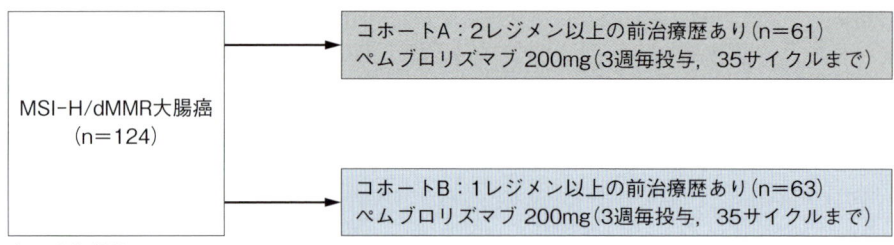

主な適格基準
　1)18歳以上かつECOG PS 0-1
　2)化学療法歴を有するMSI-H/dMMR切除不能進行・再発大腸癌
　3)測定可能病変あり（RECIST v1.1）

図1　KEYNOTE　164試験シェーマ
（文献2をもとに作成）

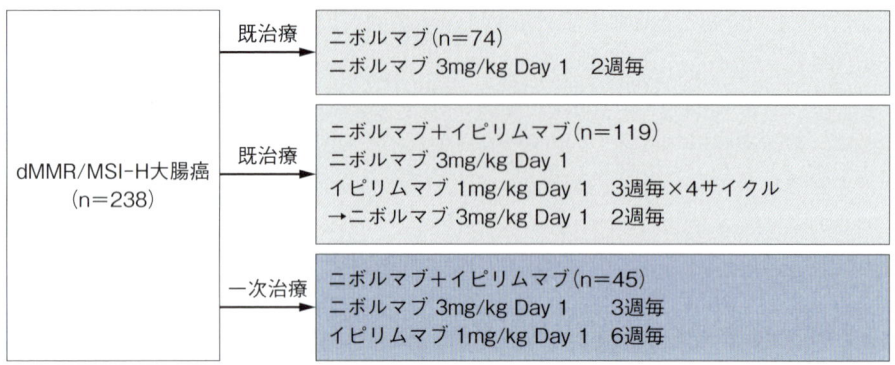

主な適格基準
　1)18歳以上
　2)dMMR/MSI-Hの切除不能大腸癌と診断されている
　3)ECOG PS 0-1
　4)3ヵ月以上の生存が見込める
　5)フッ化ピリミジン，イリノテカンもしくはオキサリプラチンを含む一次治療に不応・不耐

図2　CheckMate-142試験シェーマ
（文献3をもとに作成）

2 科学的根拠

a．単剤療法の科学的根拠

　標準的治療に抵抗性のdMMRまたはMSI-Hを有する結腸・直腸癌患に対するペムブロリズマブ単剤の国際共同第Ⅱ相試験・KEYNOTE-164試験（コホートA：2レジメン以上の全治療歴あり．B：1レジメン以上の前治療歴あり）が実施された（図1）．

　主要評価項目は奏効割合であり，コホートAは33%，コホートBも33%，PFSは2.3ヵ月，4.1ヵ月であった[2]．また同時期にCheckMate-142試験が実施され，この試験においては同様の対象に対するニボルマブ単剤療法とニボルマブとイピリムマブの併用療法の有効性が評価された（図2）．

　単剤療法のコホートでは主要評価項目は主治医判定による奏効割合であり31%で，PFSは14.3ヵ月であった[3]．

　また，未治療のdMMRまたはMSI-Hを有する治癒切除不能な進行・再発の結腸・直腸癌症例に対しては，一次治療としてのペムブロリズマブと標準療法群を比較する国際共同第Ⅲ相試験・KEY-

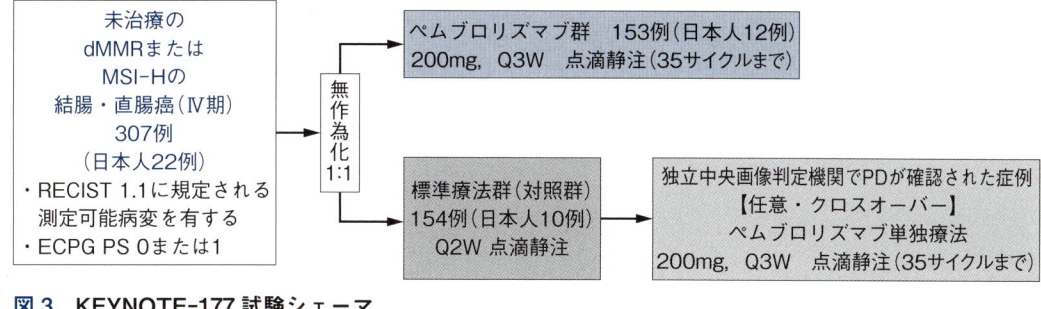

図3　KEYNOTE-177 試験シェーマ
（文献 4 をもとに作成）

NOTE-177 試験が実施された（図3）.

　主要評価項目は PFS, OS であった．PFS 中央値はペムブロリズマブ群が 16.5 ヵ月（95%CI 5.4, 32.4），標準療法群（対照群）が 8.2 ヵ月（95%CI 6.1, 10.2）であり有意に PFS を改善した（p＝0.0002, HR 0.60）．OS 中央値はペムブロリズマブ群が未到達（95%CI 未到達，未到達），標準療法群（対照群）が 34.8 ヵ月（95%CI 26.3, 未到達）であり HR は 0.77（p＝0.0694）でペムブロリズマブが上ではあったが優越性は検証されないという結果になった．しかし，この試験は標準治療群も増悪後にクロスオーバーが許された試験であったので致し方のない結果であったと思われる[4]．KEYNOTE-177 試験の成績に基づき，米国および EU では，一次治療としてペムブロリズマブ単独療法の申請を行い，米国では 2020 年 6 月に，EU では 2021 年 1 月に承認を取得した．本邦からは，KEYNOTE-177 試験および KEYNOTE-164 試験　コホート B に参加し，申請が行われ 2021 年 8 月に承認が取得された．

　また，癌化学療法後に増悪した高い腫瘍遺伝子変異量（TMB-H）を有する進行・再発の固形癌（標準的な治療が困難な場合に限る）に対しては，化学療法歴のある進行・再発の固形癌患者を対象とした国際共同第Ⅱ相試験（KEYNOTE-158 試験[5])の事前に規定した解析計画に基づく TMB-H 解析，および本剤単独療法の 12 試験（KEYNOTE-001, 002, 012, 028, 055, 059, 086, 100, 199, 010, 045 および 061 試験）を併合したレトロスペクティブな Whole exome sequencing（WES）併合解析に基づいて 2022 年 2 月に標準的な治療が困難な TMB-H を有する進行・再発の固形癌（場合に限る）の承認を取得しており[6]，結果として大腸癌においても使用は可能となってはいるが，後のサブ解析では大腸癌では微妙な結果となっており，さらなる検討が必要であるものと思われる．

b．イピリムマブ＋ニボルマブ併用療法の科学的根拠

　癌化学療法後に増悪した治癒切除不能な進行・再発の MSI-H を有する結腸・直腸癌においては，前述の CheckMate-142 試験においてニボルマブ＋イピリムマブ（既治療）コホートが実施されており，その奏効割合は 55%，PFS は未到達との良好な結果と安全性が確認され，2020 年 9 月に承認が取得された．さらに ASCO-GI2024 においては CheckMate-142 試験におけるニボルマブ＋イピリムマブ（未治療）コホートの結果が報告された．奏効率は 71%（95%CI 56-84）で，奏効期間中央値は未到達（95%CI 42-NE）であった．また CheckMate-8HW 試験の結果も報告され，PFS 中央値はニボルマブとイピリムマブの併用投与群が未到達（95%CI 38.4-NE），標準療法群が 5.9 ヵ月（95%CI 4.4-7.8）で HR 0.21，p<0.0001 で有意にニボルマブとイピリムマブの併用投与群で延長との良好な結果であり将来的には本併用療法も一次治療で承認されるものと思われる．

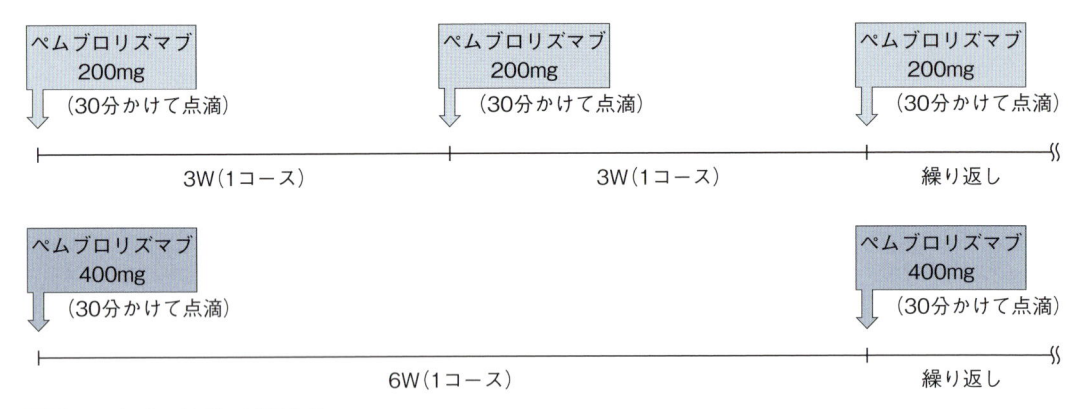

図4 ペムブロリズマブ投与法
ペムブロリズマブを30分かけて点滴静注する.
（文献6をもとに作成）

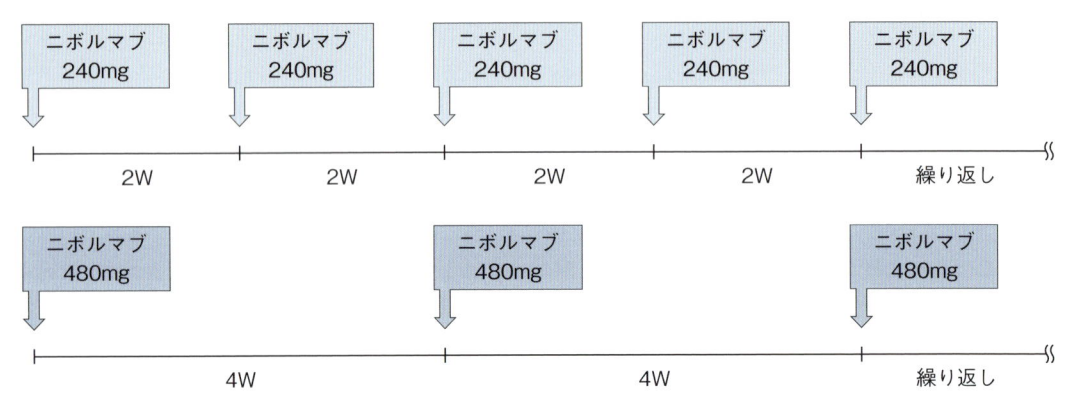

図5 ニボルマブ投与法
ニボルマブを30分以上かけて点滴静注する.
（文献7をもとに作成）

3 適格症例の選択

　未治療のdMMRまたはMSI-Hを有する治癒切除不能な進行・再発の結腸・直腸癌症例における
ペムブロリズマブ単独療法はHR 0.6と標準療法に対して圧倒的な差をみせており，どのサブ解析に
おいても概ね良好な結果であり，ほとんどの症例が適格になるものと思われる．ただし，*RAS*変異
のある症例やPSの悪い症例，腫瘍量の多い症例などには十分な効果が得られない場合がある．ま
た自己免疫性疾患をもつ症例には注意を要する．既治療症例で一次治療でペムブロリズマブが使わ
れなかった症例は，ペムブロリズマブ単剤，ニボルマブ単剤，ニボルマブ＋イピリムマブ併用療法
のいずれかを使用することが推奨されており，ガイドラインでは強く推奨されている．ただし，併
用療法は消化器毒性などが単剤に比べ少々強いとの報告もあり，高齢者などの場合は検討を要する.

4 実際の投与指示例

　実際の投与に関しては図4～6[6~8)]の如くであり，ペムブロリズマブとニボルマブでは投与間隔が
違うので注意が必要．倍量にて間隔も2倍の6週，4週毎投与が可能となるので，患者さんと相談

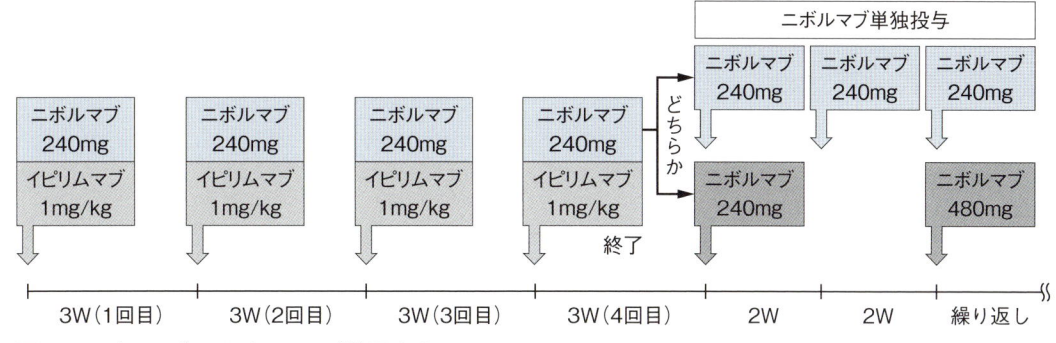

図6　ニボルマブ＋イピリムマブ併用療法
ニボルマブを30分以上かけて点滴静注した後，30分以上間隔をあけ，イピリムマブを30分以上かけて点滴静注する．
（文献8をもとに作成）

して決めればよい．定期的に投与すべき制吐剤などの支持療法は不要．副作用が出現したときのみ，対症的に治療を実施する．

5　副作用とそのマネジメント

ICIは，免疫に関与した副作用である免疫関連有害事象（irAE）が生じる可能性がある．irAEは，皮膚，消化管，肝臓，肺，ホルモン産生臓器に比較的多く生じるが，腎臓や神経，筋，眼にも生じることも報告されており，表1[9]の如く全身のどこにでも副作用が生じる可能性がある．代表的なものとしては，間質性肺炎，大腸炎，1型糖尿病，甲状腺機能障害，下垂体機能障害，肝・腎機能障害，皮膚障害，重症筋無力症，筋炎，ぶどう膜炎などの副作用が報告されている．症状出現の時期や現れ方には個人差があり注意を要する．図7の如く出現時期の多くは開始後2〜3ヵ月に生じるが，その後も減ることはあっても無くなることはないので，注意深く経過観察することが必要である．irAEであると診断され，軽度な症状には都度，適切な対症療法の実施が必要であるが，早期に改善しない場合には，専門科にコンサルトし，ICIの投与中止や，ステロイドの投与，必要な薬剤の投与が必要であり，そのタイミングを逃さないようにする．

各治療は箇条書きにするのは難しいが，図8より発現症例数の多い4種のirAEに関して下記に簡単に対処法を記す[10]．irAEによる投与中止基準は表2に示す．

1）間質性肺疾患

Grade 1の場合，休薬し経過をみる．Grade 2の場合には休薬とともに副腎皮質ホルモン剤を投与する（初回用量：プレドニゾロン1〜2 mg/kg）．Grade 3以上は副腎皮質ホルモンを投与するが，呼吸器専門医に相談は必須であり，重症度によりパルス療法などを早期に開始する．

2）甲状腺機能障害

甲状腺機能低下症の場合，Grade 1では休薬なしで経過をみるGrade 2であれば甲状腺ホルモン補充療法にて臨床的に安定であれば投与継続は可能．Grade 3以上であれば休薬し，内分泌専門医にコンサルトし治療を実施していただく．甲状腺中毒であればGrade 2以上で休薬し専門医にコンサルトする．

3）肝機能異常

Grade 1の場合，休薬せず肝機能の推移を注意深く観察する．Grade 2以上では休薬のうえ，専門医にコンサルトし，プレドニゾロン0.5〜1 mg/kgを投与する．Grade 3以上では投与中止とし，専門医にコンサルトしプレドニゾロン1〜2 mg/kgを投与する．

表1　免疫チェックポイント阻害薬の副作用と症状

頭痛	下垂体機能障害，脳炎・髄膜炎など
意識障害	1型糖尿病，脳炎・髄膜炎など
霧視など	ぶどう膜炎
眼瞼下垂，複視	重症筋無力症
口渇，多飲	1型糖尿病
歯肉炎，口内炎	免疫性血小板減少性紫斑病，血球貪食症候群
噴嚏（ふんてん）	点滴時の過敏症反応
嗄声	甲状腺機能障害など
口唇炎	重度の皮膚障害
咳嗽	間質性肺疾患，心筋炎，結核
痰	結核
呼吸困難	間質性肺疾患，ギラン・バレー症候群，重症筋無力症，点滴時の過敏症反応，心筋炎，溶血性貧血，赤芽球癆など
胸痛	心筋炎
嘔気・嘔吐	大腸炎・小腸炎，副腎機能障害，脳炎・髄膜炎，1型糖尿病，重度の胃炎など
食欲不振	劇症肝炎・肝不全・肝機能障害・肝炎，下垂体機能障害，副腎機能障害，重度の胃炎など
下痢	大腸炎・小腸炎など
便の異常（血便等）	大腸炎・小腸炎
腹痛	大腸炎・小腸炎，膵炎，1型糖尿病，硬化性胆管炎
排尿障害	1型糖尿病
血尿	腎機能障害，免疫性血小板減少性紫斑病
無力症	ギラン・バレー症候群，筋炎・横紋筋融解症，重症筋無力症，脊髄炎
手指振戦	甲状腺機能障害など
発熱	間質性肺疾患，大腸炎・小腸炎，腎機能障害，重度の皮膚障害，心筋炎，脳炎・髄膜炎，無顆粒球症，血球貪食症候群，結核など
倦怠感	大腸炎・小腸炎，劇症肝炎・肝不全・肝機能障害・肝炎，甲状腺機能障害，副腎機能障害，結核など
黄疸	劇症肝炎・肝不全・肝機能障害・肝炎・硬化性胆管炎，膵炎，溶血性貧血
皮膚症状	点滴時の過敏症反応，重度の皮膚障害，免疫性血小板減少性紫斑病，硬化性胆管炎，血球貪食症候群など
体重の変化	副腎機能障害，1型糖尿病，結核，甲状腺機能障害，腎機能障害など
浮腫	甲状腺機能障害，腎機能障害，心筋炎
痙攣	脳炎・髄膜炎，血球貪食症候群
異常感覚	ギラン・バレー症候群

（文献9をもとに作成）

4）大腸炎

　Grade 1の場合，休薬はせず，対症療法にて経過をみる．Grade 2の場合，休薬しirAEを疑う場合には副腎皮質ホルモン剤を投与する（初回用量：プレドニゾロン1〜2 mg/kg）．Grade 3以上の場合には休薬，Grade 2同様，副腎皮質ホルモン剤を投与をし，中止も検討する．

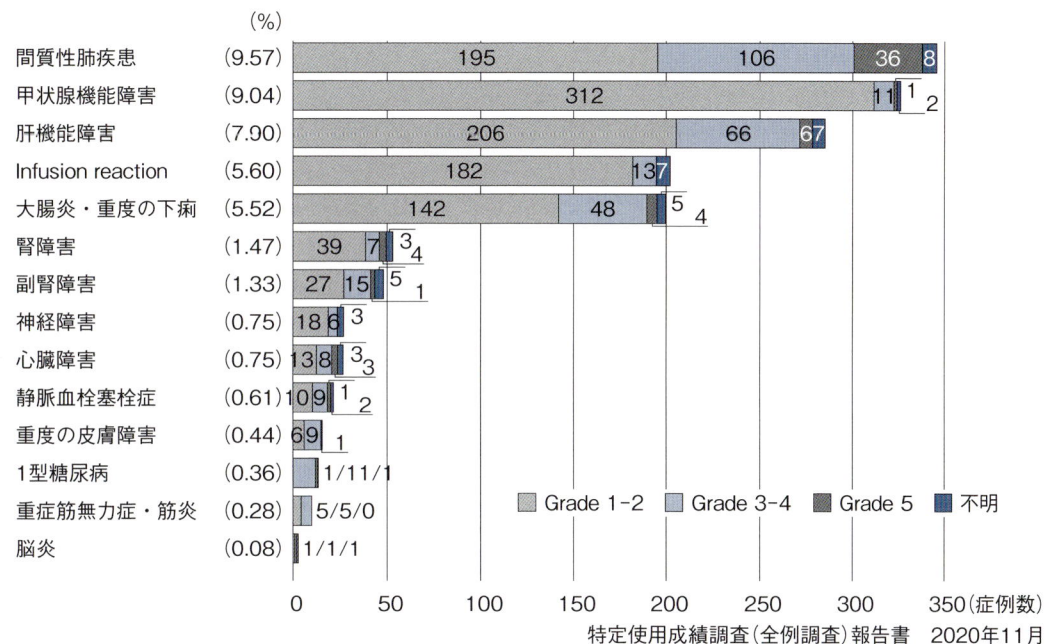

図7　irAE 出現時期
（文献 10 より引用）

●重点調査項目別副作用発現状況（Grade別）

	(%)	Grade 1-2	Grade 3-4	Grade 5	不明
間質性肺疾患	(9.57)	195	106	36	8
甲状腺機能障害	(9.04)	312	11	1	2
肝機能障害	(7.90)	206	66	67	
Infusion reaction	(5.60)	182	13		7
大腸炎・重度の下痢	(5.52)	142	48	5	4
腎障害	(1.47)	39	7	3	4
副腎障害	(1.33)	27	15	5	1
神経障害	(0.75)	18	6	3	
心臓障害	(0.75)	13	8	3	3
静脈血栓塞栓症	(0.61)	10	9	1	2
重度の皮膚障害	(0.44)	6	9	1	
1型糖尿病	(0.36)	1/11/1			
重症筋無力症・筋炎	(0.28)	5/5/0			
脳炎	(0.08)	1/1/1			

特定使用成績調査（全例調査）報告書　2020年11月

図8　irAE 出現状況
安全性解析対象症例 3,606 例中 1,698 例（47.09％）に副作用の発現が認められた.
（文献 10 より引用）

6　併用療法

　他癌であれば，その癌の標準治療となる殺細胞性抗癌薬などとの併用治療が存在するが，大腸癌において，現時点では MSI-H の場合にのみ，ニボルマブに加えてイピリムマブの併用療法が保険承認されている．詳細に関しては，すでに上述されているが如くである．ただし，併用の場合には単剤療法より，大腸炎，肝障害，神経障害などの発現が高くなる傾向があることなどが報告され

表 2　irAE による投与中止基準

肺関連有害事象	Grade 1 以上	神経関連有害事象	Grade 2 以上
心臓関連有害事象	Grade 2 以上	腎関連有害事象	Grade 2 以上
胃腸関連有害事象	Grade 2 以上	皮膚関連有害事象	Grade 3 以上
肝関連有害事象	Grade 2 以上		
甲状腺機能障害	・症候性の甲状腺機能低下症・甲状腺中毒症が発現した場合		
下垂体障害・副腎障害	・症候性の下垂体障害・副腎障害が発現した場合 ・副腎クリーゼの疑いがある場合		

（文献 10 より引用）

ているので注意を要する.

7　症例から学ぶこと

　自施設の症例をみてみたが，概ね軽微な副作用のみで経過するものが多く重篤なものはまれであった．皮膚障害で重篤となり SJS（スティーヴンス・ジョンソン症候群）と診断された症例は，治療中止のうえ皮膚科受診し入院してパルス療法を実施し改善．ICI は再開せず通常治療に移行したものなどがあった．臨床症状を見逃さず，ICI 投与時に見ておくべき項目（HbA1C，血糖値，TSH，F-T4，KL-6,（ACTH，コルチゾール））などをセット化して採血に組み込み定期的にチェックし経過をみるなどが大切である.

文　献

1) Vanderwalde A et al：Microsatellite instability status determined by next-generation sequencing and compared with PD-L1 and tumor mutational burden in 11,348 patients. Cancer Med 7：746-756, 2018
2) Le DT et al：PhaseⅡ open-label study of pembrolizumab in treatment-refractory, microsatellite instability-high/mismatch repair-deficient metastatic colorectal cancer：KEYNOTE-164. J Clin Oncol 38：11-19, 2020
3) Overman MJ et al：Nivolumab in patients with metastatic DNA mismatch repair-deficient or microsatellite instability-high colorectal cancer（CheckMate 142）：an open-label, multicentre, phase 2 study. Lancet Oncol 18：1182-1191, 2017
4) Andre T et al：Pembrolizumab in microsatellite-instability-high advanced colorectal cancer. N Engl J Med 383：2207-2218, 2020
5) Marabelle A：Association of tumour mutational burden with outcomes in patients with advanced solid tumours treated with pembrolizumab：prospective biomarker analysis of the multicohort, open-label, phase 2 KEYNOTE-158 study. Lancet Oncol 21：1353-1365, 2020
6) キートルーダ添付文書
7) オプジーボ添付文書
8) ヤーボイ添付文書
9) キートルーダ．JP：キイトルーダ® の副作用として予測される症状，[https://www.keytruda.jp/index/side_effect/（2024 年 8 月 30 日確認）]
10) irAE アトラス総論, https://www.iraeatlas.jp（2024 年 8 月 30 日確認）

Q エンコラフェニブ＋セツキシマブ（＋ビニメチニブ）療法

1 レジメンの特徴

エンコラフェニブ（encorafenib；ENCO）＋セツキシマブ（cetuximab；CET）または ENCO＋CET＋ビニメチニブ（binimetinib；BINI）療法は，*BRAF* V600E 変異型切除不能大腸癌既治療例に使用される．ENCO，BINI は連日内服する経口内服薬，CET は毎週または 2 週毎に投与される点滴静注薬である．BINI を併用するかどうかは，後述する科学的根拠等を参考に決定する．

副作用として，ENCO＋BINI＋CET は下痢・嘔吐などの消化器毒性，皮疹，血清クレアチニン上昇など，ENCO＋CET では頭痛，関節痛，色素性母斑などが発生頻度が高い．また，特徴的な副作用としてブドウ膜炎や漿液性網膜剥離などの眼障害が報告されている．

2 科学的根拠

BRAF V600E 変異型は，切除不能大腸癌の約 5％に認め，*RAS* 変異と原則相互排他的である．臨床病理学的には，右側結腸原発に多い，低分化癌が多い，腹膜播種が多い，MSI-H 併存割合が高い（約 10％），CA19-9 高値などの特徴をもち，予後不良である．一次治療としてフッ化ピリミジン＋オキサリプラチン or/and イリノテカン＋ベバシズマブ療法が選択されることが多い．大腸癌に対する BRAF 阻害薬の開発は，悪性黒色腫など他癌種と異なり，BRAF 阻害薬に抗 EGFR 抗体薬を併用することで有効性が確立された．

BEACON CRC 試験は，1 つまたは 2 つの前治療歴のある *BRAF* V600E 変異陽性例を対象にBRAF 阻害薬 ENCO＋MEK 阻害薬 BINI＋抗 EGFR 抗体薬 CET（3 剤併用群）および ENCO＋CET（2 剤併用群）と FOLFIRI（またはイリノテカン）＋CET（対照群）を比較した第Ⅲ相試験である．主要評価項目である対照群と 3 剤併用療法群の OS は中央値 5.4 ヵ月 vs 9.0 ヵ月（HR 0.52，$p<0.001$），奏効割合は 2％，26％（$p<0.001$）と 3 剤併用群で有意に良好であった．また，2 剤併用群も OS 中央値 8.4 ヵ月（HR 0.60，95％CI 0.45-0.79，$p<0.001$），奏効割合 20％（$p<0.001$）であり，対照群と比較して有意に良好であった[1]．3 剤併用療法群，2 剤併用療法群，対照群における Grade 3 以上の有害事象発生頻度は各々 58％，50％，61％，有害事象による治療中止割合は 7％，8％，11％であった．

3 適格症例の選択

BRAF V600E 変異大腸癌の特性を考慮すれば，ENCO＋CET または ENCO＋CET＋BINI は，三次治療以降の後方治療に取っておくのではなく，二次治療として実施することが適切である．一次治療を無駄に引っ張って，急激な増悪でイレウスを発症し，経口レジメンであるため，本レジメンを投与できなくなってしまう状況は避けなければならない．

なお，BEACON CRC 試験の探索的解析において，ENCO＋BINI＋CET は ENCO＋CET と比較して，奏効割合および奏効の深さ（標的病変の腫瘍径和の縮小率）はやや良好なものの，全体集団では死亡リスク低下効果に差を認めなかった．一方，サブグループ解析では，ECOG PS 1，転移臓

器3個以上，血清 CRP 高値（>1 mg/dL），原発巣切除歴なし，のグループでは ENCO＋BINI＋CET が良好な傾向にあった[2]．このデータを参考に，実地診療では腫瘍量が多い例で，ENCO＋BINI＋CET を積極的に選択し，それ以外の症例では ENCO＋CET が選択される．ただし，ENCO＋CET が必ずしも全ての副作用が軽くなるのではなく，筋肉痛や色素性母斑は ENCO＋CET＋BINI よりも ENCO＋CET のほうが頻度が高いことに留意が必要である．

4 実際の投与指示例

ENCO は 300 mg を 1 日 1 回経口投与，BINI は 45 mg を 1 日 2 回経口投与される．なお，ENCO は，悪性黒色種で使用する用量と異なることに注意が必要である．CET は，1 週間間隔投与では初回 400 mg/m^2（体表面積）を 2 時間かけて，2 回目以降は 250 mg/m^2（体表面積）を 1 時間かけて 1 週間間隔で点滴静注する．2 週間間隔投与では，500 mg/m^2（体表面積）を 2 時間かけて 2 週間間隔で点滴静注する．これらを増悪あるいは副作用による治療中止まで継続する．

5 副作用とそのマネジメント

頻度が高い有害事象は，下痢・悪心などの胃腸障害（2 剤併用 43.5%，3 剤併用 73.4%），ざそう様皮膚炎・発疹などの皮膚障害（2 剤併用 69.0%，3 剤併用 79.3%）であり，他の薬物療法と同様の支持療法を行う．

注意すべき特徴的な副作用として眼障害，皮膚悪性腫瘍がある．

・眼障害（2 剤併用 7.4%，3 剤併用 24.8%）：網膜障害，ブドウ膜炎等の眼障害が現れることがあるため，眼痛やものの歪みなどの症状があれば眼科コンサルトする．

・皮膚悪性腫瘍（2 剤併用 1.9%，3 剤併用 0%）：基底細胞癌，ケラトアカントーマ等の皮膚腫瘍が発生することがあるため，定期的に皮膚の状態を確認し，異常があれば皮膚科コンサルトする．

それ以外の特徴的な副作用としては，筋肉痛（2 剤併用 9.7%，3 剤併用 5.4%），血中 CK 上昇（2 剤併用 0.5%，3 剤併用 7.2%），血中クレアチニン増加（2 剤併用 0%，3 剤併用 5.4%），手掌・足底発赤知覚不全症候群（2 剤併用 4.2%，3 剤併用 12.6%），心機能障害（2 剤併用 2.3%，3 剤併用 5.4%）などが報告されている．

副作用の大半は投与 1 ヵ月以内に認め，Grade 2 以上は休薬を考慮し，回復した場合には必要に応じて BINI あるいは ENCO と BINI の両方を減量して治療を継続する．なお，ENCO を含まない CET＋BINI の有用性は確立されていないため，減量・休薬の際に留意が必要である．

6 症例提示

■ 60 歳代女性，横行結腸癌腹膜播種

一次治療として FOLFOX＋ベバシズマブ療法を行った．8 サイクル後に CT では著変ないものの CA19-9 が倍増したため，臨床的増悪と判断し，BEACON レジメンによる二次治療へ移行することとなった．「原発切除歴なし」であることから，ENCO＋CET＋BINI 療法を選択した．1 サイクル目 Day 8 から食欲不振，腹痛が出現，徐々に増悪傾向であり，Day 15 には Alb 低下（治療前 3.9 g/dL→3.0 g/dL），CRP 上昇，血中クレアチニン上昇（治療前 0.48 mg/dL→1.52 mg/dL）を認めたことから，全て薬剤を休薬した．ロペラミド，アセトアミノフェンなどの支持薬を処方，Day 29 には全て Grade 0 に回復したため，BINI，ENCO ともに 1 段階減量して再開した．最良治療効果は PR，約 8 ヵ月間治療を継続できた．

文　献

1）Kopetz S et al：Encorafenib, binimetinib, and cetuximab in BRAF V600E-mutated colorectal cancer. N Engl J Med 381：1632-1643, 2019
2）Tabernero J et al：Encorafenib plus cetuximab as a new standard of care for previously treated BRAF V600E-mutant metastatic colorectal cancer：updated survival results and subgroup analyses from the BEACON study. J Clin Oncol 39：273-284, 2021

Ⅱ

各論

エンコラフェニブ＋セツキシマブ（＋ビニメチニブ）療法

Ⅱ 各論

℞ エヌトレクチニブ, ラロトレクチニブ療法

1 レジメンの特徴

　エヌトレクチニブ（entrectinib；ENTR），ラロトレクチニブ（larotrectinib；LARO）療法は，*NTRK* 融合遺伝子陽性の進行・再発の固形癌に対する経口内服薬（TRK 阻害薬）である．いずれも癌種にかかわらず効果が期待できる，臓器横断的治療薬であり，大腸癌にも適用可能である．*NTRK* 融合遺伝子は，本邦ではいわゆる「がんゲノム医療」の枠組みの中で，包括的がんゲノムプロファイリング検査（遺伝子パネル検査）として実施され，検出されることが多い．

2 科学的根拠

1）ENTR

　第Ⅰ相，第Ⅱ相試験である STARTRK-1/2 および ALKA-372-001 に登録された計 54 例で統合解析が行われ，ORR は 57%（完全奏効は 7%），mPFS は 11 ヵ月，mOS は 21 ヵ月であった[1]．ECOG PS 0-2 が対象であり，結腸・直腸癌は 54 例中 4 例であり 1 例で奏効が得られた（25%）．有害事象は Grade 1/2 が中心で，主な Grade 3 以上の有害事象は体重増加（10%），貧血（12%）などであり，重篤な有害事象は 10% に認めたが，治療関連死は認めなかった．

2）LARO

　小児・成人を対象とした 3 つの第Ⅰ相，第Ⅱ相試験に登録された 159 例の統合解析の結果，ORRは 79%，mPFS は 28.3 ヵ月，mOS は 44.4 ヵ月，奏効期間中央値（mDOR）は 35.2 ヵ月であった[2]．ECOG PS 0-3 が対象であり，結腸癌は 55 例中 8 例であり，4 例で奏効が得られ（50%），mDOR は3.7 ヵ月であった．有害事象は Grade 1/2 が中心で，主な Grade 3/4 の治療関連有害事象は全体の13% に認められ，主な事象は ALP 上昇（3%），貧血（2%）などであった．重篤な有害事象は 5%に認めたが，治療関連死は認めなかった．

3 適格症例の選択

　NTRK 融合遺伝子異常は大腸癌の 0.2〜0.3% に認められ，予後不良とされている．『大腸癌治療ガイドライン 医師用 2024 年版』では CGP 検査を適切なタイミングで実施することが推奨されている．具体的な検査タイミングは，腫瘍量，腫瘍進行速度や治療抵抗性には個人差あることを考慮しつつ，一次治療開始後から後方ライン移行時までの適切なタイミングに実施することが望ましい．*NTRK* 融合遺伝子陽性大腸癌の臨床病理学的特徴は明らかではないが，MSI-H や *RAS*/*BRAF* 野生型に同定されやすいとの報告もある．他の治療標的も含め，遺伝子パネル検査は一次治療開始後以降の早い段階で積極的に行う．ENTR は TRKA/B/C，ROS1，ALK を選択的に阻害し，LAROは TRKA/B/C を選択的に阻害する．両薬剤の使い分けについては，明確なコンセンサスが得られていない．

4 実際の投与指示例

ENTR は 1 回 600 mg を 1 日 1 回連日内服，LARO は 1 回 100 mg を 1 日 2 回連日内服する．副作用について ENTR では運動失調，味覚異常，下痢，便秘，浮腫など，LARO では肝機能障害，中枢神経系障害，悪心，便秘などに注意する必要がある．これらを増悪あるいは副作用による治療中止まで継続する．成人の固形癌では *NTRK* 融合遺伝子異常の頻度は極めてまれであることから，ほとんどの施設で使用経験が乏しいと思われる．経験豊富な医師への相談や他施設への紹介も考慮する．

5 副作用とそのマネジメント

ENTR で注意を有する副作用は，不整脈（頻脈，心房細動，徐脈，QT 延長）などの心臓障害（14.2%），認知障害・運動失調，間質性肺疾患（2.4%），失神（3.8%）が報告されている．認知障害・運動失調は，36.3%（Grade 3 以上 5.3%）に認められ，認知障害（8.3%），錯乱状態（7.7%），平行障害（7.4%），歩行障害（6.8%）などである．LARO で注意を有する副作用は，浮動性めまい・頭痛・ニューロパチーなどの中枢神経系障害（55.2%，Grade 3 以上 9.7%），AST/ALT 増加（28.3%），貧血（25.4%）などである．神経系の副作用は，大腸癌薬物療法では経験が乏しいことも多く，神経内科等の専門診療科との連携が必要である．比較的投与早期に起こることが多いため，観察目的に 1 サイクル目 Day 8 での受診が推奨される．

文　献

1) Doebele RC et al：Entrectinib in patients with advanced or metastatic NTRK fusion-positive solid tumours：integrated analysis of three phase 1-2 trials. Lancet Oncol 21：271-282, 2020
2) Hong DS et al：Larotrectinib in patients with TRK fusion-positive solid tumours：a pooled analysis of three phase 1/2 clinical trials. Lancet Oncol 21：531-540, 2020

索　引

外科医のための大腸癌薬物療法ガイドブック

2024 年 12 月 20 日　発行	編集者 内藤　剛, 佐藤武郎
	発行者 小立健太
	発行所 株式会社 南 江 堂
	☎113-8410 東京都文京区本郷三丁目 42 番 6 号
	☎ (出版)03-3811-7198 （営業)03-3811-7239
	ホームページ https://www.nankodo.co.jp/
	印刷・製本 三報社印刷
	装丁　HON DESIGN

Guidebook for Drug Therapy of Colorectal Cancer for Surgeons
ⒸNankodo Co., Ltd., 2024